RETRATO POLÍTICO
DA SAÚDE

JORGE SIMÕES

RETRATO POLÍTICO DA SAÚDE

DEPENDÊNCIA DO PERCURSO E INOVAÇÃO
EM SAÚDE: DA IDEOLOGIA AO DESEMPENHO

Prefácio de António Correira de Campos

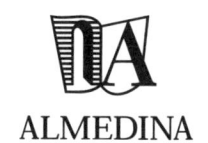

ALMEDINA

TÍTULO:	RETRATO POLÍTICO DA SAÚDE DEPENDÊNCIA DO PERCURSO E INOVAÇÃO EM SAÚDE: DA IDEOLOGIA AO DESEMPENHO
AUTOR:	JORGE SIMÕES
EDITOR:	LIVRARIA ALMEDINA – COIMBRA www.almedina.net
LIVRARIAS:	LIVRARIA ALMEDINA ARCO DE ALMEDINA, 15 TELEF. 239851900 FAX 239851901 3004-509 COIMBRA – PORTUGAL livraria@almedina.net LIVRARIA ALMEDINA ARRÁBIDA SHOPPING, LOJA 158 PRACETA HENRIQUE MOREIRA AFURADA 4400-475 V. N. GAIA – PORTUGAL arrabida@almedina.net LIVRARIA ALMEDINA – PORTO R. DE CEUTA, 79 TELEF. 222059773 FAX 222039497 4050-191 PORTO – PORTUGAL porto@almedina.net LIVRARIA ALMEDINA ATRIUM SALDANHA LOJAS 71 A 74 PRAÇA DUQUE DE SALDANHA, 1 TELEF. 213570428 FAX 213151945 atrium@almedina.net LIVRARIA ALMEDINA – BRAGA CAMPUS DE GUALTAR UNIVERSIDADE DO MINHO 4700-320 BRAGA TELEF. 253678822 braga@almedina.net
EXECUÇÃO GRÁFICA:	G.C. – GRÁFICA DE COIMBRA, LDA. PALHEIRA – ASSAFARGE 3001-453 COIMBRA E-mail: producao@graficadecoimbra.pt SETEMBRO, 2004
DEPÓSITO LEGAL:	216704/04

Toda a reprodução desta obra, por fotocópia ou outro qualquer processo, sem prévia autorização escrita do Editor, é ilícita e passível de procedimento judicial contra o infractor.

ÍNDICE

PREFÁCIO 19

INTRODUÇÃO 25

CAPÍTULO 1 – Os sistemas de saúde nos países da OCDE nos últimos 25 anos 29

    1. Introdução... 29
    2. A criação e a evolução dos sistemas de saúde: os modelos Bismarck e Beveridge 29
    3. Os diferentes tipos de financiamento e de prestação de cuidados de saúde 34
    4. Conceito, objectivos e âmbito de sistema de saúde................ 40
    5. Níveis de desempenho dos sistemas de saúde 44
    6. Objectivos das políticas de saúde 46
    7. Os gastos com a saúde 49
    8. As medidas de contenção de gastos....................................... 59
    9. As reformas dos sistemas de saúde.. 66
  10. Conclusão.. 72

CAPÍTULO 2 – O sistema de saúde português desde 1974 73

    1. Introdução... 73
    2. Os serviços públicos de saúde... 73

       2.1. Os efectivos.. 74
       2.2. Os centros de saúde.. 75
       2.3. Os hospitais públicos 78
       2.4. As unidades de saúde 83

    3. A história das políticas e saúde... 85
    4. Os ciclos políticos na saúde 91

5. As políticas de saúde, de 1974 a 1979 96
   5.1. Os resultados em saúde 100
   5.2. A responsabilidade financeira 104
   5.3. O emprego na saúde 108
   5.4. A utilização dos serviços 109

6. As políticas de saúde dos governos da Aliança Democrática, no início da década de oitenta 109
   6.1. Os resultados em saúde 111
   6.2. A responsabilidade financeira 112
   6.3. O emprego na saúde 115
   6.4. A utilização dos serviços 117

7. As políticas de saúde dos governos do Partido Social-Democrata, de 1985 a 1995 118
   7.1. Os resultados em saúde 122
   7.2. A responsabilidade financeira 123
   7.3. O emprego na saúde 126
   7.4. A utilização dos serviços 127

8. As políticas de saúde dos governos do Partido Socialista, de 1995 a 2001 128
   8.1. Os resultados em saúde 138
   8.2. A responsabilidade financeira 139
   8.3. O emprego na saúde 143
   8.4. A utilização dos serviços 147

9. Conclusão 147

CAPÍTULO 3 – A evolução do hospital público em Portugal desde 1968   151

1. Introdução 151
2. Antecedentes: a evolução do hospital português 151
3. Os modelos de estrutura e de gestão 154
4. As questões do poder e a importância relativa dos grupos profissionais 164
5. A combinação público-privado e a dupla actividade de profissionais dos hospitais 169

6. Os resultados na actividade hospitalar face aos atributos de economia, eficácia, eficiência, equidade e qualidade 174
7. O sistema de financiamento: do incrementalismo histórico à contratualização 202
8. O ordenamento hospitalar 208
9. Conclusão 214

CAPÍTULO 4 – A evolução da administração pública e sua influência nos modelos de hospital público em Portugal 217

1. Introdução 217
2. O debate sobre as funções do Estado 217
3. O desenvolvimento dos modelos de administração do Estado em Portugal 221
4. Os institutos públicos 223
5. A desintervenção do Estado 226
6. A nova gestão pública 230
7. As modalidades de parceria entre o público e o privado 235
8. O Estado regulador 239
9. A empresarialização dos hospitais e a fuga para o direito privado 243
10. Conclusão 269

CAPÍTULO 5 – A avaliação do desempenho dos hospitais 271

1. Introdução 271
2. A avaliação do desempenho dos serviços públicos 271
3. A avaliação do desempenho das unidades de saúde 278
4. A acreditação de unidades de saúde 283
5. A acreditação de hospitais 288
6. A avaliação externa de hospitais 289
7. A avaliação nos hospitais portugueses 294
8. A aplicação a hospitais de um modelo de avaliação do desempenho 299
9. Resumo dos modelos de avaliação 316
10. Conclusão 318

CAPÍTULO 6 – Conclusões 319

BIBLIOGRAFIA 329

RELAÇÃO DE QUADROS

Quadro 1 – Fontes de financiamento na União Europeia, nos anos 90 (em percentagens)
Quadro 2 – Principais métodos de prestação de serviços nos Estados da União Europeia, em 1997
Quadro 3 – Evolução do PIB *per capita*, nos países da OCDE, em US$ PPP, de 1960 a 2000
Quadro 4 – Percentagem das despesas totais em saúde no PIB, nos países da OCDE, entre os anos de 1960 e de 2000
Quadro 5 – Percentagem das despesas públicas nas despesas totais em saúde, nos países da OCDE, entre os anos de 1960 e 2000
Quadro 6 – Percentagem da população coberta com um regime público ou social de financiamento da saúde, nos países da OCDE, entre os anos de 1960 e 2000
Quadro 7 – Percentagem de camas de agudos por 1000 habitantes, nos países da OCDE, entre os anos de 1960 e 2000
Quadro 8 – Percentagem de médicos por 1000 habitantes, nos países da OCDE, entre os anos de 1960 e 2000
Quadro 9 – Medidas de contenção de custos nos Estados membros da União Europeia, no final da década de 90 do século XX e início do século XXI
Quadro 10 – Despesas com medicamentos nos Países da União Europeia, em 1997
Quadro 11 – Estratégias de contenção de custos no sector farmacêutico em países da União Europeia, na década de 90
Quadro 12 – Mortalidade infantil, mortalidade perinatal e esperança de vida, em Portugal, de 1974 a 1980
Quadro 13 – Cobertura da população em Portugal, de 1974 a 1980
Quadro 14 – Percentagem do orçamento dos hospitais no orçamento do SNS, em Portugal, em 1977 e 1980

Quadro 15 – Gastos totais em saúde, em percentagem do PIB, em Portugal, entre 1974 e 1980
Quadro 16 – Gastos públicos e privados em saúde, em percentagem do PIB, em Portugal, de 1974 a 1980
Quadro 17 – Percentagem dos orçamentos do SNS no OGE, em Portugal, de 1977 a 1980
Quadro 18 – Densidade de emprego na saúde e de médicos, por 1000 habitantes, em Portugal, de 1974 a 1980
Quadro 19 – Número de enfermeiros em Portugal em 1975 e 1980
Quadro 20 – Utilização dos serviços em Portugal, em 1975 e 1980
Quadro 21 – Mortalidade infantil, mortalidade perinatal e esperança de vida, em Portugal, de 1981 a 1986
Quadro 22 – Gastos totais em saúde, em percentagem do PIB, em Portugal, de 1981 a 1986
Quadro 23 – Gastos públicos e privados em saúde, em percentagem do PIB em Portugal, de 1981 a 1986
Quadro 24 – Percentagem dos orçamentos do SNS no OGE, em Portugal, de 1981 a 1986
Quadro 25 – Estrutura de custos no orçamento do SNS, com valores em percentagem do orçamento do SNS, de 1982 a 1986
Quadro 26 – Densidade de emprego na saúde e de médicos por 1000 habitantes, em Portugal, de 1981 a 1986
Quadro 27 – Número de enfermeiros em Portugal em 1980 e 1985
Quadro 28 – Utilização dos serviços em Portugal, em 1980 e 1985
Quadro 29 – Mortalidade infantil, mortalidade perinatal e esperança de vida, em Portugal, de 1987 a 1996
Quadro 30 – Gastos totais em saúde, em percentagem do PIB, em Portugal, no período entre 1987 e 1996
Quadro 31 – Gastos públicos e privados em saúde, em Portugal, entre 1987 e 1996
Quadro 32 – Percentagem dos orçamentos do SNS no OGE, em Portugal, entre 1987 e 1994
Quadro 33 – Estrutura de custos no orçamento do SNS, com valores em percentagem do orçamento do SNS, em Portugal, entre 1987 e 1993
Quadro 34 – Densidade de emprego na saúde e de médicos por 1000 habitantes, em Portugal, entre 1987 e 1996
Quadro 35 – Número de enfermeiros em Portugal em 1987, 1990 e 1996
Quadro 36 – Utilização dos serviços em Portugal, em 1985, 1990 e 1994
Quadro 37 – Mortalidade infantil, mortalidade perinatal e esperança de vida, em Portugal, de 1996 a 2000
Quadro 38 – Gastos totais em saúde, em percentagem do PIB, em Portugal, de 1996 a 2000

Quadro 39 – Gastos públicos e privados em saúde, em percentagem do PIB, em Portugal, de 1996 a 2000
Quadro 40 – Percentagem dos orçamentos do SNS no OGE, em Portugal,
Quadro 41 – Financiamento do SNS, de 1995 a 2000, em Portugal, (em milhões de contos)
Quadro 42 – Estrutura de custos no orçamento do SNS, em Portugal, com valores em percentagem do orçamento do SNS, entre 1996 e 1999,
Quadro 43 – Densidade de emprego na saúde e de médicos por 1000 habitantes, em Portugal, entre 1996 e 1999
Quadro 44 – Cobertura da população por médicos e enfermeiros do SNS, em Portugal, em 1998
Quadro 45 – Especialidades médicas do SNS mais deficitárias em pessoal médico, em 31 de Dezembro de 1998
Quadro 46 – Número de enfermeiros em Portugal entre 1997 e 2000
Quadro 47 – Utilização dos serviços, em Portugal, de 1995 a 1999
Quadro 48 – Combinação público-privado no financiamento e na prestação de cuidados de saúde, em Portugal, no ano de 1996
Quadro 49 – Variação percentual nas despesas com bens de consumo e na actividade em hospitais seleccionados, em Portugal, no triénio 1992/1994
Quadro 50 – Variação percentual nas despesas com bens de consumo e na actividade em hospitais seleccionados, em Portugal, no triénio 1994/1997
Quadro 51 – Variação percentual nas despesas com produtos farmacêuticos e material de consumo clínico nos hospitais portugueses, entre os anos de 1997 e 2000
Quadro 52 – Número de admissões em hospitais de agudos dos países da União Europeia, por 1000 habitantes, entre 1970 e 1998
Quadro 53 – Número de consultas médicas em ambulatório *per capita*, nos países da União Europeia, entre 1970 e 2000
Quadro 54 – Camas em hospitais de agudos/1 000 habitantes, nos países da União Europeia, entre 1975 e 2000
Quadro 55 – Actividade dos hospitais portugueses, entre 1970 e 2000 (em milhares)
Quadro 56 – Número de dias de demora media dos doentes internados em hospitais de agudos nos países da União Europeia, entre 1970 e 2000
Quadro 57 – Taxa de ocupação nos hospitais dos países da União Europeia, entre 1970 e 1998
Quadro 58 – Número de doentes tratados por cama de agudos, nos hospitais de países da União Europeia, entre 1970 e 1998

Quadro 59 – Taxas de utilização e nível de satisfação com Hospitais e Centros de Saúde (%), em 2001
Quadro 60 – Apreciação pelos utilizadores do atendimento nos hospitais públicos, em 1999
Quadro 61 – Grau de satisfação com os serviços de saúde nos países da União Europeia, em 1996
Quadro 62 – Opinião dos cidadãos dos países da União Europeia sobre reformas nos seus sistemas de saúde, em 1996
Quadro 63 – Os BSC aplicados a Hospitais de Ontário, no Canadá, em 1999
Quadro 64 – Evolução das dimensões consideradas nos sistemas de acreditação
Quadro 65 – Índices de ponderação
Quadro 66 – Cálculo das utilidades de cada um dos valores
Quadro 67 – Resultados por factores
Quadro 68 – Resultados por categorias
Quadro 69 – Resultado global
Quadro 70 – Modelos de avaliação do desempenho de organizações

RELAÇÃO DE FIGURAS

Figura 1 – Proporção dos seguros sociais e dos impostos no financiamento dos cuidados de saúde, em alguns países da Europa Ocidental, no ano de 1998

Figura 2 – Utilização dos BSC para traduzir uma estratégia em termos operacionais

LISTA DE ABREVIATURAS

AE	Acordo de Empresa
ACSS	Agência de Contratualização dos Serviços de Saúde
ADSE	Assistência na Doença aos Servidores do Estado
AHCS	*Australian Council on Health Care Standards*
ANAES	*Agence Nationale d' Accréditation et d' Evaluation en Santé*
AP	Administração Pública
APAH	Associação Portuguesa dos Administradores Hospitalares
ARS	Administração Regional de Saúde
ARSC	Administração Regional de Saúde do Centro
ARSLVT	Administração Regional de Saúde de Lisboa e Vale do Tejo
ARSN	Administração Regional de Saúde do Norte
BMA	*British Medical Association*
BMJ	*British Medical Journal*
BSC	*Balanced scorecards*
CA	Conselho de Administração
CAF	*Common Assessment Framework*
CCHSA	*Canadian Council on Health Services Accreditation*
CCIH	Comissão de Controlo da Infecção Hospitalar
CCR	Comissão de Coordenação Regional
CDU	Coligação Democrática Unitária
CES	Carta de Equipamentos da Saúde
CGTP	Confederação Geral dos Trabalhadores Portugueses
CHI	*Commission for Health Improvement*
CIT	Contrato individual de trabalho
CR	Centro de responsabilidade
CRES	Conselho de Reflexão sobre a Saúde
CS	Centro de Saúde
CSP	Cuidados de Saúde Primários
CTC	Contrato a termo certo

CUT	Custo unitário total por doente tratado
DALE	*Disability-adjusted life expectancy*
DBFO	*Design, Built, Finance, Operate*
DGFSS	Departamento de Gestão Financeira dos Serviços de Saúde
DGS	Direcção-Geral da Saúde
DRG	*Diagnostic Related Groups*
DL	Decreto-lei
DM	Demora média
DS	Doentes saídos
DS/C	Doentes saídos por cama
EFQM	*European Foundation for Quality Management*
EH	Estatuto Hospitalar
ENSP	Escola Nacional de Saúde Pública
EPE	Entidade pública empresarial
ETC	Equivalente a tempo completo
EUA	Estados Unidos da América
EVN	Esperança de vida à nascença
FNAM	Federação Nacional dos Médicos
GDH	Grupos de Diagnósticos Homogéneos
HC	Hospitais centrais
HD	Hospitais distritais
HFF	Hospital Fernando da Fonseca
HGO	Hospital Garcia de Orta
HSS	Hospital de São Sebastião
ICF	*International Classification of Functioning Disability and Health*
IGIF	Instituto de Gestão Informática e Financeira do Ministério da Saúde
IHQ	*Index of Hospital Quality*
INA	Instituto Nacional de Administração
INE	Instituto Nacional de Estatística
INFARMED	Instituto Nacional da Farmácia e do Medicamento
INS	Inquérito Nacional de Saúde
IPO	Instituto Português de Oncologia
IPSS	Instituição Particular de Solidariedade Social
IQS	Instituto da Qualidade em Saúde
ISO	*International Standards Organisation*
ISQUA	*International Society for Quality in Health Care*
JCAHO	*Joint Commission on Accreditation of Health Care Organisations*
KFHQS	*King's Fund Health Quality Service*
LNEC	Laboratório Nacional de Engenharia Civil
MCDT	Meios complementares de diagnóstico e terapêutica

MEANS	*Methods for Evaluating Actions of a Structural Nature*
MFR	Medicina Física e de Reabilitação
MS	Ministério da Saúde
MTM	Mecanismos de tipo mercado
NHS	*National Health Service*
NUT	Núcleo de unidade territorial
OCDE	Organização de Cooperação e Desenvolvimento Económico
OGE	Orçamento Geral do Estado
OMS	Organização Mundial de Saúde
OP	Orçamento-Programa
OPSS	Observatório Português dos Sistemas de Saúde
PAF	*Performance Assessment Framework*
PCP	Partido Comunista Português
PFI	*Private Finance Initiative*
PIB	Produto Interno Bruto
PPA	Programa para a Promoção do Acesso
PQIP	*Portuguese Quality Indicator Project*
PRU	Protocolos de Revisão da Utilização
PS	Partido Socialista
PSD	Partido Social Democrata
PUMA	*Public Management and Governance*
QIP	*Quality Indicator Project*
QP	Quartos particulares
RGH	Regulamento Geral dos Hospitais
RLVT	Região de Lisboa e Vale do Tejo
SAM	Serviço de acção médica
SAP	Serviço de Atendimento Permanente
SEP	Sindicato dos Enfermeiros Portugueses
SIE	Serviço de Instalações e Equipamentos
SIM	Sindicato Independente dos Médicos
SLS	Sistema Local de Saúde
SMS	Serviços Médico-Sociais
SNS	Serviço Nacional de Saúde
SO	Serviço de observações
TO	Taxa de ocupação
UE	União Europeia
ULS	Unidade Local de Saúde
ULSM	Unidade Local de Saúde de Matosinhos
UNDP	*United Nations Development Programme*
UNL	Universidade Nova de Lisboa

PREFÁCIO

O livro do Professor Jorge Almeida Simões, *"Retrato Político da Saúde. Dependência de percurso e inovação em Saúde: da ideologia ao desempenho"* é um impressivo fresco histórico das políticas da Saúde nos últimos quarenta anos do século XX. Escrito com grande riqueza documental e assinalável rigor histórico, em estilo directo e linguagem simples, permite a qualquer leitor o conhecimento da evolução do sistema de saúde e do seu desempenho, durante décadas de grande transformação económica, social e política. Faculta a chave para a compreensão de muitos dos mecanismos internos de tomada de decisão neste importante sector da sociedade.

O livro aborda duas problemáticas, cada uma delas constituindo uma componente autónoma, mas interrelacionadas. A questão da evolução das políticas da saúde, para se ajuizar do grau de continuidade ou de ruptura entre cada uma delas, e a evolução dos modelos de gestão do hospital público português.

A continuidade das políticas é analisada segundo o modelo de Greener, já utilizado para fins análogos no estudo da evolução do Serviço Nacional de Saúde britânico (NHS). Este modelo procura explicação para as reformas, mudanças e ajustamentos do sistema com base em três interpretações não-mutuamente exclusivas, mas relativamente autónomas. Em primeiro lugar, a transferência de políticas, *(policy transfer)* ou transplantação, por adaptação ou mesmo por adopção, de discussões teóricas e medidas práticas já adoptadas em outros países. No caso inglês, tratar-se-ia da *"managed competition"* ou competição gerida, usada para a regulação das Organizações de Manutenção da Saúde (HMO) dos EUA e da aplicação de alguns dos seus conceitos a um NHS sempre público, mas dotado de crescente competição interna. A segunda explicação seria a da aprendizagem social *(social learning),* ou evolução endógena dos sistemas, por resposta a novos desafios gerados na sociedade, como seriam, entre outros, o envelhecimento, a evolução das tecnologias, a integração disciplinar. A terceira explicação, a dependência do percurso *(path dependency)*, privilegiaria a continuidade e adaptação progressiva do sistema sem perder as suas características principais, no caso, a co--responsabilidade do Estado pela saúde, conduzindo à universalidade das prestações e à pretendida equidade de resultados.

Cada uma destas explicações deve ser vista autonomamente, apenas podendo existir contradição entre a transferência de políticas, fruto da internacionalização do conhecimento sobre a evolução dos sistemas nacionais, e as duas outras, aprendizagem social e dependência de percurso, onde a geração de conhecimento para a mudança é mais endógena que exógena. Esta dialéctica entre quase contrários é um dos pontos mais interessantes do modelo explicativo.

A evolução do modelo de gestão dos hospitais públicos é tratada, simultaneamente, de forma descritiva e de forma empírica. O autor descreve a longa maturação da crítica ao modelo convencional de gestão, no âmbito do sector público administrativo em que os hospitais se inserem, hoje conhecido por "hospitais SPA". Fornece implícita, mas abundante explicação para a questão de saber por que resistiu o modelo tantas décadas, praticamente desde 1968 até hoje. Duas explicações ressaltam: a rigidez do modelo de gestão financeira do Estado, que o faz perpetuar na garantida continuidade e no medíocre desempenho. A segunda explicação é sociológica e tem a ver com o peso dos interesses instalados à sombra da continuidade e rigidez do modelo, os interesses dos parceiros sociais e de causa *(stakeholders)* o que hoje se denomina de neo--corporativismo.

A descrição é muito rica e elucidativa das tímidas mudanças operadas na gestão socialista de 1995 a 1999. A escassez de recursos e a orientação para outras prioridades (educação, pobreza) afastaram a Saúde do palco das reformas. Mas não se contou com o automatismo despesista do sistema de gestão pública convencional. O dinheiro esvai-se, não por decisão planeada, mas pela inércia das forças externas, aquietadas no imobilismo. Gasta-se cada vez mais, sem a certeza de se gastar melhor.

O segundo factor que garantiu o longo imobilismo foi o puro preconceito ideológico, como escudo preventivo da mudança: qualquer nova regra ou modelo são recusados pelos sindicatos, associações e ordens, com o argumento da demoníaca privatização e da conspirativa tentativa de destruição do SNS. Porém, a realidade é outra. Os parceiros preferem um SNS centralizado e ineficiente, por ser mais fácil o seu controlo político. A pesquisa da eficiência é considerada uma perigosa porta ao que, incorrecta mas depreciativamente, se chama de "economicismo". Qualquer mudança, mesmo na margem, atenta ao longamente tolerado equilíbrio de poderes internos.

As pequenas mas decisivas mudanças operadas pelo signatário, entre 2001 e 2002, foram mais um grito de ruptura que um plano articulado. Adoptadas em fim de ciclo, são o resultado directo da falta de recursos e do bloqueio do sistema. Romper, mesmo que para tal tivesse a rua que servir de campo de batalha (o que felizmente nunca se tornou necessário) foi uma das poucas opções políticas assumidas nesse fim de ciclo. Assim se explica a mudança na selecção dos directores clínicos e enfermeiros directores, a adopção das regras de aquisição privada, a abertura às parcerias públicas com municípios e público-privadas com o mercado. As mudanças de 2002-2003 tiveram raiz diferente: estandarte político e radicalismo ideológico, "mais mercado menos estado". Daí a conversão do projecto de hospitais entidades públicas empresariais (EPE) em hospitais sociedades anónimas (SA). A passagem de uma meta de dez, a um "big-bang" de trinta e quatro. A substituição do mecanismo de candidatura pelo mecanismo de selecção central, o desprezo pela lideranças internas e o privilégio à liderança externa, mesmo nos casos de gestores ignorantes ou sem provas dadas. Mas essa é outra história, que o livro não pretende contar. Talvez daqui a alguns anos o autor aceite testar a validade da sua tese no pós-2002.

Entre as muitas inovações deste trabalho, ressalta o capítulo sobre a administração pública e a assimilação das ideias de reforma tentadas um pouco pelo mundo fora, a partir dos anos noventa, nomeadamente a moderna gestão pública *(new public management)*. Afinal, as reformas dos sistemas públicos de saúde têm muito de comum com as reformas da segurança social e da educação. Sistemas universais, saídos da era pós-keynesiana, confrontam-se com crescentes problemas de eficiência que põem em causa não apenas a sustentabilidade financeira futura, pela carga sobre as novas ou futuras gerações (as que ainda não votam), como fazem claudicar os próprios valores da equidade para as actuais gerações, denegando acesso igual para necessidades iguais. Todos somos iguais perante o SNS, mas "uns de nós são mais iguais que outros", isto é, em contexto de crescente desproporção entre recursos e necessidades, alguns cidadãos, por razões de proximidade social, económica e cultural têm acesso positivamente diferenciado aos serviços públicos. Esta perversão larvar da generosidade social, muitas vezes omitida pela força da continuidade do sistema, é um dos factores da sua rápida erosão. As respostas encontram-se na reposição da eficiência, com recurso a novas modalidades institucionais que reforcem a responsabilidade social *(accountability)*. A responsabilidade pública diluída é agora substituída pela responsabilidade automática dos mecanismos de quase-mercado.

Até que ponto resistirá, ao futuro próximo, o modelo de análise adoptado pelo autor? Teremos neste segundo ciclo da coligação liderante uma continuação da dinâmica reformista da Saúde, ou pelo contrário, assistiremos à sua mera consolidação em posição conquistada, sem avanços nem recuos. Que acontecerá em futuros ciclos políticos? Assimilação das mudanças e estabilização, nova dinâmica de progresso, ou lento retrocesso? Ou, pelo contrário, assistiremos a uma ruptura ainda mais violenta com o Estado Providência, como a esquerda conservadora vem augurando? Que farão outras maiorias de sinal diferente, se chamadas ao poder? Recuperam as reformas em proveito próprio, ou regridem para o modelo inicial?

Este livro gera espaço para muitas perguntas, tantas as incógnitas que identifica. Pela nossa parte, sem ser por acto de fé, prevemos a consolidação das reformas realizadas nestes dois últimos anos. Por alguma razão passámos quarenta anos a pensar, propor e pedir reformas no sector. Não é agora, que elas acontecem, que fugimos dos seus efeitos. A utilidade deste livro é mostrar-nos como convergíamos na crítica. Não se lhe peça agora que municie a contra-reforma. Esse será um tema de um outro livro.

A hipótese de consolidação gestionária da Saúde em novo patamar de progresso ganha credibilidade, entre outras, pelas razões seguintes:

- As reformas chegaram até nós com atraso, como tudo, até os caixotes de livros vindos no *Sud Express,* de Paris.
- O retrocesso para o modelo suspirado pela esquerda conservadora não dispõe de recursos financeiros que o sustentem, sobretudo à medida que a ineficiência e inequidade do modelo convencional sejam tornadas mais evidentes. O custo de oportunidade de voltar atrás é alto, face ao avanço que se nos oferece.
- A ruptura por fuga para diante, levando a empresarialização aos cumes da privatização romperia o paradigma da universalidade o

que, além de contra o nosso "afecto racional", violaria a marcha da história europeia. A instabilidade que gera está longe de criar progresso, antes paralisia e retrocesso.

É altamente provável a política de continuidade do modelo social sufragado pelo espectro central. Não haverá então diferenças? Sim, elas serão evidentes, embora deslocadas da questão social. Elas irão travar-se nos novos direitos da cidadania, na participação activa dos cidadãos na gestão pública de proximidade, nas novas fronteiras da Ciência e da Cultura, no combate às velhas e novas exclusões, do género, da idade, da residência, da convivialidade, da escola, do trabalho e do lazer, da menos--valia física, da origem étnica, da nacionalidade, da informação e do conhecimento. Haverá uma exclusão de limiar tolerado e de globalização consentida? Se aí as dúvidas são maiores, elas não existem na continuidade das políticas de modernização do estado providência. Só perdura o que muda.

Este livro ajuda a pensar. Ordena o raciocínio pela análise minuciosa do passado. Motiva os profissionais pelo enquadramento que fornece a cada pequena peça da máquina. Reforça as instituições pelo apuramento que realiza do seu desempenho. Ele terá grande utilidade para profissionais, administradores, especialistas de administração e políticos de saúde. O interesse do livro para académicos é indiscutível, pela riqueza informativa, clareza de conceitos, correcta perspectiva histórica, independência de pensamento, objectividade e humildade na interpretação dos acontecimentos. Atrevo-me a considerá-lo de leitura obrigatória nas escolas nacionais de administração e de saúde.

Agosto de 2004
António Correia de Campos

INTRODUÇÃO

Os sistemas de saúde têm motivado reflexões, em todo o mundo, por parte de organizações e de investigadores de diversas áreas.

Se se circunscrever o estudo apenas aos países da OCDE, é possível identificar, nos sistemas de saúde, dois grandes objectivos.

Em primeiro lugar, o objectivo de promover o acesso das populações aos cuidados de saúde, de acordo com as suas expectativas e as suas necessidades. Cidadãos cada vez mais informados e conhecedores dos seus direitos pressionam os decisores políticos no sentido de se encontrarem respostas mais prontas e de maior qualidade. Os programas eleitorais dos partidos políticos e os programas dos governos contêm crescentemente disposições que visam dar resposta aos anseios das pessoas, em especial no que respeita à cobertura dos cuidados de saúde, à equidade no acesso e à redução dos níveis de morbilidade e de mortalidade.

Em segundo lugar, o objectivo da promover a eficiência económica num quadro de maior disciplina orçamental e de controlo da despesa pública. Para este efeito os governos adoptam, crescentemente, medidas de contenção de gastos e promovem a aplicação de mecanismos de melhoria da eficiência técnica no funcionamento dos serviços de saúde.

Encontrar a combinação virtuosa entre um e outro objectivo – a equidade e a eficiência –, frequentemente contraditórios, constitui uma estratégia comum que se observa nos países da OCDE.

No sistema de saúde, os hospitais constituem uma peça fundamental atendendo aos recursos financeiros que lhes são atribuídos – cerca de 50% do orçamento da saúde nos países da Europa ocidental –, ao seu lugar no sistema como instituição de referência para todos os serviços de saúde, em especial para os cuidados primários, à capacidade de liderança técnica exercida pelos seus profissionais e ao ambiente de inovação tecnológica que os rodeia. Por tudo isto, a população tem fortes expectativas de que os problemas de saúde de maior gravidade sejam aí resolvidos. Por isso, também, as políticas de saúde atribuem aos hospitais uma especial atenção, que se traduz em múltiplas investigações e na adopção de modelos de gestão inovadores.

Os sistemas de saúde e os hospitais constituem temas centrais deste livro, no qual será definida e analisada a tese da continuidade ideológica nas políticas de saúde e no estatuto do hospital público, em Portugal.

Para esse efeito, serão estudados o sistema de saúde e o hospital público, em cinco capítulos contemplando: os sistemas de saúde nos países da OCDE nos últimos 25 anos; o sistema de saúde português desde 1974; a evolução do hospital público em Portugal desde 1968; a evolução da administração pública e sua influência nos modelos de hospital público em Portugal; a avaliação do desempenho dos hospitais.

Duas hipóteses serão estudadas ao longo deste livro:

1) Os ciclos políticos na saúde, a evolução política e normativa, as declarações de agentes sociais e políticos, a investigação já realizada permitem constatar uma linha de continuidade ideológica nas políticas de saúde, que se inicia com os diplomas de 1971 (Decretos-leis n.ºs 413/71 e 414/71, de 27 de Setembro), que se materializa com a afirmação política e normativa do Serviço Nacional de Saúde na Constituição da República de 1976 e na Lei n.º 56/79, de 15 de Setembro, e que merece a progressiva aceitação, nas suas linhas gerais, pelas forças políticas e sociais mais relevantes da sociedade portuguesa.

2) Os diferentes modelos de estrutura e de gestão do hospital público, desde o Estatuto Hospitalar de 1968 (Decreto n.º 48357, de 27 de Abril) até ao diploma que em 2002 revogou a Lei de Gestão Hospitalar de 1988 (Lei n.º 27/2002, de 8 de Novembro, que revogou o Decreto-lei n.º 19/88, de 21 de Janeiro) permitem constatar uma linha de continuidade ideológica no estatuto do hospital do SNS, que se observa na aproximação a uma matriz empresarial, que demonstra flexibilidade em relação a mutações institucionais e sociais, princípio reafirmado e actualizado, até ao ano de 2002, em diferentes modelos de gestão.

As hipóteses enunciadas consideram três perspectivas já utilizadas na análise da política de saúde no Reino Unido referente aos anos oitenta e princípio da década de noventa do século passado: a transferência de políticas (*policy-transfer*), que identifica como e porquê os governos adoptaram progressivamente ideias alheias na formulação de novas políticas; a aprendizagem social (*social learning*), que analisa as razões que levaram os decisores políticos a ajustar os objectivos ou os instrumentos à experiência passada ou a novas informações; e a dependência do percurso (*path dependency*), que teoriza sobre a impossibilidade da política se libertar de padrões pré-estabelecidos (Greener, 2002).

Para o caso britânico, parece legítimo afirmar que Alain Enthoven consagrou, na segunda metade da década de oitenta, o processo de transferência de políticas, ao demonstrar que o mercado interno na saúde era viável no contexto do Serviço Nacional de Saúde britânico, que as lições da história e a correspondente aprendizagem social foram centrais no estabelecimento das políticas de saúde do governo do Partido Conservador da Senhora Thatcher e que a análise do percurso assegurou a continuidade e a dependência de opções políticas centrais, observadas, também, posteriormente, no estabelecimento das prioridades contidas no programa do vitorioso Partido Trabalhista em 1997.

Estas três perspectivas serão igualmente utilizadas na análise das políticas de saúde e do modelo de hospital público em Portugal.

A reforma de 1971 marcou as opções doutrinárias e o seu percurso nas décadas seguintes, no que respeita às políticas de saúde. A ausência de rupturas significativas depois da Revolução de 1974 ter-se-á devido, em primeiro lugar, ao reforço, em 1971, da intervenção do Estado nas políticas de saúde; em segundo lugar, à orientação desse novo papel do Estado no sentido de conferir prioridade à promoção da saúde e à prevenção da doença, que constituíam aspectos inovadores naquele contexto político e que recolheriam o apoio das forças políticas e sociais vencedoras no 25 de Abril; em terceiro lugar, ao facto de muitos dos principais obreiros desta política terem mantido o desempenho de funções relevantes depois de 1974.

A tese da continuidade ideológica significa, pois, que não terá havido rupturas significativas entre 1971 e os anos que se seguiram à Revolução de 1974, que se assistiu à afirmação política e normativa do Serviço Nacional de Saúde a partir de 1976 e à progressiva aceitação e dependência, nas suas linhas gerais, do modelo beveridgeano.

Quanto ao hospital público português, a sua estrutura resultou de vários conjuntos legislativos, que têm a sua origem em 1968 e que se prolongam, em relação a importantes princípios estruturantes, até ao ano de 2002.

O aspecto decisivo a referir nesta linha de continuidade observa-se na aproximação a uma matriz empresarial que inicia, em 1968, um percurso, embora sem tradução consistente em normas executivas, em aspectos determinantes como a gestão financeira e a gestão de recursos humanos.

Este livro, constituído, com as adaptações necessárias, por parte da dissertação que apresentei, em 2003, a provas de doutoramento na Universidade de Aveiro, pretende constituir um contributo qualificado para o avanço no conhecimento de um sector necessitado de análises científicas consistentes e de acompanhamento pela investigação do ritmo da decisão política.

CAPÍTULO 1

Os sistemas de saúde nos países da OCDE nos últimos 25 anos

1. Introdução

Os modelos de sistemas de saúde que hoje existem nos países da OCDE decorrem, em larga medida, das respostas que os governos e a sociedade foram encontrando, ao longo de mais de um século, para alcançar significativos objectivos sociais, em particular a melhoria dos níveis de saúde. A avaliação do desempenho dos sistemas de saúde e as reformas que se vão desenhando em muitos países são hoje o resultado de acertos necessários nas políticas para responder às expectativas de cidadãos, cada vez mais exigentes e conscientes dos seus direitos, e às dificuldades dos governos confrontados com o crescimento dos gastos em saúde.

2. A criação e a evolução dos sistemas de saúde: os modelos Bismarck e Beveridge

Pode afirmar-se que os sistemas organizados de saúde surgiram no final do século XIX com a revolução industrial, associados, em regra, a um conjunto diverso de factores.

Em primeiro lugar a constatação de que um número vastíssimo de trabalhadores envolvidos em obras exigentes era vítima de acidentes de trabalho, mas também de devastadoras doenças transmissíveis, preocupou governos e empregadores, em especial com as perdas de produtividade. No *World Health Report 2000*, a Organização Mundial de Saúde (OMS) refere que, durante a construção do Canal do Panamá, quando se compreendeu que os mosquitos eram responsáveis pela transmissão do paludismo e da febre amarela, se realizou um esforço no sentido da prevenção dessas doenças, de que também beneficiaram as comunidades locais (WHO, 2000). Surge assim a necessidade de fornecer aos trabalhadores cuidados de saúde de uma forma integrada, que permitiriam travar o decréscimo da produtividade laboral associada à doença.

Em segundo lugar o impacto de doenças no ambiente das guerras: a guerra da Secessão nos EUA, a guerra da Crimeia e a guerra dos Boers demonstraram que os soldados sucumbiam em maior número devido a doenças, do que em resultado das balas ou das baionetas dos seus inimigos. Era, pois, urgente limitar o impacto das doenças no cenário militar.

Em terceiro lugar a intervenção política crescente de movimentos socialistas na Europa induziu alguns governos, com destaque para o de Bismarck na Alemanha, a retirar aos sindicatos a gestão dos nascentes seguros de doença que lhes permitia cativar o apoio dos associados e criar a autonomia financeira necessária para encetar, com boas expectativas de êxito, acções de reivindicação política e laboral.

Desta forma, a Alemanha adoptou em 1883 uma lei inovadora em todo o mundo, que obrigou os empregadores a contribuir para um esquema de seguro-doença em favor dos trabalhadores mais pobres, alargada num segundo momento a trabalhadores com rendimentos mais elevados. Tratou-se, portanto, do primeiro exemplo de um modelo de segurança social imposto pelo Estado.

Este movimento conduziu, em momento posterior, à criação de um sistema de seguros obrigatórios que cobria os riscos de doença temporária, invalidez permanente, velhice e morte prematura. Tratava-se de prevenir riscos incertos através de um seguro pago por contribuição partilhada de patrões e trabalhadores. O trabalhador tinha a obrigação de contribuir, independentemente da sua condição enquanto cidadão: os direitos adquirem-se pelo trabalho e pelas contribuições regulares, os quais geram, por reciprocidade, benefícios, imediatos ou deferidos.

A popularidade desta lei junto dos trabalhadores conduziu a Bélgica a adoptar uma lei semelhante em 1894 e a Noruega em 1909 (WHO, 2000).

A própria Grã-Bretanha que, em meados do século XX, viria a construir um novo modelo com base numa maior responsabilidade do Estado e numa diferente amplitude das prestações, adoptou, a partir de 1911, por decisão de um governo do Partido Liberal, um sistema de financiamento dos cuidados de saúde através das cotizações dos trabalhadores em favor de mútuas que se responsabilizavam pelo pagamento aos prestadores.

No final do século XIX e no princípio do século XX, as medidas de segurança social de Bismarck tiveram, pois, um considerável "efeito de demonstração", não apenas nos países da Europa, mas também nos Estados Unidos (Mishra, 1995). Por mais distante que estivesse, politicamente, o Estado alemão autoritário das políticas liberais-democráticas da Inglaterra e dos Estados Unidos, não há dúvida que foi grande o impacto pioneiro do esquema de segurança social bismarckiano.

A Segunda Guerra Mundial, se levou à destruição de muitas das estruturas de saúde existentes, permitiu, porém, repensar o papel do Estado e aproveitar os ensinamentos demonstrados pela organização dos cuidados de saúde em tempo de guerra.

As circunstâncias próprias de um ambiente de guerra terão criado um sentimento de solidariedade entre o povo britânico que defendeu políticas igualitárias e aceitou a intervenção determinante do Estado e levou à vitória do partido trabalhista nas eleições de 1945. É verdade, porém, que a organização dos serviços de saúde já decorria desde 1941, com base em pontos de agenda fixados nos anos trinta. A necessidade de um serviço de saúde para toda a população e a existência de clínicos gerais organizados em centros de saúde ligados a hospitais locais constituíam já propósitos enunciados em 1941 pelo Ministro britânico da Administração Pública. A criação de um serviço nacional de saúde ainda passaria, porém, por várias dificuldades. Desde logo pela oposição de alguns sectores médicos: enquanto os clínicos gerais, em contacto mais estreito com os problemas de saúde dos mais pobres e com pouco acesso à prática privada, se revelavam mais entusiasmados com a criação de um serviço público de saúde, alguns dos médicos hospitalares, com o apoio da *British Medical Association* (BMA), desenvolvendo actividades privadas prósperas, acusavam a interferência de burocratas "*entirely ignorant of medical matters*" (Thane, 1995). Mas um inquérito conduzido em 1944 pela própria BMA concluía que 60% dos médicos eram favoráveis à criação de um serviço universal e gratuito, 68% eram favoráveis ao desenvolvimento de centros de saúde e 62% eram favoráveis ao pagamento total ou parcial por salário (Thane, 1995).

O Relatório Beveridge, de 1942, define, então, os serviços de saúde como uma das condições necessárias para a criação de um sistema viável de segurança social na Grã-Bretanha. O relatório intitulado "*Social Insurance and Allied Services*" baseia as suas propostas na existência de um Estado interventor que deve encontrar respostas para as diversas situações de risco social e é, desse ponto de vista, mais completo do que o de Bismarck porque pretende cobrir uma gama completa de riscos "do berço à sepultura" e integra ainda as situações de exclusão social. Trata-se, portanto, de um sistema universal porque abarca toda a população, unificado porque a quotização cobre o cidadão em relação a todos os aspectos do risco social e uniforme porque as prestações são independentes do rendimento auferido.

Em Fevereiro de 1944, quando é publicado um Livro Branco, no seguimento do Relatório Beveridge, existe já o claro entendimento de que todos os cidadãos, independentemente dos seus rendimentos, da sua idade, do seu sexo, ou da sua profissão, devem ter as mesmas possibilidades de aceder aos mais eficazes e mais modernos serviços médicos e conexos, devendo ser gratuitos estes serviços. Por insistência do Partido Trabalhista previa-se o desenvolvimento dos centros de saúde e o pagamento por salário, embora de uma forma equívoca, em especial devido às objecções do Partido Conservador, de que são exemplo as disposições sobre a possibilidade de separação do exercício da clínica geral da própria actividade dos centros de saúde e o pagamento aos clínicos gerais dos centros de saúde se efectuar através de contratos com a autoridade central e não com as autoridades locais (Thane, 1995).

O *National Health Service* desenvolve-se em 1948, no seguimento do *NHS Act* de 1946 e marca o fim do período de discussão que começara formalmente em 1942. Esta lei é de crucial importância para o estabelecimento de um modelo para os sistemas de saúde com base na responsabilidade do Estado pela prestação de serviços gerais de saúde e a afirmação do princípio do acesso igual para todos os cidadãos.

A lei vai influenciar, ao longo de décadas, a organização de outros sistemas de saúde em cinco aspectos nucleares.

O primeiro é o da responsabilidade do Estado pela saúde dos cidadãos, que deve proporcionar cuidados gratuitos no momento em que a necessidade se efectiva.

O segundo é o princípio da compreensividade, incumbindo ao Ministério da Saúde "*promote a comprehensive health service for the improvement of the physical and mental health of the people of England and Wales for the prevention, diagnosis and treatment of illness*" (Allsop, 1995).

O terceiro é o princípio da universalidade, ou seja o Estado responsabiliza-se pelos cuidados de saúde para toda a população.

O quarto é o princípio da igualdade, pelo qual deve existir um padrão de qualidade dos serviços para todos os cidadãos, sem qualquer discriminação económica, social ou geográfica.

Finalmente, o princípio da autonomia profissional e em especial a autonomia clínica, que permitiria a utilização da mais moderna tecnologia para benefício da população, sem interferência das organizações administrativas, ou seja os médicos seriam livres de prescrever e de referenciar os seus doentes para outros níveis de cuidados, apenas de acordo com o seu melhor entendimento profissional.

O surgimento do Estado-Providência de Keynes-Beveridge, na Inglaterra do pós-guerra assumiu, também, um "efeito de demonstração", embora fosse um fenómeno peculiarmente britânico na sua globalidade e nas características institucionais (Mishra, 1995).

Os sistemas de segurança social, e em particular os de saúde, desenvolveram-se no mundo à sombra destes dois grandes modelos – o bismarckiano e o beveridgeano – com maiores ou menores influências de um ou de outro, ou mesmo de tentativas, mais ou menos bem conseguidas, de combinação de características de ambos os modelos. Já antes, o *New Deal* do Presidente Roosevelt, nos Estados Unidos da América, pretendeu responder às expectativas de segurança das populações, após a crise económica de 1929, e inspirou a criação de um sistema de segurança social, como ainda hoje existe, embora tenha falhado a criação de um sistema público de saúde com acesso universal (Gouveia e Pereira, 1997). A mesma sorte tiveram as tentativas posteriores de Truman, Johnson, Nixon e Clinton.

A noção de Estado de bem-estar nasceu do encontro destas duas concepções de protecção social. Não se trata, de dois modelos ideologicamente diferentes. Ambos assentam na noção reformista de que é necessário um guarda-chuva, uma rede social salvadora para atenuar as grandes tensões sociais geradas pelo crescimento económico e consequente alongamento da marcha da sociedade para o desenvolvimento (Campos, 2000*b*).

Hoje em dia, os sistemas de saúde ainda se inspiram, de algum modo, no modelo Bismarck ou no modelo Beveridge, ou seja obrigando empregadores e empregados a descontar para seguros de doença, com uma combinação de prestadores públicos e privados, no primeiro caso, ou com um sistema assente essencialmente em receitas fiscais e em serviços públicos, no segundo modelo.

3. Os diferentes tipos de financiamento e de prestação de cuidados de saúde

Tomando como base estes dois modelos, podem identificar-se, nos países da OCDE, três tipos de sistemas de financiamento, ou de pagamento, dos cuidados de saúde:

1) O sistema de seguro privado, que cobre indivíduos ou grupos, sendo os prémios fixados em função das características do risco. Somente em dois países – EUA e Suiça – os seguros privados cobrem os mais importantes riscos de saúde para a maioria da população, embora na Suiça as seguradoras estejam sujeitas a um apertado controlo para que a avaliação do risco seja colectiva e não individual. Na maior parte dos outros países da OCDE, os dispositivos privados completam as respostas públicas: a população pode subscrever um seguro privado complementar para cobrir o co-pagamento exigido pelo sistema público, para beneficiar de melhores condições de hospitalização, para poder beneficiar de tratamento privado, ou para encontrar resposta para riscos não cobertos pelo seguro público.
2) O sistema de seguro social, que funciona no âmbito de caixas de seguro-doença, em regra geridas por entidades sociais, mas submetida à supervisão de organismos públicos. Estas seguradoras sociais realizam uma "mutualização" dos riscos e os prémios são normalmente fixados em função dos rendimentos. A disparidade de cobertura de riscos é por vezes compensada com a intervenção dos governos. A inscrição é obrigatória em certos casos (baixos rendimentos, em regra) e o sistema, em muitos países, cobre praticamente toda a população. Em regra, estas caixas ou mútuas organizam-se em volta de uma profissão, de um sector de actividade, de uma confissão religiosa, ou numa base geográfica.
3) Finalmente, o financiamento por imposto, que se pode organizar de dois modos. Num primeiro modelo o financiamento e a prestação são assegurados por um só organismo público que recebe

do orçamento do estado as verbas de que necessita; em outro modelo, a prestação de cuidados é realizada por serviços estatais ou por entidades privadas contratadas pelos fundos públicos autónomos.

Quanto à prestação de cuidados podem, também, identificar-se, nos países da OCDE, três tipos diferentes de relação com o financiamento:

1) O sistema de reembolso, no qual os prestadores são pagos pelos serviços fornecidos aos consumidores. O pagamento pode ser efectuado directamente pelo doente, que é reembolsado parcial ou totalmente por um seguro, ou por uma entidade seguradora que se responsabiliza pelo pagamento.
2) O sistema de contrato, ou convenção, que implica um acordo entre os terceiros pagadores e os prestadores de cuidados, o qual fixa as condições de pagamento dos serviços. Em contraste com o sistema anterior, neste caso o pagador pode exercer um largo poder de controlo do nível total de despesa. Esta é, em regra, a fórmula encontrada pelos sistemas de seguro social. O financiamento dos hospitais, através de uma diária ou de um sistema de classificação de doentes, realiza-se, normalmente no quadro de um orçamento prospectivo ou de um tecto global. Quando os serviços têm pré-pagamento, o consumidor só poderá escolher os prestadores com os quais o financiador tem uma prévia relação contratual, obedecendo aos princípios de economia de gastos fixados pelo sistema.
3) O sistema integrado, no qual o mesmo organismo exerce as suas competências, quer no financiamento, quer na prestação de cuidados; o pessoal, nomeadamente os médicos, são, em regra, assalariados e o financiamento dos hospitais é assegurado por dotação global.

Como mostra o quadro 1, em oito países da União Europeia a principal fonte de financiamento são os impostos, ou a nível central (Espanha, Portugal, Irlanda e Reino Unido), ou dominantemente a nível local (Dinamarca e Suécia), ou numa combinação de impostos centrais e locais (Finlândia) ou, ainda, impostos associados ao pagamento de prémios de seguros (Itália).

Nos outros países da União Europeia, o financiamento baseia-se em seguros. Na Holanda o sistema é financiado por uma combinação de seguros sociais e privados; na Grécia e na Bélgica o financiamento resulta de uma mistura de impostos e de segurança social; na Alemanha, França, Luxemburgo e Áustria o modelo dominante é o de seguro social obrigatório.

QUADRO 1
Fontes de financiamento na União Europeia, nos anos 90 (em percentagens)

Estados membros	Impostos	Segurança social	Seguros voluntários	Pagamentos pelos consumidores	Outros
Alemanha	11	64,8	7,1	7,3	9,8
Áustria	24	54	7,5	14	-
Bélgica	38	36	-	17	9
Dinamarca	80,7	-	1,9	17,4	-
Espanha	59,3	15,3	7	16,3	1,7
Finlândia	62,2	13	2,2	20,8	1,8
França	3,6	71,6	7	16,5	1,3
Grécia	33,3	24,1	2,1	40,4	-
Irlanda	68,1	7,3	8,6	13,9	2,1
Itália	64,6	-	2,6	31,2	2,4
Holanda	10	68	15	7,1	-
Luxemburgo	30	49,8	2	7,9	2,8
Portugal	55,2	6	1,4	37,4	-
Reino Unido	78,8	12,3	5,6	3,2	-
Suécia	69,7	13,4	-	16,9	-

Fonte: Mossialos e Le Grand, 1999 (adaptado)

A figura 1 mostra a proporção de despesas totais proveniente de seguros sociais e de impostos em alguns países da Europa ocidental. É possível identificar três grupos de países: um primeiro grupo formado pela França, Alemanha e Holanda com uma alta percentagem de financiamento por seguros sociais e, inversamente, com uma participação despicienda dos impostos no financiamento global; um segundo grupo intermédio, que integra a Grécia, a Suiça e a Bélgica; um terceiro grupo, que inclui Portugal, Itália, Suécia, Espanha, Reino Unido e Dinamarca, com forte participação dos impostos e baixa intervenção dos seguros sociais no financiamento da saúde. Porém, é diversa a situação de cada um destes países quanto ao peso das fontes privadas, como já resulta do quadro anterior.

FIGURA 1
Proporção dos seguros sociais e dos impostos no financiamento dos cuidados de saúde, em alguns países da Europa Ocidental, no ano de 1998

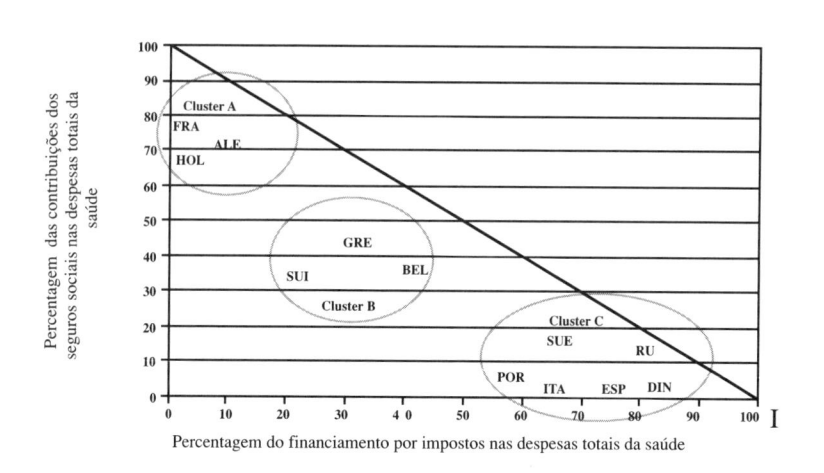

Fonte: Mossialos et al., 2002 (adaptado)

Em relação aos modelos de prestação de cuidados, em muitos países da União Europeia, o Estado não só financia os cuidados como assegura a prestação, nomeadamente dos hospitais e dos centros de saúde. É o caso das camas hospitalares, que pertencem ao sector público em mais de 90% na Dinamarca, Suécia, Finlândia e Reino Unido, entre 80% e 90% em Itália e em Portugal e entre 50% e 80% em Espanha, França, Grécia e Irlanda.

Nos outros países da União Europeia a diversidade é maior: na Alemanha cerca de metade das camas hospitalares são públicas e a maior parte das restantes pertence a entidades sem fins lucrativos; na Bélgica, Luxemburgo e na Holanda a maior parte dos hospitais para doentes agudos pertence ao sector privado.

Porém, alguns dos países com sistemas de saúde financiados por impostos estão, desde a década de 90, não só a utilizar mecanismos de tipo mercado no funcionamento das unidades públicas, como a promover a competição com unidades privadas, num ambiente de separação das entidades pagadoras e prestadoras de cuidados. Esta tendência traduz-se no abandono progressivo do modelo integrado a favor de um modelo de contrato, conforme se infere do quadro 2.

Quadro 2
Principais métodos de prestação de serviços nos Estados da União Europeia, em 1997

Estados membros	Serviços integrados	Serviços contratados
Alemanha		Todos os serviços
Áustria		Todos os serviços
Bélgica		Todos os serviços
Dinamarca	Hospitais públicos num pequeno número de regiões	Hospitais na maior parte das regiões, médicos de família, especialistas fora dos hospitais, a maior parte dos dentistas, dos fisioterapeutas e das farmácias
Espanha	Hospitais públicos, especialistas e 60% dos médicos de família	Farmácias, dentistas e hospitais privados
Finlândia	Centros de saúde	Hospitais públicos, farmácias, cuidados privados em ambulatório
França		Todos os serviços
Grécia	Hospitais públicos e médicos	Farmácias, dentistas, alguns hospitais e médicos privados
Irlanda	Hospitais públicos e especialistas	Hospitais privados sem fins lucrativos, médicos de família e farmácias
Itália	Hospitais públicos e especialistas	Hospitais privados, médicos de família, especialistas privados e farmácias
Holanda		Todos os serviços
Luxemburgo		Todos os serviços
Portugal	Médicos de família, hospitais públicos, alguns especialistas	Hospitais privados, farmácias, meios complementares de diagnóstico e terapêutica, a maior parte dos dentistas
Reino Unido	Serviços comunitários	Hospitais públicos, médicos de família, hospitais privados e farmácias
Suécia	Centros de saúde farmácias e 60% dos dos dentistas	Hospitais públicos, médicos e hospitais privados, 40% dos dentistas

Fonte: Mossialos e Le Grand, 1999 (adaptado)

Em relação aos métodos de pagamento aos hospitais, nos países da União Europeia existe uma tendência clara e progressiva para a substituição do sistema de pagamento retrospectivo das actividades pelo estabelecimento de orçamentos prospectivos[1].

Podem considerar-se quatro formas principais de financiamento de hospitais nos Estados membros da União Europeia:

- Orçamentos prospectivos baseados fundamentalmente nas despesas de períodos anteriores (Dinamarca, Grécia e França);
- Orçamentos prospectivos baseados nas actividades ou nas funções dos hospitais (Alemanha, Irlanda, Luxemburgo, Holanda e Portugal);
- Orçamentos prospectivos combinados com pagamentos de actividades (Bélgica, Espanha e Áustria);
- Pagamentos de acordo com as actividades, que podem ser baseados no *case-mix* (Suécia e Itália) ou em pacotes de serviços hospitalares (Reino Unido e Finlândia) (Mossialos e Le Grand, 1999).

4. Conceito, objectivos e âmbito de sistema de saúde

A OMS utiliza uma definição de sistema de saúde muito ampla que compreende "todas as actividades que têm como finalidade essencial a promoção, a recuperação ou a manutenção da saúde" (WHO, 2000). Tal significa que as intervenções favoráveis à saúde, como a melhoria da segurança rodoviária e do ambiente, integram, de acordo com este conceito abrangente, o sistema de saúde, embora com a preocupação de as quantificar e de avaliar o seu impacto na realização dos objectivos do sistema. A título de exemplo, o mesmo relatório da OMS refere que a adopção, nos Estados Unidos da América, entre 1966 e 1979, de diversos dispositivos de segurança na concepção dos automóveis foi co-responsável pela redução de 40% da taxa de acidentes mortais por quilómetro e, entre 1975 e 1998, os cintos de segurança terão permitido evitar a morte de 112 000 vidas humanas, também nos Estados Unidos.

---

[1] No modelo retrospectivo a base do financiamento é fixada pela despesa verificada no passado, enquanto no modelo prospectivo se definem antecipadamente preços, tipo e volume de serviços a prestar.

É verdade, também, que a responsabilidade do sistema de saúde nos resultados ou ganhos em saúde é bem menor do que se pensava. A evidência tende a demonstrar que o rendimento dos cidadãos, o desenvolvimento económico e social, a escolaridade, as características culturais, constituem factores cuja importância, em especial nas sociedades mais desenvolvidas, é bem maior do que o número de médicos, ou de camas de agudos, ou as despesas totais ou públicas com a saúde (WHO, 2000).

Estudos realizados há já década e meia comprovam esta evidência. Em Portugal, tanto "a morte como a doença se distribuem desigualmente na sociedade portuguesa [...] e os cuidados de saúde públicos e privados não contribuem para esbater esta situação, dado o seu desfasamento em relação às necessidades agravadas de certos grupos sociais, nomeadamente dos trabalhadores manuais" (Lucas, 1987).

No Reino Unido, a partir do Relatório Black de 1980 sobre as desigualdades em saúde na Grã-Bretanha, enfatizou-se a diferença nas disponibilidades materiais, que caracterizam as classes sociais, como sendo o principal determinante das diferenças em saúde (Le Grand, 1987).

Entre nós conclui-se, também, pela necessidade de melhor estudar a associação entre factores não-sanitários, comportamentos individuais e resultados em saúde (Campos, 1991), confirmando-se a hipótese de que a mortalidade e a morbilidade apresentam um gradiente socioeconómico importante em Portugal (Giraldes, 1996) e "que existe evidência suficiente na literatura contemporânea [...] de que os aumentos no nível de saúde poderão resultar tanto de melhorias naqueles aspectos do meio-ambiente que são hostis à saúde como do desenvolvimento de meios mais sofisticados de tratar a saúde" (Giraldes, 1997).

Alan Maynard, desde o começo da década de oitenta, sustenta idên-tica tese, afirmando que o ciclo de depreciação do *stock* de saúde poderia ser alterado por mudanças no comportamento que possam incrementar a produção de anos de vida ajustados pela qualidade[2] (Maynard, 1987).

Evans, Baver e Marmor, em estudo de 1996 citado pelo Ministério da Saúde português, concluem que "o factor crítico na saúde é a qualidade do

---

[2] Em língua inglesa, *Quality Adjusted Life Years (QALY)*.

micro-ambiente físico e social e não a relação directa e material entre a riqueza e a saúde. Se procurarmos identificar aqueles factores que mais influenciariam a capacidade de criar e manter esta qualidade na relação com o meio, encontraríamos o nível educativo da mãe, como um dos mais relevantes. Neste contexto também tem sido possível observar que a saúde de uma população se relaciona com o nível médio de riqueza e com a sua distribuição. Quanto mais gritantes forem os desequilíbrios e mais perceptíveis no "micro-ambiente" de cada um, mais facilmente se deteriora a qualidade da relação do indivíduo com o seu meio" (Ministério da Saúde, 1997).

No mesmo sentido, o Relatório de 2001 do Director-Geral e Alto--Comissário da Saúde, ao analisar os resultados da saúde em Portugal, entre 1996 e 2001, conclui que "os avanços maiores se verificaram nas áreas onde predomina a influência de factores extrínsecos, nomeadamente maior afluência socioeconómica, melhorias estruturais e de prestação de serviços. O caso mais notável é o da saúde perinatal, em que Portugal atingiu uma situação muito favorável a nível da UE. Pelo contrário, os progressos são bem menores nas áreas onde predomina a influência de factores intrínsecos, como atitudes e comportamentos nocivos, condutas imprudentes e agressivas [...], em suma, traços de subdesenvolvimento cívico e de cidadania. Estão neste caso os acidentes, em especial os de viação, a violência doméstica e a SIDA."

Ao dedicar um capítulo aos determinantes da saúde, o mesmo Relatório realça que "o estado de saúde é fortemente influenciado pelos comportamentos assumidos pelos indivíduos. As escolhas que cada um faz são, em parte, resultado de gostos e de preferências, mas dependem também de restrições. Destas, além da pobreza, outras há que conduzem à exclusão social: a educação e a situação de imigrante [...]. A pobreza [...] está correlacionada com elevadas taxas de abuso de substâncias (tabaco, álcool e drogas), depressão, suicídio, comportamento anti-social e violência, bem como com um largo espectro de problemas físicos [...]. Por outro lado, o desemprego e a insegurança no trabalho têm efeitos negativos sobre a saúde, aumentando o risco de problemas físicos e psicológicos e de suicídio" (Ministério da Saúde, 2002).

O entendimento pluridisciplinar e multisectorial dos problemas da saúde e a necessidade da cooperação intersectorial constituem, também, ideias-chave que condicionaram a estratégia da "Saúde para Todos" desenhada pela Organização Mundial da Saúde na década de oitenta (OMS,

1987). Mas terá sido a Declaração de Alma-Ata, em 1978, o primeiro documento internacional a afirmar a necessidade de uma intervenção multisectorial recomendando que "...nas orientações e nos planos de saúde se tenham sempre em conta as contribuições de outros sectores relacionados com a saúde e se adoptem medidas concretas e viáveis em todos os níveis, especialmente nos níveis intermédio e comunitário, para coordenar os serviços de saúde com todas as restantes actividades que contribuem para a promoção da saúde e dos cuidados de saúde primários...." (Giraldes, 1997).

Em estudo publicado em 1994 sobre a criação de um modelo de avaliação do estado de saúde da população de Trás-os-Montes e Alto Douro, em Portugal, foi apurada uma lista de seis grupos de factores relacionados com a saúde, com indicadores para os quais existiam dados desagregados ao nível dos concelhos:

- Indicadores de saúde: taxas de mortalidade perinatal, neonatal, infantil, específica de 1 aos 4 anos, padrão das causas de mortalidade, partos sem assistência, incidência da tuberculose, incidência de doenças de notificação obrigatória e cobertura vacinal;
- Indicadores demográficos: mortalidade geral, fecundidade, população com mais de 65 anos, população com menos de 15 anos e razão homens/mulheres;
- Oferta de cuidados de saúde: médicos especialistas, clínicos gerais, médicos de saúde pública, enfermeiros de cuidados de saúde primários, camas hospitalares, camas de cuidados de saúde primários, farmácias, laboratórios de análises clínicas, equipamentos de radiologia, investimento em saúde e ainda acessibilidade dos centros de saúde, acessibilidade dos hospitais e acessibilidade de outros serviços de saúde;
- Utilização dos serviços de saúde: consultas dos centros de saúde, de saúde materna, de saúde infantil, de saúde escolar, de planeamento familiar, atendimentos SAP, doentes saídos do internamento em centros de saúde, dias de internamento em centros de saúde, consultas hospitalares, urgências, doentes saídos do internamento, dias de internamento, consumo de medicamentos, meios complementares de diagnóstico e terapêutica, gastos públicos do SNS;

- Indicadores sociais: taxa de analfabetismo, percentagem da população com escolaridade superior a quatro anos, alojamentos com água canalizada, alojamentos com electricidade e telefone;
- Indicadores económicos: população do sector primário, população do sector secundário, taxa de desemprego e rendimento (Vaz, Simões, Costa, e Santana, 1994).

Mais recentemente, em estudo baseado em inquérito aos comportamentos e atitudes dos portugueses face ao sistema nacional de saúde, concluía-se que a morbilidade não é independente dos atributos demográficos e sócio-económicos, apontando-se, para além da idade e do sexo, a escolaridade que tende a dividir os inquiridos pela "barreira da instrução primária" (Cabral, Silva e Mendes, 2002).

Hoje, as necessidades e as expectativas dos cidadãos são muito diferentes das que se manifestavam há um século, quando se começaram a edificar os sistemas de saúde. Existe uma percepção mais clara dos determinantes da saúde e o sistema de saúde integra-se num contexto de intervenção política, económica e social muito vasto, onde se debatem as implicações no mundo de uma crescente liberdade de circulação de pessoas, mercadorias, capitais e serviços. Tal significa que os sistemas de saúde estão hoje mais próximos de outros problemas da vida social, mas que, também lhes são solicitadas respostas para aspectos tão diversos como a alimentação, os comportamentos de risco associados à sexualidade ou às drogas, o problema da dor, ou ainda a imensidade e complexidade das questões da bioética.

5. Níveis de desempenho dos sistemas de saúde

Perante a diversidade e complexidade de resultados e factores, coloca-se uma difícil questão: como avaliar um sistema de saúde? De acordo com o *World Health Repport 2000* é necessário tomar em consideração cinco indicadores:

1. o nível geral de saúde;
2. a distribuição da saúde na população;
3. o nível geral de resposta;

4. a distribuição da resposta;
5. a repartição da contribuição financeira.

A fim de avaliar o nível geral de saúde de uma população, a OMS recorreu à medida da esperança de vida corrigida pela incapacidade[3]. Com a transição epidemiológica das doenças transmissíveis para as não transmissíveis, a medida das consequências não mortais das doenças, em especial as doenças crónicas e as causas externas revelou-se relevante para muitos países. A DALE é baseada na esperança de vida à nascença, mas inclui uma ponderação pelo período vivido com uma saúde limitada (*time spent in poor health*), que depende parcialmente dos estudos sobre as consequências das doenças desenvolvidos pela *International Classification of Functioning Disability and Health*[4].

A distribuição da saúde permite, por seu lado, avaliar o nível da equidade da distribuição dos resultados em saúde pela população, utilizando-se informação sobre a mortalidade infantil para medir a dimensão das desigualdades.

O nível geral de resposta avalia a forma como o sistema de saúde respeita as pessoas e responde às suas preferências como consumidores. O respeito pelas pessoas compreende as dimensões da autonomia, dignidade e confidencialidade, enquanto que a medida das preferências como consumidores inclui factores como a prontidão da resposta e das prestações hoteleiras, o acesso a redes de apoio social durante a prestação de cuidados e a escolha do prestador. A distribuição da resposta permite avaliar a forma como ela se distribui pela população.

Para o nível e a distribuição da resposta foram recolhidas opiniões de informadores-chave e realizados inquéritos às populações.

A justiça na contribuição financeira corresponde à fracção do rendimento disponível que cada família disponibiliza para o sistema de saúde e baseia-se na capacidade para pagar. Assim, os cuidados de saúde seriam financiados de forma perfeitamente equitativa se a razão entre o total das despesas de saúde e o total das despesas não alimentares fosse idêntica para todos os agregados familiares, independentemente do seu rendimento, do seu estado de saúde ou da sua utilização do sistema de saúde.

---

[3] Em lingua inglesa, *disability-adjusted life expectancy* (DALE).
[4] ICF, conhecida anteriormente por ICIDH-2.

Finalmente, a medida da eficiência de um sistema seria conseguida pela relação entre os resultados e os recursos envolvidos.

A aplicação destes indicadores ao conjunto de países da OMS e a classificação dos países que daí resultou, deu origem a um intenso debate, que se mantém, quer sobre resultados, quer sobre aspectos metodológicos e científicos utilizados ao longo do estudo.[5]

6. Objectivos das políticas de saúde

Quando se estudam mais detalhadamente as políticas de saúde, num espaço económico e social relativamente homogéneo como é o caso da OCDE, identificam-se, em regra, três objectivos centrais:

Em primeiro lugar a equidade: os cidadãos devem ter acesso a um conjunto mínimo de cuidados de saúde e a qualidade do tratamento não deve ser prestado em função do rendimento mas, em especial, das necessidades efectivas de cuidados. Por outras palavras, é necessário que exista protecção contra as consequências financeiras da doença e o pagamento desta protecção não deve estar baseado no risco individual. Alguns autores referem a possibilidade de acesso a cuidados suficientes e equitativos, no sentido de que todos os cidadãos possam beneficiar de um mínimo de cuidados, devendo a mesma necessidade corresponder ao mesmo tratamento, pelo menos no sistema público de financiamento (Barr, 1990).

Os problemas da equidade e do acesso aos cuidados estiveram no primeiro plano do debate das reformas nos países da OCDE, sobretudo no

---

[5] Registou-se alguma perplexidade perante certos resultados e diversos comentadores apressaram-se a considerar, intuitivamente, que determinados valores não eram plausíveis, chamando a atenção para a contradição entre a boa classificação da Espanha e da Itália e a fraca avaliação que os cidadãos fazem dos respectivos sistemas de saúde, de acordo com inquéritos internacionais (Navarro, 2000). Outros apontavam, com surpresa, que a Dinamarca, um país com uma cobertura universal de cuidados, se posicione, na resposta, a seguir aos EUA, onde um número sete vezes superior à população da Dinamarca vive com uma cobertura inadequada de cuidados de saúde (Williams, 2001). Parece, em síntese, haver um consenso em relação à necessidade de mais e melhor evidência na avaliação do desempenho dos sistemas de saúde e mantém-se, em particular, a discussão sobre os aspectos metodológicos e sobre o nexo de causalidade entre o desenho das políticas de saúde e o desempenho dos sistemas de saúde.

contexto da disponibilidade dos serviços públicos de saúde e com uma tradução sensível em listas de espera para consultas e cirurgias. Austrália, Canadá, Dinamarca, Espanha, Grécia, Irlanda, Islândia, Itália, Noruega, Nova Zelândia, Reino Unido, Suécia e Portugal são países onde, na década de noventa, se colocou este problema, promovendo-se, em muitos deles, o desenvolvimento do sector privado na procura de uma resposta mais pronta às expectativas dos doentes.

Em segundo lugar a eficiência técnica: trata-se de maximizar o resultado dos cuidados e a satisfação dos consumidores ao custo mínimo, através da combinação de formas de organização que promovam a melhoria da produtividade dos meios disponíveis. Veremos mais adiante como esta preocupação se traduz, em especial nos modelos de gestão e de organização dos hospitais.

Em terceiro lugar a eficiência económica ou distributiva: os sistemas de saúde só deverão consumir uma parte adequada ou necessária do PIB, pelo que é necessária a utilização dos mecanismos apropriados para limitar a despesa, quer a decorrente de políticas públicas, quer a que é fruto de uma oferta excessiva do mercado privado ou da procura de cuidados de saúde.

Barr acrescenta a estes três objectivos dois outros, embora os considere preferencialmente como meios e não como objectivos: a liberdade de escolha dos prestadores de cuidados pelos consumidores e a autonomia dos prestadores, no sentido de preservar o máximo de liberdade aos médicos e a outros técnicos, compatível, porém, com a realização dos outros objectivos (Barr, 1990).

A pressão macro-económica constitui uma especial preocupação dos países da OCDE. Estes países apresentaram taxas de crescimento económico de 5,1% ao ano, na década de 60 e 3,7% na década de 70. Depois das recessões económicas no princípio e no final dos anos 80, a década seguinte foi caracterizada por um crescimento mais moderado (*vide* quadro 3).

Quadro 3
Evolução do PIB *per capita*, nos países da OCDE, em US$ PPP, de 1960 a 2000

	1960	1970	1980	1990	2000
Luxemburgo	2343	4162	10186	24528	48537
Noruega	1602	3015	9127	17658	36248
EUA	2879	5001	12170	23038	34602
Suiça	2820	5222	11776	21487	29553
Dinamarca	1870	3671	8987	17097	28734
Irlanda	991	1934	5396	11743	28200
Canadá	1970	3670	9989	18604	28187
Islândia	1515	2744	9270	17233	28139
Áustria	1494	3020	8682	16947	28046
Holanda	1824	3542	8860	16596	27183
Austrália	2128	4080	9439	16774	26473
Alemanha	1910	3627	9505	18837	26269
Bélgica	1567	3228	8955	16722	26239
Suécia	2029	4019	9604	18210	26146
Japão	878	2891	8139	18312	26003
França	1750	3659	9482	17623	25594
Finlândia	1399	2897	8016	16539	25414
Itália	1345	2936	8181	16475	25245
Reino Unido	1893	3189	7878	16228	24933
Nova Zelândia	2151	3455	7774	13503	20214
Espanha	933	2313	6063	12184	20080
Portugal	599	1738	4773	9873	16857
Grécia	562	1613	5277	9389	16481
Coreia		707	2398	7419	15186
Republica Checa				11531	13802
Hungria					12204
Eslováquia					11279
Polónia				4900	9529
México			3469	5719	8845
Turquia	510	927	2252	4691	6211
Média :	1623,4	3090,4	7909,5	14995,0	23347,8

Fonte: OECD Health Data 2003

Baixas taxas de crescimento e a obrigação comunitária de conter a inflação e a despesa pública dentro de limites estreitos provocaram, naturalmente, reduções e racionalizações nas despesas do sector público.

As implicações na área da saúde são claras quando as despesas de saúde são parte crescente de um orçamento global, não só porque aumentam mais do que os recursos públicos, mas também porque muitos países, ao privatizarem outras áreas do sector público, provocam o aumento da importância relativa da saúde no orçamento do estado.

Por isso, não é surpreendente que as reformas dos sistemas de saúde nos países da União Europeia, nos últimos quinze anos, estejam centradas nos temas da contenção de custos e da melhoria da eficiência (Panavos e Mckee, 1998).

7. Os gastos com a saúde

As despesas com a saúde têm, efectivamente, constituído em muitos países o principal problema, que, no conjunto dos países da OCDE, mais do que duplicaram, entre 1960 e 2000. Neste último ano a média das despesas totais situou-se nos 8,1% do PIB, com valores entre os 4,8% na Turquia e os 13,1% nos EUA (*vide* quadro 4).

Quadro 4
Percentagem das despesas totais em saúde no PIB, nos países da OCDE, entre os anos de 1960 e de 2000

	1960	1970	1980	1990	2000
EUA	5,1	6,9	8,7	11,9	13,1
Suiça	4,9	5,6	7,6	8,5	10,7
Alemanha	4,8	6,3	8,8	8,7	10,6
Grécia		6,1	6,6	7,5	9,4
França				8,6	9,3
Canadá	5,4	7,0	7,1	9,0	9,2
Islândia	3,3	4,9	6,1	7,9	9,1
Portugal		2,6	5,6	6,2	9,0
Austrália		4,3	7,0	7,8	8,9
Bélgica		4,0	6,4	7,4	8,7
Holanda			7,5	8,0	8,6
Suécia	4,5	6,9	9,1	8,5	8,4
Dinamarca			9,1	8,5	8,3
Itália		3,6	5,1	8,0	8,2
Áustria	4,3	5,3	7,6	7,1	8,0
Nova Zelândia		5,1	5,9	6,9	8,0
Noruega	2,9	4,4	7,0	7,8	7,7
Japão	3,0	4,5	6,4	5,9	7,6
Espanha	1,5	3,6	5,4	6,6	7,5
Reino Unido	3,9	4,5	5,6	6,0	7,3
República Checa				5,0	7,1
Finlândia	3,9	5,6	6,4	7,9	6,7
Hungria					6,7
Irlanda	3,6	5,1	8,4	6,6	6,4
Polónia				5,3	6,4 (a)
Coreia				4,8	5,9
Eslováquia				5,9	5,7
Luxemburgo		3,6		6,1	5,6
México				4,4	5,6
Turquia		2,4	3,3	3,6	4,8 (a)
Média:	3,9	5,0	6,9	7,2	8,1

(a) valor referente ao ano de 1998
Fonte: OECD Health Data 2003

As despesas públicas em saúde tiveram, também, um crescimento acentuado (*vide* quadro 5), em especial nos anos 60 e 70, devido, em grande medida, ao alargamento da cobertura pública de cuidados. A média não ponderada da percentagem das despesas públicas nas despesas totais cresceu de 63% em 1960 para 71,5% em 1970, para atingir 74,5% em 1980 e iniciar, então, uma baixa ligeira até ao final da década de 90, embora com diferenças significativas entre os países: em 2000, nos EUA, apenas 44,2% das despesas totais constituíam despesas públicas, enquanto em vários países europeus – República Checa, Eslováquia, Luxemburgo Noruega, Suécia, Islândia, Dinamarca e Reino Unido – ultrapassavam os 80%.

QUADRO 5
Percentagem das despesas públicas nas despesas totais em saúde, nos países da OCDE, entre os anos de 1960 e 2000

	1960	1970	1980	1990	2000
República Checa		96,6	96,8	97,4	91,4
Eslováquia					89,4
Luxemburgo		88,9	92,8	93,1	87,8
Noruega		91,6	85,1	82,8	85,0
Suécia		86,0	92,5	89,9	85,0
Islândia	76,7	81,7	88,2	86,6	84,4
Dinamarca			87,8	82,7	82,5
Reino Unido		87,0	89,4	83,6	80,9
Japão	60,4	69,8	71,3	77,6	78,3
Nova Zelândia		80,3	88,0	82,4	78,0
França				76,6	75,8
Hungria					75,5
Finlândia		73,8	79,0	80,9	75,1
Alemanha		72,8	78,7	76,2	75,0
Itália				79,3	73,4
Irlanda	76,0	81,7	81,6	71,9	73,3
Turquia		37,3	27,3	61,0	71,9(a)
Espanha	58,7	65,4	79,9	78,7	71,7
Bélgica					71,2
Polónia				91,7	71,1(a)
Canadá	42,6	69,9	75,6	74,5	70,9
Áustria		63,0	68,8	73,5	69,7
Austrália		50,4	63,0	67,1	68,9
Portugal		59,0	64,3	65,5	68,5
Holanda			69,4	67,1	63,4
Grécia		42,6	55,6	53,7	56,1
Suiça				52,4	55,6
México				43,0	47,9
Coreia				36,6	44,4
EUA	23,3	36,4	41,5	39,6	44,2
Média:	63,0	71,5	74,5	73,6	72,3

(a) valor referente ao ano de 1998
Fonte: OECD Health Data 2003

Existe um conjunto vasto de factores que pode explicar este crescimento das despesas com a saúde e que se podem classificar como ligados à procura e à oferta de cuidados.

Do lado da procura de cuidados é possível destacar três razões.

Em primeiro lugar o envelhecimento da população. Estudos realizados na década de 80 permitiam supor que as pessoas com mais de 65 anos consumiam em média quatro vezes mais cuidados de saúde do que as que se encontravam abaixo desse limiar etário (OCDE, 1992). De acordo com simulações estudadas e apresentadas pela OCDE, as despesas anuais de saúde, de 2000 a 2020, poderiam crescer, na maioria dos países da OCDE, entre 0,4% e 0,7% ao ano, por causa do envelhecimento (OCDE, 1995). Porém, as consequências das projecções demográficas devem ser lidas com prudência, porque os efeitos sobre as despesas dependerão das taxas de utilização dos serviços de saúde, das modalidades de cuidados a prestar às pessoas idosas e da inovação tecnológica. Na verdade, muitos países esforçam-se, desde há anos, para reduzir a utilização das camas de agudos, apoiando a oferta de cuidados continuados a idosos e o investimento em cuidados de proximidade, como é o caso do apoio domiciliário.

Em segundo lugar o crescimento do rendimento. À medida que os rendimentos aumentam, os cidadãos exigem e consomem mais serviços de saúde, independentemente do comportamento das entidades seguradoras quanto à cobertura de cuidados[6]. Existe extensa literatura sobre este tema: as estimativas referidas pela OCDE referem uma elasticidade do rendimento face ao consumo de cuidados de saúde inferior à unidade, da ordem dos 0,2 (OCDE 1995), enquanto um conjunto de estudos seleccionados aponta para uma pequena magnitude da elasticidade do rendimento, ou seja "se bem que os cuidados de saúde sejam considerados um bem ou serviço normal, a resposta é pequena, ou seja, relativamente inelástica" (Folland, Goodman e Stano, 2003). Para os Estados Unidos,

---

[6] A teoria económica sugere que o crescimento do rendimento provoca o crescimento da procura de bens. A maior parte dos bens estão associados a elasticidades positivas do rendimento e são referidas como bens normais (*normal goods*); os que estão associados a elasticidades negativas são referidos como bens inferiores (*inferior goods*) (Folland, Goodmand e Stano, 2003).

Newhouse sustenta que a elasticidade do rendimento é também provavelmente inferior à unidade (Newhouse, 1992).

Em terceiro lugar o alargamento do acesso e da cobertura dos seguros. Quase todos os países da OCDE, com a excepção relevante dos Estados Unidos e da Suiça, criaram sistemas de seguros com o apoio do Estado, os quais se desenvolveram ao longo dos últimos trinta anos. O cálculo aproximado da cobertura da população pela segurança social revela um aumento constante e no final dos anos 70 a população tinha já um grau de cobertura próximo de 100% (*vide* quadro 6). Ao mesmo tempo, a participação dos cidadãos nas despesas diminuiu durante as décadas de 60 e de 70, embora com um pequeno aumento, em alguns países, na década de 80. Se se tomar em consideração o grau médio de participação dos estados nas despesas e a taxa média de cobertura da população obter-se-á uma estimativa aproximada do esforço financeiro público com a saúde.

Quadro 6
Percentagem da população coberta com um regime público ou social de financiamento da saúde, nos países da OCDE, entre os anos de 1960 e 2000

	1960	1970	1980	1990	2000
Austrália		85,0	100,0	100,0	100,0
Canadá		100,0	100,0	100,0	100,0
Republica Checa		100,0	100,0	100,0	100,0
Dinamarca	95,0	100,0	100,0	100,0	100,0
Finlândia	55,0	100,0	100,0	100,0	100,0
Grécia		55,0	88,0	100,0	100,0
Hungria			100,0	99,0	100,0
Islândia	100,0	100,0	100,0	100,0	100,0
Irlanda		85,0	100,0	100,0	100,0
Japão		100,0	100,0	100,0	100,0
Coreia			29,8	100,0	100,0
Nova Zelândia	100,0	100,0	100,0	100,0	100,0
Noruega	100,0	100,0	100,0	100,0	100,0
Portugal	18,0	40,0	100,0	100,0	100,0
Suécia	100,0	100,0	100,0	100,0	100,0
Suiça	74,0	89,0	96,5	99,5	100,0
Reino Unido	100,0	100,0	100,0	100,0	100,0
Itália		87,0	93,0	100,0	100,0
França		95,6	99,1	99,4	99,9
Áustria	78,0	91,0	99,0	99,0	99,0
Bélgica	58,0	97,8	99,0	97,3	99,0
Luxemburgo		90,0	99,6	99,8	99,0
Espanha	54,0	61,0	83,0	99,0	
Eslováquia					93,8
Alemanha	85,2	89,2	92,3	88,8	90,9
Holanda		71,0	74,6	73,9	75,6
México				55,8	
Turquia		26,9	38,4	55,1	
EUA				24,5	24,7
Média :	79,1	87,3	92,3	92,3	95,3

Fonte: OECD Health Data 2003

Do lado da oferta existem outros factores a considerar no crescimento dos gastos com a saúde.

Desde logo a inovação tecnológica, cujo conceito é suficientemente amplo para abarcar novas técnicas, novos medicamentos, novos equipamentos, novos actos utilizados nos cuidados de saúde (Newhouse, 1992). É difícil, porém, avaliar o impacto das novas tecnologias, pois certas inovações permitem realizar economias, sobretudo se se tiver em consideração os custos indirectos, como por exemplo os decorrentes dos medicamentos que reduzem a necessidade de intervenção cirúrgica, por exemplo em casos de úlcera do estômago, da hospitalização em casos de saúde mental, das vacinas que permitem evitar doenças transmissíveis ou dos antibióticos que combatem as infecções (OCDE 1995). Porém, o processo de avaliação das tecnologias ainda não se consolidou no que respeita à eficácia e à adequação de muitas técnicas ou sobre a sua justificação em termos de efectividade.

Um segundo factor a considerar é o aumento dos meios materiais de prestação de cuidados e de pessoal, ou seja, o aumento da oferta em volume e o seu efeito indutor sobre a procura. O número de camas hospitalares por habitante aumentou consideravelmente nos anos 60 e 70 (*vide* quadro 7), decorrente não só de maior procura promovida pelo aumento da cobertura, de uma perspectiva optimista do crescimento demográfico, do modelo de sistema de saúde, do estatuto institucional e profissional que privilegiava o hospital e, finalmente, de um sistema de financiamento que, em alguns países, incentivava a própria hospitalização. Porém, no final dos anos 70 iniciou-se, em muitos países, um movimento de sinal contrário, que partiu da constatação do excesso de camas, tendo em conta a queda da taxa de natalidade, o progresso tecnológico que permitia o encurtamento dos dias de internamento e a utilização crescente de meios alternativos à hospitalização, de que são exemplos marcantes a cirurgia ambulatória e os hospitais de dia.

Quadro 7
Percentagem de camas de agudos por 1000 habitantes, nos países da OCDE, entre os anos de 1960 e 2000

	1960	1970	1980	1990	2000
Nova Zelândia				8,0	
França			10,4	8,5	6,7
Luxemburgo			7,4	7,0	6,7
Republica Checa			8,6	8,5	6,6
Alemanha	7,3	7,5	7,7	7,5	6,4
Hungria	4,6	5,6	6,6	7,1	6,3
Áustria			7,0	6,2	
Eslováquia					5,9
Coreia				2,7	5,2
Polónia	4,6	5,1	5,6	6,3	5,1
Bélgica		4,7	5,5	4,9	
Itália			7,9	6,2	4,3
Islândia				4,3	
Suiça	8,2	7,1	7,2	6,5	4,1
Grécia			4,7	4,0	4 (a)
Reino Unido					3,9
Austrália		6,5	6,0	6,4	3,8
Holanda	5,1	5,5	5,2	4,3	3,5
Dinamarca			5,3	4,1	3,4(a)
Portugal	3,6	4,2	4,2	3,4	3,3(a)
Canadá			4,6	4,0	3,2
Espanha				3,3	3,2(a)
Noruega			5,2	3,8	3,1
Irlanda			4,3	3,3	3,0
EUA	3,5	4,1	4,4	3,7	2,9
Finlândia	3,9	4,8	4,9	4,3	2,4
Suécia			5,1	4,1	2,4
Turquia		1,3	1,5	2,0	2,2
México				1,0	
Média:	5,3	5,1	5,8	5,2	4,3

(a) valores referentes ao ano de 1998
Fonte: OECD Health Data 2003

Por outro lado, os *ratios* de médicos por habitantes aumentaram consideravelmente na zona OCDE (*vide* quadro 8) e, em alguns países, constatou--se um excesso da oferta que terá conduzido ao crescimento dos gastos com a saúde, agravado, em certos casos, por sistemas de pagamento que induzem prestações desnecessárias, como é o caso dos sistemas de pagamento ao acto.

QUADRO 8
Percentagem de médicos por 1000 habitantes, nos países da OCDE, entre os anos de 1960 e 2000

	1960	1970	1980	1990	2000
Grécia	1,3	1,6	2,4	3,4	4,5
Itália	0,7	1,1	2,6	4,7	4,1
Bélgica		1,3	2,3	3,3	3,9
Eslováquia					3,7
Suiça	1,4	1,5	2,4	3,0	3,5
Dinamarca	1,2	1,4	2,2	3,1	3,4
República Checa		1,9	2,3	2,8	3,4
Islândia	1,2	1,4	2,1	2,8	3,4
Alemanha	1,4	1,6	2,3	3,1	3,3
França	1,0	1,3	2,0	2,6	3,3
Espanha				2,3	3,3
Portugal	0,8	0,9	2,0	2,8	3,2
Holanda	1,1	1,2	1,9	2,5	3,2
Hungria	1,5	2,0	2,3	2,9	3,2(a)
Finlândia	0,6	0,9	1,7	2,4	3,1
Áustria	1,4	1,4	1,6	2,2	3,1
Suécia	1,0	1,3	2,2	2,9	3,0
Noruega		1,2	1,4	2,0	2,9
EUA	1,4	1,6	2,0	2,4	2,8(a)
Luxemburgo	1,0	1,1	1,7	2,0	2,5
Austrália		1,1			2,4
Polónia	1,0	1,4	1,8	2,1	2,2
Nova Zelândia			1,6	1,9	2,2
Canadá		1,5	1,8	2,1	2,1
Irlanda				1,6	2,2
Reino Unido	0,8	0,9	1,3	1,4	2,0
Japão	1,0	1,1	1,3	1,7	1,9
México				1,1	1,7
Coreia				0,8	1,3
Turquia	0,3	0,4	0,6	0,9	1,2
Média:	1,1	1,3	1,9	2,4	2,9

(a) valores referentes ao ano de 1998
Fonte: OECD Health Data 2003

Porém, quando se comparam alguns indicadores de resultado com as despesas em saúde em países da OCDE a correlação é fraca (OCDE, 1995). Utilizando-se indicadores de esperança de vida, a relação entre despesas com a saúde e os resultados no nível de saúde tende a ser mais forte no caso das mulheres do que no caso dos homens, sendo que o valor mais elevado foi obtido no caso da esperança de vida das mulheres aos 60 anos. Este baixo valor reflecte, em parte, o facto de as despesas directas em saúde não tomarem em consideração o conjunto de factores sociais, ambientais e culturais que influenciam o estado de saúde, como é o caso dos hábitos alimentares, dos comportamentos individuais de risco, do exercício físico, da salubridade do ambiente doméstico e profissional, do desempenho do sistema educativo.

8. As medidas de contenção de gastos

Devido à progressiva desproporção entre o crescimento de gastos e de recursos, os governos viram-se obrigados a conduzir políticas de contenção de custos, visando influenciar a procura ou a oferta de serviços de saúde, integradas ou não, essas políticas, em estratégias mais amplas de reformas.

As medidas de contenção de gastos podem classificar-se de várias maneiras, mas em regra distinguem-se as que afectam a procura de cuidados financiados por fundos públicos, das que afectam a oferta de cuidados.

Utilizando a metodologia combinada de Mossialos e Le Grand (Mossialos e Le Grand, 1999) e do relatório da OCDE sobre novas orientações na política de saúde (OCDE, 1995), apresentam-se três tipos de medidas de contenção de custos: a limitação de recursos públicos, as novas técnicas de orçamentação e as formas de controlo (*vide* quadro 9).

Quadro 9
Medidas de contenção de custos nos Estados membros da União Europeia, no final da década de 90 do século XX e início do século XXI

Limitação de recursos públicos:
- Crescimento dos co-pagamentos;
- Redução do número de situações de excepção aos co-pagamentos;
- Racionamento com base em decisões explícitas;
- Papel crescente dos seguros voluntários de saúde;
- Desenvolvimento de formas alternativas à hospitalização.

Novas técnicas de orçamentação
- Orçamentos fixos substituídos por orçamentos indiciários;
- Orçamentos combinados com pagamentos de acordo com as actividades;
- Orçamentos sectoriais substituídos por orçamentos para prestadores individuais.

Formas de controlo
- Controlo sobre os honorários;
- Controlo dos *input*;
- Controlo das camas hospitalares;
- Introdução de *guidelines* na medicina;
- Introdução do sistema de preços de referência;
- Controlo do tempo de internamento.

Fonte: Mossialos e Le Grand 1999 (adaptado)

1) Limitação de recursos públicos

Em praticamente todos os países da União Europeia utilizam-se sistemas de co-pagamento para controlar as despesas com medicamentos e os gastos com a saúde oral e, em alguns casos, estas formas de co-pagamento foram introduzidas nos hospitais e em cuidados ambulatórios.

Também se generalizou a utilização de listas positivas ou negativas para a comparticipação no preço dos medicamentos, ou seja, o conjunto de produtos excluídos ou incluídos da comparticipação e iniciou-se uma intensa discussão sobre o estabelecimento de prioridades nos cuidados de saúde.

Mossialos e Le Grand referem alguns dos principais contributos na Europa para a discussão das escolhas em saúde, com destaque para a experiência de dois condados na Dinamarca (Funen e Storstrom) onde, a partir de 1992, foram celebrados acordos entre as autoridades administrativas e os hospitais em relação às condições de tratamento dos doentes, nas quais se incluíam as prioridades a ter em conta no caso de não ser possível assegurar o tratamento a todos eles. Em relação a Storstrom, foram estabelecidas sete prioridades, por ordem decrescente de importância:

1. Doentes agudos;
2. Doentes sub-agudos;
3. Perigo para a vida e a mobilidade dos doentes;
4. Deterioração considerável da qualidade de vida dos doentes;
5. Qualidade de vida reduzida dos doentes;
6. Redução até certo ponto da qualidade de vida dos doentes;
7. Ineficácia dos tratamentos.

Na Holanda foi criada, em 1990, uma comissão coordenada por A. J. Dunning com o objectivo principal de estudar a forma de limitar as novas tecnologias médicas e de como lidar com os problemas causados com a escassez de cuidados, o racionamento de cuidados e a necessidade de selecção de doentes candidatos aos cuidados. As três principais questões da agenda da comissão eram as seguintes:

- Porquê fazer escolhas?
- Entre quê devem ser feitas as escolhas?
- Como devem ser realizadas as escolhas?

A comissão apresentou, em Novembro de 1991, o resultado do seu trabalho, que foi publicado no ano seguinte e que, em síntese, considerava que o cidadão deveria ter acesso aos cuidados disponíveis, tendo em conta os limites ditados pela escassez e pelas necessidades dos outros cidadãos. A comissão considerava, ainda, que as escolhas deveriam ser transparentes para que os grupos de pressão mais fortes não impusessem os seus interesses nas escolhas colectivas.[7] Foram, então, definidos quatro critérios

---

[7] "Quem não faz hoje nenhuma escolha, decide não obstante, deixar que, de forma arbitrária e flutuante, novos problemas de escassez venham a aparecer no nosso futuro sistema de saúde, sem uma distribuição justa, nem reflexão. Mantendo a actual amplitude e distribuição do sistema de cuidados, é silenciosamente feita uma escolha sem que sejam claros como, por quem ou quê é escolhido" (citado do Relatório Dunning por Silva, 1996).

para o estabelecimento de prioridades, apresentados num esquema, que ficou conhecido como o "funil de Dunning": a necessidade dos cuidados; a efectividade; a eficiência; e a responsabilidade individual (Government Comitee on Choices in Health Care, 1992).

2) Novas técnicas de orçamentação

A maior parte dos governos da União Europeia impôs, em especial desde os anos 80, um controlo estreito sobre os hospitais, como o principal factor de despesas. Porém, o aumento rápido dos gastos em ambulatório e com medicamentos obrigou os governos a alargar a sua intervenção igualmente a estas áreas.

O controlo de gastos mostra-se mais eficaz quando existe uma só fonte de financiamento e no sector hospitalar realiza-se, em regra, através de tectos financeiros, imposição de restrições à criação de novos hospitais e na instalação de equipamento "pesado", diminuição de camas de agudos, controlo dos efectivos, do volume das prestações e das taxas de remuneração.

Nos cuidados ambulatórios, os honorários passaram, em alguns países, a negociar-se ao nível central; em outros países estabeleceram-se tectos para os rendimentos globais dos médicos, de forma a que o aumento do volume de cuidados fosse compensado pela redução dos honorários médios pagos aos médicos. Idêntico procedimento se verificou para os exames de diagnóstico e para a actividade dos enfermeiros em regime liberal. Os preços dos actos médicos foram reajustados e fixados limites nos exames realizados fora dos hospitais.

3) Formas de controlo

Muitos países praticam diversas formas de controlo directo e nomeadamente:

- Controlo sobre os honorários – a Bélgica constitui um exemplo de um país em que o governo, em 1996, reduziu em 3% os honorários dos médicos a trabalhar em regime de convenção com os seguros-doença;
- Controlo dos *input* – em alguns países os governos controlam os salários, o número do pessoal ou as despesas de capital; em praticamente todos os países da UE, foram aplicados sistemas de

numerus clausus para a entrada nos cursos de medicina e na contratação de médicos;
- Controlo das camas hospitalares – o encerramento de camas de agudos verificou-se em praticamente todos os países da UE;
- Introdução de *guidelines* na medicina – em 1993 a França introduziu um sistema de consensos terapêuticos para certo tipo de doenças, técnicas e tratamentos, a fim de avaliar, num primeiro momento, a prática médica fora dos hospitais; em momento posterior, foi tornado extensível a toda a actividade clínica. Estes *guidelines*, utilizados em outros países da UE, especificam quando e como devem ser utilizados certo tipo de procedimentos, exames médicos, exames complementares ou medicamentos relacionados com uma dada doença ou condição de saúde;
- Introdução do sistema de preços de referência – com este processo, um grupo de medicamentos similares tem um preço máximo que será comparticipado pela entidade pagadora, pelo que qualquer montante acima da referência será suportado apenas pelo consumidor. O objectivo consiste, também, em incentivar os consumidores a agir como avaliadores da prescrição;
- Controlo do tempo de internamento, promovendo-se a utilização de formas alternativas à hospitalização – os avanços no conhecimento médico e na tecnologia permitem hoje que o tempo de internamento dos doentes nos hospitais diminua consideravelmente. As alternativas à hospitalização, como os hospitais de dia e a cirurgia de dia, permitem reduzir custos, evitar infecções hospitalares, atenuar a angústia associada à hospitalização e propiciam o reatamento mais célere da actividade normal do doente.

As medidas de contenção de gastos com medicamentos merecem uma reflexão autónoma pela sua complexidade e pela sua pesada tradução financeira.

Todos os países da União Europeia introduziram medidas de contenção de custos nos medicamentos, apesar da despesa variar de uma forma significativa de país para país, considerando as despesas em percentagem do PIB, as despesas em percentagem de gastos em saúde ou as despesas *per capita* em dólares americanos (*vide* quadro 10).

QUADRO 10
Despesas com medicamentos em Países da União Europeia, em 1997

País	Despesas em % do PIB	Despesas em % das despesas totais em saúde	Despesas *per capita* (em dólares americanos)
Bélgica	1,4	16,1	333
Dinamarca	0,7	9	237
Finlândia	1,1	14,8	258
França	2	21,3	484
Alemanha	1,3	12,2	331
Grécia	1,5	17,2	173
Irlanda	0,6	9,3	141
Itália	1,4	17,5	293
Suécia	1	12,8	282
Reino Unido	1,1	16,3	244
Luxemburgo	0,8	12,6	311
Holanda	0,9	10,3	216
Portugal	2	26,9	216
Espanha	1,5	20,7	207

Fonte: OECD Health Data 2002

As medidas de contenção de gastos com os medicamentos têm sido introduzidas para influenciar a procura ou tentar controlar a oferta.

Do lado da procura, as estratégias actuam junto dos consumidores – para que exista uma especial sensibilidade na fixação dos preços – e dos prestadores de cuidados, em especial os médicos, mas também os farmacêuticos – visando alterações no seu comportamento, a fim de obter maior efectividade na prescrição.

Do lado da oferta, as medidas têm como destinatária a industria farmacêutica, no sentido de tornar efectivo o controlo dos preços, quer limitando os lucros, quer estimulando a competição, através, nomeadamente dos produtos genéricos e de importações paralelas.

O quadro 11 apresenta sinteticamente as principais estratégias de contenção de custos dos medicamentos em países da União Europeia.

Quadro 11
Estratégias de contenção de custos no sector farmacêutico em países da União Europeia, na década de 90

Estratégias do lado da procura

Tendo como destinatários os doentes:
- Partilha de custos
- Desenvolvimento de um mercado para produtos de venda livre
- Programas de educação para a saúde

Tendo como destinatários os médicos e os farmacêuticos:
- Sistema de pagamento aos médicos (capitação ou salário)
- Sistema de pagamento aos farmacêuticos (taxa única, em vez de percentagem)
- Orçamentos fixos ou indicativos para médicos nas despesas com medicamentos
- Informações e orientações sobre a prática clínica
- Utilização de estudos de avaliação económica
- Auditoria das receitas médicas
- Promoção da prescrição de genéricos

Estratégias do lado da oferta

- Controlo de preços
- Preços de referência
- Controlo de lucros
- Reembolso da indústria quando se ultrapassam os orçamentos acordados
- Orçamentos fixos ou de receitas para a indústria
- Listas positivas e/ou negativas
- Controlo do número de produtos
- Limites e taxas nas despesas de promoção
- Promoção do uso de genéricos e incentivos à competição de preços
- Desenvolvimento do mercado com importações paralelas

Fonte: Mossialos, 1998 (adaptado)

A efectividade das medidas de contenção de custos é muito debatida. Em resumo poder-se-á dizer, com Abel-Smith, que se se aceitar que o principal problema é a tecnologia, então dever-se-á lidar directamente com este tema. Porém cada vez mais a tecnologia é introduzida sem carrear evidência que conduza a uma melhoria nos resultados para os doentes, o que não permite grande margem de optimismo quanto à possibilidade de se ganhar a batalha do controlo de custos (Abel-Smith, 1996).

9. As reformas dos sistemas de saúde

Com início nos anos oitenta desenvolveram-se em muitos países da Europa processos de reforma dos sistemas de saúde.

Alguns autores referem a dificuldade em se conhecer com rigor os princípios em que se baseiam as reformas (Saltman et al., 1998), mas é um facto que os sistemas de saúde são influenciados pelos valores da sociedade e por dois tipos de factores. O primeiro corresponde a um vasto conjunto de aspectos políticos, económicos e sociais que influenciam o sistema de saúde, mas que lhe são exteriores, funcionando como o seu contexto. O segundo decorre do próprio funcionamento do sistema de saúde, dos seus recursos, da forma ou do processo como se combinam e dos resultados na saúde das populações.

Em relação ao primeiro grupo de factores, o envelhecimento da população europeia, ao mesmo tempo que influencia o desenvolvimento económico e social das sociedades e a capacidade da resposta tecnológica do sistema, constitui uma preocupação no que respeita ao crescimento dos gastos com a saúde, como já ficou dito. Outro importante factor é representado pelas expectativas crescentes dos cidadãos, como consumidores de cuidados de saúde, os quais influenciam o desenho das políticas e desenvolvem, eles próprios, estruturas de defesa dos direitos dos doentes. Finalmente, deve ser tomada em consideração a alteração dos padrões de doença na Europa, o que provoca uma reconfiguração dos serviços de saúde, quer ao nível do desenho global, quer ao nível do funcionamento institucional. O exemplo mais significativo será, certamente, o impacto multisectorial do VIH/SIDA em quase todo o mundo.

Quanto ao segundo grupo de factores – decorrente do próprio funcionamento do sistema de saúde –, as desigualdades no acesso e na qualidade dos cuidados de saúde, o crescimento dos gastos globais e a eficiência micro-económica constituem algumas das principais preocupações.

A matriz ideológica não deixa, naturalmente, de estar presente nas reformas: no modelo Bismarck, uma aproximação mais efectiva aos valores do mercado, com a utilização de mecanismos de tipo-mercado e de um diversificado leque de actores privados; no modelo Beveridge, a manutenção do Estado como entidade central do sistema, com diferentes graus de modernização da administração pública da saúde. Mas a linha que divide hoje os sistemas de saúde de tipo Beveridge e Bismarck já é menos nítida em relação às funções do Estado, embora existam diferenças consideráveis na sua aplicação.

Nos países de modelo Beveridge, com sistemas integrados de financiamento e de prestação de cuidados, os poderes públicos estão directamente envolvidos no planeamento e na gestão dos serviços. A afectação de recursos constitui um instrumento fundamental nas políticas de saúde, procurando ter em conta as necessidades das populações, utilizando-se, em certo momento, a gestão central, mas que rapidamente se considerou obsoleta. O Reino Unido iniciou, então, o processo de separação entre o financiamento e a prestação de cuidados, o que provocará a diminuição do envolvimento directo do Estado.

Nos países de modelo Bismarck, as funções do Estado realizam-se na afirmação dos princípios gerais do funcionamento dos seguros de saúde e do sistema de prestação de cuidados, na aprovação de medidas de contenção de custos, na acreditação e no controlo de qualidade, na responsabilidade pela gestão dos hospitais públicos e no financiamento de cuidados para os excluídos do sistema de seguros.

Em diversos países, a estratégia seguida foi no sentido da combinação de elementos dos dois modelos. Procurou-se uma utilização plural de incentivos típicos do mercado, com a manutenção da propriedade pelo sector público. Esta solução híbrida teve diversas designações: mercado interno, competição pública, competição gerida, mercado de prestadores e quasi-mercado. O desenho e a aplicação deste tipo de mercado planeado teve um importante papel na reforma dos sistemas de saúde da Finlândia, Itália, Espanha, Suécia, Reino Unido e Portugal, e ainda, dos países ex-comunistas do Centro e do Leste europeu (Zarkovic et al., 1998).

Em paralelo com estas estratégias surge progressivamente o tema do Estado regulador. Ao desenvolver-se a intervenção do Estado para além do tradicional modelo de comando e controlo, incorporando mecanismos de tipo mercado, exige-se uma diferente forma de regulação que se traduz no desenvolvimento de novas competências para supervisionar actividades que são dirigidas ou que têm o concurso de entidades privadas.

Saltman identifica um padrão comum às reformas dos sistemas de saúde no Ocidente Europeu: os governos afastam-se do planeamento directo e da gestão, mas mantêm ou reforçam o papel de reguladores, impondo *standards* e assegurando a correcção dos procedimentos de novos e mais autónomos actores do emergente mercado interno (Saltman, 1994). Abel-Smith, na mesma linha, apresenta o exemplo do Reino Unido no início da década de noventa do século passado e destaca dois aspectos que lhe parecem nucleares: a criação de um mercado interno, encorajando a competição não só através da qualidade, mas também pelo preço e a autonomia dos hospitais, com uma gestão totalmente independente, embora permanecendo no sector público (Abel-Smith, 1996).

Ainda no mesmo sentido, a OMS sustenta que a partir do final dos anos oitenta, em muitos países europeus, os governos começaram a questionar a estrutura de administração dos seus sistemas de saúde e nos países em que o Estado era o actor central no sector da saúde, os decisores políticos foram compelidos, por uma combinação de aspectos económicos, sociais, demográficos, gestionários, tecnológicos e ideológicos, a rever a gover-nabilidade do sistema. Nos países em que o Estado tinha um papel menos central no sector da saúde, desenvolveu-se um processo similar, mas com um diferente ponto de partida (WHO, 1996).

A pressão para a melhoria da governação na saúde, que se sentiu em praticamente toda a Europa, traduziu-se, em alguns países, em processos de descentralização para níveis regionais ou municipais, na privatização da gestão ou na privatização da própria propriedade, em especial, neste último caso, nos países ex-comunistas do Centro e do Leste da Europa.

A utilização de mecanismos de tipo mercado nos sistemas públicos e sociais produziu uma reconfiguração da organização do sistema e, em particular, como referem Busse e Saltman, uma crescente empresarialização da actividade (Busse e Saltman, 2002).

Hunt, citado por Busse e Saltman, afirma que a empresarialização social combina a paixão da missão social com a imagem do negócio, traduzida na disciplina, na inovação e na determinação (Busse e Saltman, 2002).

De alguma forma, este processo é também a tradução nas políticas sociais, e em concreto na saúde, da chamada "terceira via", ao procurar-se uma solução intermédia entre os sistemas públicos convencionais de comando e controlo e a gestão mais empresarial do sistema.

A empresarialização vai também beber alguma da sua base doutrinária à tese da política baseada na evidência (Davies et al., 2000), que teve um ponto alto com a vitória do partido trabalhista nas eleições britânicas de 1997 e a consagração do princípio de *"what matters is what works"*. As iniciativas do governo trabalhista confirmaram o papel central da evidência na decisão política e o reconhecimento de que a investigação solicitada pelo governo ou desenvolvida autonomamente em ambiente académico seria utilizada pelos decisores políticos.

É também verdade que o mundo político se tornou um local sem certezas ideológicas e, neste contexto, a evidência pode ter um papel mais importante do que num ambiente de maiores convicções.

O ingrediente principal da evidência é a informação e a análise comparada dos resultados previsíveis de modelos alternativos. Tal significa que a evidência pode constituir um meio poderoso para melhorar a qualidade da actividade política, embora não deixe de poder funcionar como co-responsável por decisões que ao governo interesse partilhar com a comunidade científica ou técnica.

Porém, o impacto da empresarialização pode ficar limitado se não for enquadrado por uma efectiva regulação do Estado, que evite a segmentação do mercado na procura de nichos lucrativos por parte das gestores, ou mais genericamente para evitar as falhas do mercado (Chinitz, 2002). Os resultados negativos de um processo não regulado na Saúde já se observaram, quer na área do financiamento – por exemplo, a falência de companhias de seguros-doença na República Checa e na Eslováquia – quer na área da prestação – como é o caso de falsificação de resultados em laboratórios privados suecos. Inversamente são conhecidos os bons resultados das iniciativas de regulação na Grã-Bretanha associados ao processo de separação entre as entidades pagadoras e as prestadoras, da criação dos hospitais-empresa ou do papel dos médicos de família como gestores financeiros dos cuidados. Esta nova situação obrigou o Estado a reforçar o seu papel na condução do sector (*"row less but steer more"*), reforçando a sofisticação ou complexidade da sua intervenção.

Podem sintetizar-se as medidas organizativas que se colocam na agenda dos sistemas de saúde de países cultural e economicamente próximos do nosso, da forma seguinte:

- Medidas que delegam responsabilidade de execução para níveis mais próximos do utilizador, como a municipalização contratualizada de serviços de cuidados primários, a criação de subsistemas de base ocupacional ou geográfica e a contratualização de serviços de gestão ou de prestação a instituições sem fins lucrativos, a entidades privadas ou a grupos de prestadores;
- Medidas que responsabilizam os prestadores pelo desempenho, negociadas com metas de produção e de gastos, por via contratual, através de agências públicas independentes que separem o regulador-financiador do prestador;
- Medidas de flexibilização da gestão dentro do sector público, como a gestão previsional de efectivos, com vista à sua redução a prazo, a recompensa (positiva ou negativa) do desempenho, a criação de orçamentos clínicos para todos os que contratualizem com o Estado, a prescrição de serviços e bens pagos pelo SNS;
- Medidas de competição gerida dentro do sector público e deste com o sector privado (Campos, 2002a).

A análise da reforma da saúde deve ter em consideração o contexto e o processo em que ela se desenvolve. Em regra, no contexto considera-se a situação macro-económica[8], o ambiente político[9], os valores da sociedade[10]

---

[8] Em vários países, a escala das reformas reduziu-se em função das dificuldades económicas e financeiras e da diminuição dos orçamentos da saúde.

[9] As características institucionais influenciam o tipo e o ritmo das reformas, nomeadamente o carácter centralizado de um Estado ou, inversamente, a constatação de uma responsabilidade política partilhada por níveis centrais, regionais e locais; a existência de sistemas políticos que potenciam coligações multipartidárias ou governos de um só partido; a consagração constitucional de um ou de vários órgãos com competência legislativa. Estes aspectos devem ser tomados em consideração no processo de discussão e negociação das reformas.

[10] Quando os valores dominantes numa sociedade entram em choque com os propósitos da reforma, haverá uma considerável resistência na execução das políticas, como é o caso de reduções na cobertura de cuidados ou a introdução de mecanismos de mercado em sistemas públicos.

e as influências externas[11]. No processo considera-se o tipo de distribuição de poder e de autoridade[12], a operacionalização das políticas[13] e o ritmo da sua implementação[14] (WHO, 1996).

Em estudo recente, a propósito da reforma do Serviço Nacional de Saúde, no Reino Unido, são utilizadas três perspectivas na análise da política de saúde no final dos anos oitenta e princípio da década de noventa: a transferência de políticas (*policy-transfer*), que identifica como e porquê os governos adoptam progressivamente ideias alheias na formulação de novas políticas; a aprendizagem social (*social learning*), que analisa as razões que levam os decisores políticos a ajustar os objectivos ou os instrumentos à experiência passada ou a novas informações; e a dependência do percurso (*path dependency*), que teoriza sobre a impossibilidade da política se libertar de padrões pré-estabelecidos (Greener, 2002).

Para o caso britânico, é legítimo afirmar que Alain Enthoven consagrou o processo de transferência de políticas, ao demonstrar que o mercado interno na saúde era viável no contexto do NHS[15], que as lições da história foram centrais no estabelecimento das políticas de saúde e que

---

[11] A este propósito refere-se, em regra, o exemplo da reforma do Reino Unido baseada na noção de mercado interno, importada dos Estados Unidos, e que exerceu considerável influência em vários países europeus, mas também da América Latina, África e Ásia.

[12] A implementação das políticas é afectada pelo tipo de relação – legal, política e técnica – entre autoridades centrais e locais.

[13] Trata-se de saber como gerir o processo de mudança, que novo papel vão desempenhar os sectores público e privado, os gestores, os prestadores de cuidados, os utentes e quem apoia e quem se opõe à reforma.

[14] O ritmo da implementação da reforma depende de múltiplos factores, de que se destacam o tipo de governo e o papel e o peso dos actores sociais. Nos Estados Unidos, a reforma Clinton não passou de um projecto devido à oposição do Congresso; na Suécia, uma sucessão de experiências locais e de avaliações falhou a criação de um consenso nacional acerca da direcção da política de saúde; na Holanda, foi conseguido um consenso inicial para um ambicioso plano de reforma que se perdeu, em momento posterior, na diversidade de governos com diferentes coligações partidárias. Porém, na Grã-Bretanha, o Governo da Senhora Thatcher, recusando consensos, experiências e incrementalismo, e apesar da oposição de vários sectores, em especial dos médicos, introduziu uma reforma *big-bang* (Klein, 1995).

[15] Não pode, porém, ser esquecido o papel do Secretário de Estado da Saúde Clarke, na formulação das reformas e na ultrapassagem das dificuldades políticas internas.

a análise do percurso assegurou a continuidade de opções políticas centrais. A oportunidade para a reforma, na Grã-Bretanha, deveu-se a uma complexa combinação de factores e a acontecimentos que ocorreram depois das eleições gerais de 1987, não devendo ser esquecido o papel da comunicação social na fixação das agendas políticas. Este aspecto foi visível na reforma do NHS, no final da década de oitenta, mas também, em momento posterior, no estabelecimento das prioridades contidas no programa do vitorioso Partido Trabalhista[16].

Estas três perspectivas serão consideradas, neste trabalho, na metodologia de análise da tese da continuidade ideológica nas políticas de saúde e no estatuto do hospital público, em Portugal.

10. Conclusão

Em conclusão, os sistemas de saúde de que hoje dispomos nasceram do encontro de duas distintas concepções de protecção social, que assentam, ambas, na obrigação da criação de uma rede destinada a responder às grandes necessidades da população e a atenuar fortes tensões sociais; porém, a sua responsabilidade nos resultados ou ganhos em saúde é menor do que se pensava: o rendimento dos cidadãos, o desenvolvimento económico e social, a escolaridade, as características culturais, constituem factores cuja importância é, também, da maior relevância.

Face aos grandes objectivos das políticas de saúde, os governos são confrontados com a necessidade de desenvolver políticas de contenção de gastos e afastam-se progressivamente do planeamento directo e da gestão, mas mantêm ou reforçam o papel de reguladores do sistema.

Finalmente, a propósito da reforma do Serviço Nacional de Saúde no Reino Unido tem havido tentativas várias de interpretação do rumo estratégico das reformas. Uma delas identifica três perspectivas na análise da política de saúde: a transferência de políticas, a aprendizagem social e a dependência do percurso. Será com esse suporte conceptual que o presente trabalho se irá desenvolver.

---

[16] As prioridades referidas no programa eram a educação, a saúde e a segurança.

CAPÍTULO 2

O sistema de saúde português desde 1974

1. Introdução

Neste capítulo pretende-se analisar a história das políticas de saúde em Portugal, entre 1974 e 2002, iniciando-se essa abordagem pelo conhecimento do actual serviço público de saúde. Referem-se, ainda, as mais importantes reformas do sistema de saúde, com destaque para a realizada em 1971 e que marcará as opções políticas ao longo das décadas seguintes, numa linha de evidente continuidade. O modelo beveridgeano, que caracteriza basicamente o nosso sistema de saúde, é, pois, fortemente influenciado pelos pressupostos ideológicos traçados desde o início da década de setenta. Identificam-se, finalmente, as políticas de saúde autónomas, com a identificação dos resultados que lhes podem ser imputados.

2. Os serviços públicos de saúde

A Constituição da República aprovada em 1976 estabelecia, na redacção original do seu artigo 64.º, que "o direito à protecção da saúde é realizado pela criação de um serviço nacional de saúde universal, geral e gratuito...". Apesar da universalidade e da generalidade do SNS, o sistema de saúde nunca se esgotou no SNS. As unidades públicas não constituem as únicas entidades prestadoras de cuidados, pois sempre existiu um importante sector privado que vende serviços aos cidadãos e ao próprio SNS e os profissionais que actuam nas unidades privadas são, na sua grande maioria, funcionários do SNS.

Após a segunda revisão constitucional, em 1989, foi afastado o princípio da completa gratuitidade e a Lei de Bases da Saúde, de 1990, e o Estatuto do Serviço Nacional de Saúde, de 1993, vieram consagrar a separação entre sistema e serviço: "o SNS é uma peça importante do sistema de saúde mas não a peça exclusiva para assegurar o direito à saúde" (Campos, 2002*a*).

É inegável, porém, a importância, no sistema de saúde, dos serviços públicos e dos seus profissionais. Inicia-se, pois, este capítulo, como uma descrição dos efectivos e dos serviços públicos prestadores de cuidados de saúde.

2.1. Os efectivos

O número de efectivos do SNS aumentou de uma forma significativa na última década: de pouco mais de 100 000 em 1990, ultrapassou, em 1998, os 115 000, com acréscimos anuais entre os 0,5% em 1993 e os 3,6% em 1994 (1992 é o único ano neste período com um decréscimo de 1,9%).

Do total de 24 543 médicos existentes no Continente em 1998[17], 42,5% integram a carreira hospitalar, 29,5% a clínica geral e os restantes a saúde pública e os internatos geral e complementar.

Coimbra é o distrito com superior cobertura de médicos hospitalares (288,6 médicos/100 000 habitantes), enquanto o distrito da Guarda é o que tem pior resultado (43,3 médicos/100 000 habitantes), aliás coincidente com a percentagem de ocupação de lugares dos quadros de pessoal (82% e 50%, respectivamente para Coimbra e Guarda) (Rodrigues, 2002).

Quanto aos médicos de clínica geral, existem também assimetrias, embora menos evidentes do que na carreira hospitalar, com o melhor resultado, uma vez mais, a situar-se em Coimbra (77,85 médicos/100 000 habitantes) e o pior em Viana do Castelo (52,3/ 100 000 habitantes).

---

[17] De acordo com o INE, em Portugal continental trabalhariam 31 087 médicos em 1998, enquanto o número do Ministério da Saúde é de 24 543. Porém o INE contabiliza também os médicos das unidades privadas, o que poderá provocar uma duplicação na contagem, pelo que será mais fiável a informação do Ministério da Saúde (Rodrigues, 2002).

Em relação aos enfermeiros, de um total de 31 619 em 1998[18], 79% trabalham nos hospitais, enquanto cerca de 20% exercem a sua actividade nos centros de saúde. Por distritos, Coimbra apresenta o índice de concentração mais elevado (778,5 enfermeiros/100 000 habitantes) e Aveiro o pior resultado (185,9 enfermeiros/100 000 habitantes) (Rodrigues, 2002).

2.2. Os centros de saúde

O centro de saúde é "uma unidade integrada, polivalente e dinâmica que presta cuidados de saúde primários, visa a promoção e vigilância da saúde, a prevenção, o diagnóstico e o tratamento da doença, e se dirige ao indivíduo, à família e à comunidade"[19].

Em 1999 existiam 390 centros de saúde em Portugal (INE, 2001), localizados, em regra, nas sedes de concelho, servindo, nas grandes áreas urbanas, entre 20 000 e 30 000 habitantes. Nas outras áreas, o centro de saúde cobre a população do concelho onde se localiza e "...organiza-se, em conjunto com as suas extensões, para cobrir toda a população nos cuidados básicos" (Ministério da Saúde, 1998).

Ao longo das últimas décadas existiu uma querela latente entre as concepções "hospitalocêntrica" e "sanitarista". Se até ao início da década de setenta, o hospital foi considerado o elemento central do sistema, a partir desta época reforça-se o papel da promoção da saúde e da prevenção da doença, no quadro de uma organização dos cuidados de saúde primários.

Os cuidados de saúde primários são entendidos, então, como a base do sistema de saúde e primeiro nível de contacto dos indivíduos e das famílias com os serviços de saúde e incluem actividades que se classificam em duas grandes vertentes: medicina geral e familiar e saúde pública.

A especialidade de medicina geral e familiar presta cuidados personalizados, primários e continuados a um conjunto de indivíduos e famílias no seu próprio ambiente e comunidade, enquanto a saúde pública está

---

[18] Existem, também, em relação aos enfermeiros dois distintos valores para o ano de 1998: o Ministério da Saúde aponta 31 619, enquanto o INE indica 30 739 unidades.

[19] Despacho Normativo n.º 97/83, de 22 de Abril, que aprovou o Regulamento dos Centros de Saúde.

vocacionada para diagnosticar, tratar e intervir sobre factores que condicionam a saúde das populações.

Os centros de saúde são, pois, unidades que se responsabilizam pela prestação de cuidados de saúde primários a uma comunidade geograficamente definida e foram criados pelo Decreto-lei n.º 413/71, de 27 de Setembro, reformulados pelo Decreto-lei n.º 254/82, regulamentados pelo Despacho Normativo n.º 97/83, de 28 de Fevereiro e recriados, em 1999, pelo Decreto-lei n.º 157/99, de 10 de Maio.

Porém, em 2003, o Decreto-lei n.º 60/2003[20] ao criar a rede de cuidados de saúde primários introduz um diferente entendimento de centro de saúde, no qual o director não é necessariamente um médico, e comportando quatro diferentes unidades: cuidados médicos; apoio à comunidade e de enfermagem; saúde pública; e gestão administrativa. A gestão do centro de saúde pode caber a uma entidade privada mediante contrato de gestão e a dispersão de cuidados é visível na possibilidade de se estabelecerem contratos de prestação de serviços com médicos, outros profissionais de saúde e entidades privadas para a prestação de cuidados de saúde primários[21].

Até 2003 é, pois, possível identificar três gerações de centros de saúde.

A primeira nasce em 1971 e integra diversas entidades vocacionadas para a prevenção da doença e para a saúde pública, com os cuidados curativos entregues aos postos clínicos dos Serviços Médico-Sociais (SMS) das Caixas de Previdência. Os centros de saúde estavam associados a programas de vacinação, vigilância de saúde da grávida e da criança, saúde escolar e actividades de autoridade sanitária.

---

[20] O diploma só entrou em vigor em simultâneo com o diploma que aprovou a criação de uma entidade reguladora da saúde (cf. art. 31.º, n.º 1).

[21] O diploma foi duramente criticado por investigadores, profissionais de saúde e políticos de quadrantes políticos diversos. Disse Correia de Campos: "Para criar um mercado interno de Cuidados de Saúde Primários (CSP), objectivo em que muitos convergimos, embora menos que no caso dos hospitais, a proposta do MS desmantela o conceito de CSP, ignora a promoção da saúde e prevenção da doença, marginaliza, até literalmente, a saúde pública, esquece os grupos em risco e o dever público de diferenciação positiva, regressa ao modelo das "caixas" nas consultas, desarticula o sistema nos sítios onde ele estava articulado, afasta os cuidados da comunidade, esvazia de conteúdo a função do médico de família, abre um mercado de consultas mas não de saúde, sem qualquer regulação concomitante..." (Campos, 2003a).

Assim, durante alguns anos coexistiram separados duas diferentes intervenções:

* Uma intervenção de saúde comunitária com objectivos de promoção da saúde e actuação programada por valências ou programas verticais normalizados centralmente e com preocupações explícitas de qualidade nos processos;
* Uma intervenção fornecedora de cuidados imediatos, de resposta à procura expressa dos doentes, traduzida em elevado número de consultas, visitas domiciliárias e tratamentos de enfermagem, sem planeamento por objectivos de saúde e sem preocupações explícitas de natureza qualitativa (Branco e Ramos, 2001).

A segunda geração nasce em 1983 com a nova carreira médica de clínica geral, já após a integração dos primeiros centros de saúde com os postos dos SMS das Caixas de Previdência, mas é ainda o resultado dos recursos e das culturas das organizações precedentes.

O modelo organizativo dos centros de saúde de segunda geração permitiu a afirmação da identidade das diversas linhas profissionais, em especial da carreira médica de clínica geral, mas logo se mostrou desajustado em relação às necessidades e expectativas dos utentes e das comunidades. "A prazo, este modelo organizativo, somado ao normativismo e tutela centralista distante das "sub-regiões" e administrações regionais de saúde, tem contribuído para a insatisfação, exaustão e desmotivação de muitos dos seus profissionais de saúde" (Branco e Ramos, 2001).

A terceira geração de centros de saúde – que foi pouco além do diploma que os criou[22] – atribuía personalidade jurídica, autonomia administrativa, técnica e financeira aos centros de saúde de maiores dimensões e a organização por equipas em unidades tecnicamente autónomas mas interligadas. O funcionamento por pequenas equipas multidisciplinares permitiria, de acordo com o legislador, que as remunerações dos profissionais, em especial as dos médicos, pudessem tomar em consideração critérios explícitos de desempenho, aliás, já previstos no regime remuneratório experimental dos médicos de clínica geral baseada

---

[22] O Decreto-lei n.º 157/99, de 10 de Maio.

numa capitação ajustada aos doentes inscritos na sua lista, ponderada por um número seleccionado de factores de desempenho[23]. O objectivo seria, pois, o de permitir que pequenos grupos de profissionais criassem novos modelos de trabalho, com formas de retribuição mais justas, ligadas ao desempenho e à complexidade das situações cobertas e com a responsabilidade de responder personalizadamente à procura dos utentes inscritos.

2.3. Os hospitais públicos

Os hospitais são "serviços de interesse público, instituídos, organizados e administrados com o objectivo de prestar à população assistência médica curativa e de reabilitação e compete-lhes, também, colaborar na prevenção da doença, no ensino e na investigação científica"[24].

O número de hospitais gerais e especializados do SNS, no ano 2000, era de 90 (Direcção-Geral da Saúde, 2003) e, do ponto de vista jurídico, todos os hospitais, até ao final do ano de 2002, eram pessoas colectivas de direito público, dotadas de autonomia administrativa e financeira, mas deveriam organizar-se e ser administrados em termos de gestão empresarial[25] [26].

A tipificação dos órgãos dos hospitais era a seguinte, constante do Decreto-regulamentar n.º 3/88, de 22 de Janeiro:

- De administração:
  - Conselho de administração;
  - Presidente do conselho de administração ou director;
  - Administrador-delegado;
- De direcção técnica:
  - Director clínico;
  - Enfermeiro-director de serviço de enfermagem;

---

[23] De acordo com o Decreto-lei n.º 117/98, de 5 de Maio.

[24] Nos termos do artigo 1.º do Regulamento Geral dos Hospitais, constante do Decreto n.º 48 358, de 27 de Abril de 1968.

[25] De acordo com o artigo 7.º do Decreto-lei n.º 19/88, de 21 de Janeiro.

[26] O relatório final da Auditoria ao Serviço Nacional de Saúde, realizada, em 1999, pelo Tribunal de Contas identifica, porém, uma "incompatibilidade" jurídico-formal entre a qualificação dos hospitais como estabelecimentos públicos de carácter social e a exigência de um funcionamento empresarial.

- De apoio técnico:
  - Conselho técnico;
  - Comissão médica;
  - Comissão de enfermagem;
  - Comissão de farmácia e terapêutica;
- De participação e consulta:
  - Conselho geral.

A aplicação desta estrutura orgânica sofreu, porém, até 2002, no conjunto dos hospitais integrados no SNS, dois diferentes desenvolvimentos.

O primeiro decorria do entendimento de que o Hospital Fernando da Fonseca, na Amadora, não estava obrigado a aplicar este esquema orgânico, pelo facto de, dispondo de gestão privada, não lhe ser aplicável um desenho próprio da administração pública.

O segundo resultava da aplicação de novos estatutos conferidos, em 1998, ao Hospital de São Sebastião, em Santa Maria da Feira, ao Hospital do Barlavento Algarvio, no ano 2001, e à Unidade Local de Saúde de Matosinhos (ULSM), em 1999. Sublinha-se a preocupação do legislador em conferir especial importância, mesmo que só simbólica, ao conselho geral como o primeiro órgão no elenco da estrutura e a amplitude na sua composição, como órgão de participação e consulta, em especial de representação de entidades públicas e privadas na ULSM.

Os problemas sentidos na gestão dos hospitais públicos constituíram matéria de inúmeras publicações nas últimas duas décadas.

O diagnóstico desses problemas, elaborado pelo Conselho de Reflexão sobre a Saúde (CRES), em Relatório publicado em 1998, pode ser assim sintetizado:

Na envolvente externa:

- cuidados de saúde primários insuficientes;
- modelo de financiamento inadequado;
- estatuto jurídico burocrático;
- os recursos humanos com um estatuto desincentivador, injusto e "carreirista";
- a acumulação do exercício hospitalar com a actividade privada, dificultando a utilização plena das suas estruturas e dos seus equipamentos;
- o empolamento dos serviços de urgência, aumentando significativamente os custos de exploração.

Na sua dinâmica interna:

- a constituição dos seus órgãos de administração decorrer simultaneamente de critérios políticos e profissionais;
- a direcção técnica dos serviços de acção médica ser exercida, por vezes, por profissionais com perfil inadequado às funções que são exigidas;
- a sua estrutura produtiva, com serviços autónomos e por vezes rivais, não permitir a utilização flexível dos recursos;
- o processo de produção de cuidados estar divorciado de regras de disciplina e de racionalidade económica;
- a ausência de mecanismos de avaliação das actividades desenvolvidas (CRES, 1998).

Anteriormente já se tinham identificado os principais constrangimentos do hospital público português:

- na área dos recursos humanos, constatou-se basicamente a inadequação do quadro legal da função pública a um tipo de organização, como o hospital, que exige prontidão de resposta aos problemas e que tem nos recursos humanos a sua expressão qualitativa e quantitativamente mais significativa;
- nas aquisições, foi reconhecido, também, a inadequação do regime jurídico geral ao tipo de actividade que o hospital desenvolve e às características do mercado da saúde;
- na administração e organização interna, foi consensual a necessidade de se atribuir uma autonomia e responsabilidade superiores, com um diferente estatuto;
- no plano externo, a existência de uma única entidade que presta a maior parte dos cuidados e os financia foi apontada como factor relevante de algumas das ineficiências existentes (Grupo de Trabalho sobre o Estatuto Jurídico do Hospital, 1997).

A alteração do estatuto dos hospitais no sentido de o aproximar do modo de funcionamento de uma empresa pública constituía uma proposta partilhada por muitos peritos e investigadores, como Diogo de Lucena, Miguel Gouveia e Pedro Pita Barros que sublinhavam a necessidade de maior flexibilidade e descentralização do sector público, a par da entrada de prestadores privados no sistema, quer concedendo a gestão de unidades públicas a entidades privadas, quer privatizando mesmo algumas unidades (Ministério da Saúde, 1995).

Correia de Campos havia já preconizado a competição gerida entre hospitais públicos, propondo que, na Saúde, o papel do Estado fosse cada vez menos o de estado-empresário para ser cada vez mais o de estado-regulador, defendendo, ainda, o modelo de empresa pública para os hospitais centrais e, para os hospitais distritais, a transferência da propriedade para as autarquias, misericórdias, ou outras organizações não governamentais e a possibilidade da concessão de exploração de alguns hospitais ao sector privado (Campos, 1994).

Outros, como Vasco Reis, entendiam que a cultura portuguesa de solidariedade aceitaria mal esta última possibilidade, colocando reservas ao contrato de gestão com entidades privadas, em especial sobre a razoabilidade de soluções sem risco de investimento para a entidade gestora e dúvidas sobre a conciliação do interesse público com a lógica de funcionamento privado (Ministério da Saúde, 1998).

A privatização em áreas do financiamento e da prestação, que a legislação de 1990 e 1993 pretendia promover, trouxe, fundamentalmente, neste período de governos do PSD, uma redução do peso do Estado na provisão de serviços adjectivos – o *contracting-out* – e a experiência do Hospital Fernando da Fonseca (HFF), como o primeiro (e único) hospital público português com gestão privada.

A nova gestão hospitalar dos governos do PS, até 2001, procurou o aperfeiçoamento do estatuto e da organização hospitalar, a definir e a estabilizar em função dos resultados das experiências herdadas – caso do HFF – ou encetadas – caso do Hospital de São Sebastião (HSS) e dos centros de responsabilidade integrados nos hospitais públicos tradicionais.

Em Fevereiro de 2002, no último governo do Partido Socialista, o Ministro da Saúde, Correia de Campos, deu corpo, pela primeira vez, a um modelo que abandonava a figura do instituto público para adoptar a tipologia de estabelecimento público de natureza empresarial, no contexto do sector empresarial do Estado. Com a aprovação da Resolução do Conselho de Ministros n.º 41/2002, de 7 de Março, estavam reunidas as condições para se dar início à criação de empresas públicas hospitalares. Começar-se-ia por uma fase de manifestação de interesse por parte das unidades, a que se seguiria a apresentação de candidatura, coordenada pelas administrações regionais de saúde e a decisão do Ministro da Saúde[27] [28].

Já na vigência do XV Governo, de aliança PSD/CDS-PP, a Lei n.º 27/2002, de 8 de Novembro, alterou a Lei n.º 48/90 (Lei de Bases da Saúde) e revogou o Decreto-lei n.º 19/88, prevendo expressamente, no estatuto dos profissionais de saúde do SNS, o regime do contrato individual de trabalho, o financiamento do SNS através do pagamento dos actos e actividades efectivamente realizados e a criação de unidades de saúde com a natureza de sociedades anónimas de capitais públicos.

Este mesmo diploma tipifica a natureza jurídica dos hospitais integrados na rede de prestação de cuidados de saúde da seguinte forma[29]:

- Estabelecimentos públicos, dotados de personalidade jurídica, autonomia administrativa e financeira, com ou sem autonomia patrimonial;
- Estabelecimentos públicos, dotados de personalidade jurídica, autonomia administrativa, financeira e patrimonial e natureza empresarial;
- Sociedades anónimas de capitais exclusivamente públicos;
- Estabelecimentos privados, com ou sem fins lucrativos, com quem sejam celebrados contratos.

---

[27] As condições básicas de elegibilidade consideravam a dimensão média, uma dívida acumulada não superior a 35% da despesa total do ano anterior e capacidade demonstrada de gestão; o projecto deveria conter um estudo prévio de viabilidade económico-financeira, a estrutura de gestão proposta, um contrato-programa plurianual de gestão e o regulamento interno.

[28] Ainda foi aprovado em Conselho de Ministros o diploma que criava o Hospital Padre Américo – Vale de Sousa, EPE, tomando em consideração "os patentes sinais de sucesso" da experiência de "empresarialização" do Hospital de São Sebastião e referindo que "...mesmo antes da publicação de um "estatuto-tipo" de aplicação gradual e não obrigatória [...] é imperioso em termos de eficiência e de racionalidade não permitir o início da actividade de novas unidades hospitalares sem lhes conferir condições para que a sua gestão possa ser prosseguida com a flexibilidade e elasticidade que a sua importância social e económica exigem". O capital estatutário foi fixado em 2.500.000 euros, integralmente realizado pelo Estado e o Hospital ficava sujeito à tutela dos Ministros da Saúde e das Finanças.

[29] *Vide* artigo 2.º, n.º 1.

Em Dezembro de 2002 foram publicados 31 decretos-lei[30] que transformaram 31 unidades hospitalares em sociedades anónimas de capitais exclusivamente públicos, que dão tradução ao estatuído na Lei n.º 27/2002 e estabelecem, também, uma linha de continuidade em relação às intenções manifestadas em Fevereiro desse ano pelo Governo anterior[31].

Em Agosto de 2003 foi publicado o Decreto-lei n.º 188/2003, de 20 de Agosto, que revogou o Decreto Regulamentar n.º 3/88, de 22 de Janeiro, e estabelece para os hospitais do sector público administrativo, uma nova estrutura e organização. Do ponto de vista jurídico, estes hospitais permanecem como pessoas colectivas públicas, dotadas de personalidade jurídica, de autonomia administrativa e financeira, com ou sem autonomia patrimonial. A estrutura orgânica dos hospitais compreende agora um órgão de administração – o conselho de administração –, órgãos de apoio técnico – comissões de ética, de humanização e qualidade de serviços, de infecção hospitalar, de farmácia e de terapêutica[32] –, um órgão de fiscalização – o fiscal único – e um órgão de consulta – o conselho consultivo.

2.4. As unidades de saúde

O Estatuto do SNS prevê, no artigo 14.º, a criação de unidades de saúde, como agrupamentos de hospitais e de grupos personalizados de centros de saúde, cabendo-lhes assegurar a continuidade da prestação de cuidados, existindo um conselho interno, composto por representantes das

---

[30] Trata-se dos Decretos-lei n.ºs 272/2002, 273/2002, 274/2002, 275/2002, 276/2002, 277/2002, 278/2002, 279/2002, 280/2002 e 281/2002, todos de 9 de Dezembro; 282/2002, 283/2002, 284/2002, 285/2002, 286/2002, 287/2002, 288/2002, 289/2002, 290/2002, 291/2002 e 292/2002, todos de 10 de Dezembro; e 293/2002, 294/2002, 295/2002, 296/2002, 297/2002, 298/2002, 299/2002, 300/2002, 301/2002 e 302/2002, todos de 11 de Dezembro.

[31] "A medida é de importância estratégica tamanha que transvaza do governo anterior e até está inscrita no Programa de Estabilidade e Crescimento (PEC) apresentado [...] em Fevereiro de 2002. Então, com mais modéstia nos recursos: menos de metade das dotações de capital e menos de um terço dos hospitais a atingir" (Campos, 2002d).

[32] Podem, porém, ser criados outros órgãos de apoio técnico, por despacho do conselho de administração (cf. artigo 4.º, n.º 4).

instituições que o compõem, presidido pelo coordenador sub-regional de saúde da área respectiva.

O modelo de integração evoluiu, entretanto, para o de sistemas locais de saúde (SLS), previsto no Decreto-lei n.º 156/99, de 10 de Maio, que expressamente revoga o artigo 14.º do Estatuto do SNS. Pretendia-se a criação de mecanismos de convergência de recursos, de participação activa e de co-responsabilização de outros serviços e instituições, públicos e privados que, numa determinada área geográfica, desenvolvam actividades na área da saúde.

Assim, nos termos do artigo 2.º, um SLS é constituído pelos centros de saúde, hospitais e outros serviços e instituições, públicos e privados, com ou sem fins lucrativos, cabendo-lhe assegurar a promoção da saúde, a continuidade da prestação de cuidados e a racionalização da utilização dos recursos.

Os órgãos do SLS são o conselho coordenador e o conselho geral.

O conselho coordenador, a quem compete delinear estratégias de gestão e actuação que permitam o funcionamento articulado dos serviços e instituições que integram o SLS, é composto por um representante dos centros de saúde, um representante da unidade coordenadora da saúde pública, um representante dos hospitais e um representante das autarquias locais.

O conselho geral é composto por representantes das entidades públicas e privadas que, na área geográfica abrangida pelo SLS, desenvolvam actividades directa ou indirectamente relacionadas com a saúde, nomeadamente, como se lê no artigo 11.º, estabelecimentos de ensino, centros regionais de segurança social, comissões de coordenação regional, autarquias locais e organizações não governamentais. Ao conselho geral compete emitir parecer sobre todas as questões solicitadas pelo conselho coordenador, bem como apresentar propostas de sua iniciativa.

Porém, os sistemas locais de saúde não se desenvolveram como pretendia o legislador e a única experiência de efectiva integração de cuidados (e de comando único na gestão) foi a Unidade Local de Saúde de Matosinhos (ULSM). Como se lê no preâmbulo do Decreto-lei n.º 207/99, de 9 de Junho, a ULSM "...leva às últimas consequências [...] o espírito que presidiu à criação das unidades de saúde pelo Estatuto do Serviço Nacional de Saúde..." e não o do Decreto-lei n.º 156/99, de 10 de Maio, que estabelece o regime dos sistemas locais de saúde.

3. A história das políticas de saúde

A história das políticas de saúde em Portugal é longa, pelo que este estudo se centrará no período compreendido entre Abril de 1974 e o ano de 2002.

Antes, porém, percorramos brevemente o que as Constituições, de 1822 a 1976, referem sobre o tema da saúde.

Em Portugal, a saúde enquanto entidade autónoma apareceu, pela primeira vez, consagrada no texto constitucional de 2 de Abril de 1976 (Page, 1998). Todavia, algumas Constituições anteriores abordavam marginalmente os temas sociais.

A Constituição de 1822, no artigo 240.º, afirmava que "as Cortes e o Governo terão particular cuidado da fundação, conservação e aumento de casas da misericórdia e de hospitais civis e militares, especialmente daqueles que são destinados para os soldados e marinheiros inválidos...", a Constituição de 1838 abordava os "socorros públicos", a Constituição de 1911 referia o direito à "assistência pública" e a Constituição de 1933 afirmava, no artigo 40.º, que "é direito e obrigação do Estado a defesa da moral, da salubridade, da alimentação e da higiene pública" e, no artigo 41.º, que "o Estado promove e favorece as instituições de solidariedade, previdência, cooperação e mutualidade".

As designações utilizadas são vagas até 1933 e a partir daí verifica-se uma forte tónica na "salubridade, alimentação e higiene pública", ou seja, já se identifica aqui uma linguagem mais consentânea com a saúde pública do princípio do século, mas ainda misturada com a salvaguarda da "moral" (Page, 1998).

É justo referir três importantes reformas dos serviços de saúde, desde o final do século XIX até 1974.

A primeira, conhecida pela reforma de Ricardo Jorge, traduziu-se num conjunto de diplomas promulgados em 1899 mas só aplicados a partir de 1903, que reorganizaram a Direcção-Geral de Saúde e Beneficiência Pública e criaram a Inspecção Geral Sanitária, o Conselho Superior de Higiene Pública e o Instituto Central de Higiene, como entidades centrais de coordenação, e os cursos de Medicina Sanitária e Engenharia Sanitária. São também explicitadas as competências das diversas entidades administrativas e eclesiásticas nos assuntos da saúde. É uma fase influenciada pelos organismos e intervenções internacionais, em que se tenta construir as bases do movimento da saúde pública, que Gonçalves

Ferreira considera ter constituído o embrião do que se pode chamar o "moderno sanitarismo" (Ferreira, 1990).

A segunda reforma, com tradução normativa no Decreto-lei n.º 35 108, de 7 de Novembro de 1945, decorrente do Estatuto da Assistência Social (Lei n.º 1998, de 15 de Maio de 1944), cria duas direcções-gerais, a da Saúde[33] e a da Assistência. A primeira com funções de orientação e fiscalização quanto à técnica sanitária e de acção educativa e preventiva; a segunda com a responsabilidade administrativa sobre os hospitais e sanatórios.

Este diploma cria, ainda, em cada distrito, uma delegação de saúde e, em cada concelho, uma subdelegação de saúde; são previstos, também, diversos organismos gozando de autonomia técnica e administrativa, como os Hospitais Civis de Lisboa e os Hospitais da Universidade de Coimbra e regulamentadas as instituições de assistência particular, que ficam na dependência do Ministério do Interior.

Neste diploma, pela primeira vez, abordam-se três diferentes objectivos da política de saúde: a "assistência preventiva", a "assistência paliativa e curativa" e a "assistência construtiva", ou seja, o que posteriormente se considerará como a perspectiva da prevenção, do tratamento e da recuperação da saúde.

Porém, esta legislação deve ser estudada à luz da filosofia do Estado Novo sobre a previdência social, que tem um marco fundamental na publicação do Estatuto do Trabalho Nacional em 1933, que dá corpo à concepção corporativa do Estado, na linha da Constituição desse mesmo ano. O Plano de Previdência englobava a assistência social, o mutualismo e os seguros sociais. A primeira desenvolveu-se com o apoio do Estado mas com a intervenção directa de instituições particulares e religiosas, em especial das Misericórdias; o mutualismo, que teve origem no século XIX com a criação de montepios e de seguros sociais restritos a algumas empresas e organismos público, abrangia apenas uma pequena percentagem dos trabalhadores portugueses – 6,3% em 1942, nos sectores do comércio, da indústria e dos serviços, segundo Medina Carreira, citado por Fernando Rosas e Brandão de Brito (Rosas e Brito, 1996).

---

[33] Em 1940 havia já sido criado o primeiro departamento encarregado dos assuntos da saúde: a Subsecretaria de Estado da Assistência Social, integrada no Ministério do Interior.

A reforma de 1944/45, diz Gonçalves Ferreira, "teve o mérito de alargar a acção das autoridades de saúde, aumentando-lhes o poder executivo e a independência das intervenções, relativamente às câmaras municipais e o grave inconveniente de estabelecer instituições de saúde autónomas, independentes umas das outras nas ações contra doenças específicas (tuberculose, paludismo, lepra, psiquiatria), originando uma situação que complicou a coordenação de esforços na promoção da saúde e na luta contra a doença..." (Ferreira, 1990), apesar do envolvimento do Estado ainda se encontrar reduzido ao mínimo.

Legislação posterior deu corpo a esta doutrina de organização vertical contra as grandes doenças, particularmente no campo da assistência psiquiátrica (Lei n.º 2006, de 11 de Abril de 1945), que mantinha a saúde mental concentrada nos hospitais psiquiátricos, quando em outros países já se assistia à integração da saúde mental em serviços gerais de saúde. O mesmo se passou com a inauguração, em 1948, da Colónia Rovisco Pais, na Tocha, quando, na opinião de Arnaldo Sampaio, "...a luta antileprosa nessa época [...] já aconselhava outros métodos de luta, isto é, a Colónia foi inaugurada com 50 anos de atraso" (Sampaio, 1981).

Em 1946 é publicada a Lei n.º 2011, que estabeleceu as bases da organização hospitalar e promoveu a construção de hospitais com dinheiros públicos, mas entregues depois às Misericórdias. Escreve Correia de Campos, referindo-se a esta lei, que "por ela se iniciou a doutrina da chamada regionalização hospitalar, segundo a qual os hospitais deveriam agregar-se em circunscrições de três níveis, o concelho, a região (distrito) e a zona (conjunto de distritos) cooperando tecnicamente entre si..." (Campos, 1983). Faltou-lhe, porém, criar órgãos de administração regional que só vieram a aparecer em 1959 com as comissões inter-hospitalares de Lisboa e do Porto e, em 1961, a de Coimbra (Ferreira, 1986).

Ainda em 1946 é criada a Federação das Caixas de Previdência, que centralizou os cuidados de saúde curativos até aí dispersos por vários sindicatos e que se desenvolveu em paralelo com os serviços de saúde públicos, proporcionando aos seus beneficiários um conjunto de regalias, então muito superior às disponibilizadas pelo Estado.

Durante este período, de 1944 a 1971, "...o Estado, não querendo assumir a responsabilidade dos cuidados de saúde dos portugueses, permitiu a criação de um sistema de saúde constituído por um grande número de subsistemas independentes, difíceis de coordenar e originando duplicações e guerras de competência e rivalidade, que impediam ou dificultavam a formação de equipas multi-disciplinares indispensáveis à resolução dos problemas de saúde" (Ferreira, 1990).

A terceira reforma é a de 1971, que marcará as opções doutrinárias para as décadas seguintes, desde logo após 25 de Abril de 1974. A ausência de rupturas significativas depois da Revolução de 1974 deve-se, em primeiro lugar, ao reforço, em 1971, da intervenção do Estado nas políticas de saúde; em segundo lugar, à orientação desse novo papel do Estado no sentido de conferir prioridade à promoção da saúde e à prevenção da doença, que constituíam aspectos inovadores naquele contexto político e que recolheriam o apoio das forças políticas e sociais vencedoras, três anos depois, no 25 de Abril; em terceiro lugar, ao facto de muitos dos principais obreiros desta política terem mantido o desempenho de funções relevantes depois de 1974.

A publicação dos Decretos-leis n.ºs 413/71 e 414/71, de 27 de Setembro, representam, assim, um marco histórico, na evolução da política de saúde nacional. É o próprio Gonçalves Ferreira, enquanto Secretário de Estado da Saúde e Assistência (sendo ministro Baltazar Rebelo de Sousa), quem dá conta das seguintes orientações doutrinárias transmitidas ao grupo de trabalho[34] encarregado de elaborar os diplomas:

- "uma política unitária de saúde nacional;
- o reconhecimento do direito à saúde e o delineamento do esforço legislativo e administrativo a empreender para o generalizar a toda a população;
- a necessidade de progressiva instauração de um Sistema Nacional de Saúde com capacidade para executar essa política;
- o reconhecimento da intervenção do Estado como difusor da política de saúde e assistência e responsável pela sua execução [...];
- a integração de todas as actividades de saúde e assistência, designadamente nos planos local e regional;
- o planeamento geral dessas actividades, a elaborar ao nível central..." (Ferreira, 1990).

---

[34] O grupo de trabalho era coordenado por Arnaldo Sampaio, director do Gabinete de Estudos e Planeamento e constituído pelos representantes das direcções-gerais de Saúde e Assistência e Hospitais, Augusto Mantas, Luís Cayolla da Mota, Carvalho da Fonseca, Maria Manuela Silva e Álvaro de Paiva Brandão.

Assim, de uma forma inovadora e percursora do que três anos mais tarde a Revolução de Abril viria a fixar, refere o Decreto-lei n.º 413/71 que o direito à saúde compreende o acesso aos serviços sem restrições, salvo as impostas pelo limite dos recursos humanos, técnicos e financeiros disponíveis. Abandona-se, assim, a "...referência à caridade e ao primado das instituições particulares para resolverem os problemas de saúde dos portugueses" (Campos, 1983).

Mas a modernidade do diploma vai também no sentido de privilegiar o investimento nos serviços de promoção da saúde e de prevenção da doença, como internacionalmente viria a ser adoptado sete anos depois, em Alma-Ata, no actual Cazaquistão.

O diploma de 1971 cria três importantes órgãos: o Instituto Nacional de Saúde, com funções científicas e técnicas e que recebe, em 1972, a Escola Nacional de Saúde Pública; o Gabinete de Estudos e Planeamento, responsável pelo planeamento e pela avaliação dos resultados globais e dos serviços; e a Secretaria-Geral, com funções técnicas e administrativas e instrumentais na reforma do Ministério da Saúde. Outro dos aspectos marcantes deste diploma foi o destaque concedido à intervenção da Direcção-Geral de Saúde, quer na fixação da política de saúde, quer na coordenação dos serviços periféricos, incluindo os hospitais concelhios, onde se deveriam instalar os centros de saúde.

Porém, afirma Gonçalves Ferreira que "este diploma legal [...] encontrou as maiores dificuldades na sua concretização, não só porque iniciava novos caminhos, o que provoca sempre reacções, mas porque faltou a vontade política de o executar e de promulgar legislação já preparada..." (Ferreira, 1990).

Também, o então Director-Geral de Saúde, Arnaldo Sampaio, em entrevista concedida ao "Diário de Lisboa", em 10 de Março de 1974, se surpreendia com a promulgação do diploma, dada a filosofia política que orientava o governo de então.

O Decreto-lei n.º 414/71, por seu lado, estabelecia, pela primeira vez, a estruturação das carreiras profissionais dos funcionários da saúde, incluindo melhorias na sua remuneração. Foram revistas ou criadas as carreiras médicas de saúde pública e hospitalar, de enfermagem, farmacêutica, de administração hospitalar, de terapeutas, de serviço social, de auxiliares de laboratório e de auxiliares sanitários.

É justo recordar que, em 1961, a Ordem dos Médicos apresentara o Relatório das Carreiras Médicas, que foi o resultado de um movimento gerado, no final da década de 50, na profissão médica, em especial por iniciativa de recém-licenciados preocupados com a insegurança profissional e a baixa qualidade da assistência hospitalar. Os médicos saídos da Faculdade, ou com poucos anos de licenciatura, diz Miller Guerra, "...trabalhavam gratuitamente nos hospitais, metiam-se na fila de espera de um lugar incerto e mal remunerado das Caixas, ou vagueavam dando consultas gratuitas ou semigratuitas em instituições públicas ou privadas, dispersas pela cidade e pelos bairros periféricos" (Arnaut, Mendes e Guerra, 1979).

Com dez anos de antecedência em relação à Reforma de 1971, o Relatório das Carreiras Médicas estabelecia os princípios gerais para a reforma dos serviços de saúde: "1.º – coordenação [...] da medicina curativa com a medicina preventiva e recuperadora; 2.º – predomínio das actividades preventivas sobre as curativas; 3.º – unidade de concepção, direcção e execução da política de saúde; 4.º – integração dos hospitais e serviços [...] num sistema de serviços (Serviço de Saúde)", para além de se defender a estruturação das carreiras médicas (Arnaut, Mendes e Guerra, 1979).

Gonçalves Ferreira desvaloriza, porém, a importância deste relatório, afirmando que não teve influência na criação do SNS e que os seus resultados práticos foram nulos, pois "...nem o Governo [...] se interessou pelo assunto [...], nem a classe médica insistiu em o concretizar, porque no começo da década de 60 se reiniciou o desenvolvimento económico nacional, que resolveu o problema financeiro dos médicos" (Ferreira, 1990).

O Relatório não deixou, porém, de influenciar as concepções futuras do sistema de saúde e das carreiras médicas e é significativo que, dos sete médicos que assinaram o documento, três deles viriam a ser, em democracia, Secretários de Estado da Saúde: António Galhordas em 1974, Albino Aroso em 1976 e 1989, e Mário Mendes em 1978.

O facto de estas soluções assentarem em pressupostos políticos e técnicos avançados para a sua época e distantes da prática política do regime autoritário anterior à Revolução de 25 de Abril de 1974 explica, em parte, a ausência de visível ruptura no desenvolvimento do sistema a seguir a essa data, como sustenta também Maria Paula Page (Page, 1998).

O mesmo entendimento parece reflectir-se no Relatório de Primavera de 2002 do Observatório Português dos Sistemas de Saúde (OPSS), quando se afirma que " a reforma do sistema de saúde e da assistência legislada em 1971 [...] constituiu já um esboço de um verdadeiro Serviço Nacional de Saúde" (OPSS, 2002), ou ainda em Graça Carapinheiro, quando afirma que "...emergiu uma agenda política nacional que seguiu de perto as agendas internacionais, ainda que com os desfasamentos temporais resultantes do adiamento do processo de modernização e do acesso tardio a um modelo de democracia política da sociedade portuguesa, por comparação com as restantes sociedades europeias" (Carapinheiro, 2002).

A linha de continuidade é mais visível nos cuidados de saúde primários, conceito que nasce, entre nós, efectivamente em 1971. A primeira geração de centros de saúde criados a partir dessa data tinha uma intervenção prioritariamente associada à prevenção, visto que a prestação de cuidados curativos era assumida pelos postos clínicos dos Serviços Médico-Sociais, mas "...a análise da evolução dos principais indicadores de saúde materno-infantil e da incidência das doenças transmissíveis evitáveis pela vacinação permite concluir que esta primeira geração foi, para a sua época e contexto, um sucesso notável" (Branco e Ramos, 2001). No mesmo sentido Constantino Sakellarides afirma que "em Portugal, já a partir de 1971, com Gonçalves Ferreira, Arnaldo Sampaio e José Lopes Dias, o desenvolvimento pioneiro dos centros de saúde congregou, particularmente depois de Abril de 1974, considerável energia inovadora à escala do desenvolvimento do país" (Sakellarides, 2001), ou "muito do que foi debatido e adoptado, sete anos depois em Alma-Ata, já se encontra contemplado no texto deste decreto-lei" (o Decreto-lei n.º 413/71) (Ministério da Saúde 1997).

4. Os ciclos políticos na saúde

As políticas de saúde podem agrupar-se segundo vários critérios.

Coriolano Ferreira, em texto de 1985, sugere três grandes períodos: o primeiro, entre 1940 a 1958, inicia-se com a criação, em 1940, do primeiro departamento dedicado especificamente à saúde – a Subsecretaria de Estado da Assistência Social – e nele se destaca a publicação do Estatuto da Assistência Social, de 1944, com um entendimento de Estado--mínimo, "...levando a tendência privatística ao ponto de serem desoficializados os serviços de saúde, salvo os da área da saúde pública..."; o segundo período inicia-se em 1958 com a substituição da Subsecretaria de

Estado da Assistência Social pelo Ministério da Saúde e Assistência e desenvolve-se até 1976, com destaque para a publicação da Lei n.º 2120, de 19 de Julho de 1963, que aprovou o Estatuto da Saúde e Assistência, no qual se mantém o papel supletivo do Estado na Saúde, mas com a obrigação de comparticipar nos encargos de instalação e funcionamento dos estabelecimentos de saúde; o terceiro período tem a sua génese no artigo 64.º da Constituição, assumindo-se o Estado como responsável pela concretização do direito à protecção da saúde[35] (Ferreira, 1986).

Boaventura de Sousa Santos, em documento publicado em 1987, distingue dois períodos: um primeiro, coincidente com a crise revolucionária de 1974-1976, durante o qual o projecto de um Serviço Nacional de Saúde, universal, geral e gratuito não é levado à prática, independentemente do conteúdo ideológico das principais inovações, reveladoras do contexto político do período. Segundo o autor, as medidas políticas decididas neste período dão continuidade ao processo de universalização e de prioridade aos cuidados de saúde primários, não deixando de apontar intervenções inovadoras: o combate às assimetrias na oferta de serviços, a criação de estruturas de gestão democráticas nos serviços e a assunção do Estado como o principal financiador e prestador de cuidados de saúde.

Numa segunda fase, de 1976 a 1987, existe um "processo instável de estabilização", compreendendo o período de 1976-1980, que se caracteriza "... por um impasse total em que as várias tentativas de implantar o SNS são sucessivamente bloqueadas. Em 1980 inicia-se um período novo em que o Estado inicia o lançamento de um novo modelo de prestação de cuidados de saúde, diferente do consignado na Constituição [...], que em geral se propõe "desideologizar" as políticas de saúde, submetendo estas a critérios de rentabilidade económico-financeira" (Santos, 1987).

Medina Carreira propõe, em 1996, a seguinte periodização: "até 1946 vigora exclusivamente a assistência pública; de 1946 a 1976 coexistem a assistência pública e o seguro social obrigatório; em 1976 a Constituição cria o Serviço Nacional de Saúde, só em 1979 previsto em legislação ordinária; de 1976 a 1990 predomina largamente o Serviço Nacional de Saúde [...]. Embora ainda mal definido na sua ten-

---

[35] Coriolano Ferreira refere que o termo deste terceiro período não era ainda visível (Ferreira, 1986).

dência evolutiva, depois de 1990 o sistema não corresponde, em aspectos essenciais, às regras vigentes logo após a Constituição de 1976" (Carreira, 1996).

O Relatório da Primavera de 2002 do Observatório Português dos Sistemas de Saúde, em coerência com a concepção de continuidade acima referida, considera duas grandes fases: a primeira, de 1970 a 1985, que titula como "o SNS e a expansão do sistema de saúde", inclui a reforma de 1971, a Lei do SNS de 1979 e a implementação da carreira médica de clínica geral e familiar. A segunda, a partir de 1985, apresentada como "o desafio da qualificação do sistema de saúde", inclui um primeiro ciclo de 10 anos de duração (1985-1995) em que a agenda predominante é mudar a fronteira público/privado a favor do privado (Lei de Bases de 1990), sem prejuízo de medidas destinadas a melhorar o SNS, com um primeiro-ministro, três governos de duração decrescente, orientações contrastantes e resultados limitados; e um segundo ciclo de seis anos de duração (1996-2002), em que a agenda predominante é reformar o SNS, sem prejuízo da melhoria da articulação público/privado, com um primeiro-ministro, três governos de duração decrescente, e igualmente, orientações contrastantes e resultados limitados (OPSS, 2002).

Pela nossa parte, reafirmamos a tese da continuidade ideológica. Tal significa que se não houve rupturas significativas entre 1971 e os anos que se seguiram à Revolução de 1974, também se constatou, após a afirmação política e normativa do Serviço Nacional de Saúde em 1979, a progressiva aceitação, nas suas linhas gerais, do modelo beveridgeano pelas forças políticas e sociais mais relevantes na sociedade portuguesa[36].

Este consenso consegue-se, também, pela conjugação de interesses e de resultados. Interesses, desde logo, das profissões, que ao longo das últimas três décadas, na sua relação com decisores políticos e técnicos, aproveitaram a debilidade destes no controlo e na autoridade, contribuindo para a manutenção de uma matriz legislativa que os beneficiava e para a dificuldade do sistema se orientar para soluções mais eficientes[37], mas

---

[36] Aliás, as conclusões do III Congresso da Oposição Democrática, em Abril de 1973, já reivindicavam, no capítulo referente à Segurança Social e Saúde, que "a cobertura de toda a assistência médica e medicamentosa deverá ser feita através dum serviço unitário nacional de saúde" (III Congresso da Oposição Democrática, 1973).

[37] Correia de Campos constatava em 1983 que "mais importantes que as leis [...] são as forças sociais [...]. Essas forças podem ser os profissionais de saúde, os utentes,

interesses também dos fornecedores de bens e de serviços e das populações. Resultados positivos na cobertura de cuidados às populações e na modernização e na qualidade dos meios, e menos positivos na gratuitidade anunciada pela Constituição de 1976 que o SNS nunca alcançou e na eficiência que a evidência empírica progressivamente demonstra como deficitária.

Reafirma-se, porém, que a responsabilidade do sistema de saúde e das políticas de saúde nos resultados é bem menor do que se pensava. A evidência tende a demonstrar que o rendimento dos cidadãos, o desenvolvimento económico e social, a escolaridade, as características culturais, constituem factores cuja importância, em especial nas sociedades mais desenvolvidas, é bem maior do que o número de médicos ou de camas de agudos, ou as despesas totais ou públicas com a saúde (WHO, 2000).

Por outro lado, procurar-se-á também traçar a evolução da governança do sector da saúde em Portugal.

O conceito de governança, ou governância, é oriundo do sector privado e consiste genericamente em "promover a mudança necessária, estimular a participação, apostar naquilo a que hoje se chama a responsabilidade distribuída, adoptar o modelo de difusão de responsabilidades ao invés de persistir na concentração de responsabilidade, acreditar na e praticar a subsidariedade" (Carneiro, 2003). A Comissão Europeia adopta uma definição similar: "o conjunto de regras, processos e práticas que dizem respeito à qualidade do exercício do poder a nível europeu, essencialmente no que se refere à responsabilidade, transparência, coerência, eficiência e eficácia" (Comissão das Comunidades Europeias, 2001).

---

o mercado de bens e serviços do sector privado, a comunidade no seu todo" (Campos, 1983) e reafirmava em 2001 que "os decisores políticos deixaram desde há muito de ser o Governo ou a Assembleia, para serem os parceiros sociais" (Campos, 2001); Vital Moreira, insurgindo-se contra a política de "maltusianismo" no acesso aos cursos de medicina, concluía que "o resultado foi uma escandalosa carência de profissionais e uma carestia que só serviu para favorecer os "happy few", à custa de insuportáveis encargos para o SNS e para os utentes" (Marques e Moreira, 2003). A este propósito, o Observatório Português dos Sistemas de Saúde constatava que "a manifesta falta de planeamento de recursos de saúde acaba por discriminar negativamente os jovens portugueses [e que] o número de vagas abertas faz prever que os desequilíbrios entre especialidades se vai acentuar e o seu preenchimento mostra uma maior preferência da carreira hospitalar para os jovens médicos" (OPSS, 2003).

Essa responsabilidade distribuída pode ser entendida como um processo de transformação das funções de governo de um polo central para um modelo descentralizado, ou como a interacção entre diferentes agentes (públicos, privados e sociais) que partilham responsabilidades, que autores anglo-saxónicos referem, no campo das políticas públicas, como "*shared-government*", ou "*enlarged government*", ou ainda "*partnership government*" (Moro, 2003). Ou seja, deste ponto de vista a governança inclui o Estado, mas transcende-o ao não esquecer o sector privado e a sociedade civil: "o Estado cria as condições para um ambiente político e legal, o sector privado gera emprego e rendimento, a sociedade civil facilita a interacção política e social" (UNDP, 1997).

Nas reformas dos sistemas de saúde na Europa Ocidental os governos afastam-se, também, do planeamento directo e da gestão, mas mantêm ou reforçam o papel de reguladores, impondo *standards* e assegurando a correcção dos procedimentos de novos e mais autónomos actores do emergente mercado interno (Majone, 1997). Em muitos países europeus os governos questionam a estrutura de administração dos seus sistemas de saúde e nos países em que o Estado era o actor central no sector da saúde os decisores políticos foram compelidos, por uma combinação de aspectos económicos, sociais, demográficos, gestionários, tecnológicos e ideológicos, a rever a governabilidade do sistema, como se referiu no primeiro capítulo.

O governo da saúde, diz Constantino Sakellarides, "...reúne numa plataforma comum duas realidades complementares: o correcto marco de generosos objectivos sociais e compromissos que se estabelecem ao formular as políticas de saúde e a dificuldade para entender processos políticos caóticos, interesses públicos e privados no momento em que se estabelecem prioridades, a afectação e a utilização de recursos e as pressões por parte dos profissionais e dos utilizadores insatisfeitos" (Sakellarides, 2003). No mesmo sentido, os relatórios do Observatório Português dos Sistemas de Saúde distinguem entre agendas políticas e processos de governação da saúde, evidenciando as dificuldades de implementação das políticas de saúde quando as capacidades técnicas e políticas e os instrumentos de informação, comunicação, negociação e decisão não são os adequados (OPSS, 2001 e 2003) e, ainda, entre governação no sentido de *governance* (governança) e governação no sentido de execução da acção do governo. "A primeira concepção de governação (*governance*) está relacionada com os princípios que regem relações de poder capazes de promover os interesses efectivos dos cidadãos [...]. A segunda concepção de governação refere os aspectos operacionais de governo – legislação, estabelecimento de prioridades, financiamento, regulação, contratualização, desenvolvimento de distintos tipos de recursos, organização e gestão" (OPSS, 2003).

Com estes propósitos e estas cautelas metodológicas identificaremos os principais marcos cronológicos referentes a políticas autónomas com a identificação dos resultados que lhes poderão ser imputados, e com o entendimento da progressiva consensualização do SNS como matriz do sistema de saúde em Portugal.

5. As políticas de saúde, de 1974 a 1979

A primeira fase que se pode identificar autonomamente é a que se segue imediatamente à revolução de 25 de Abril de 1974, até ao final da década de setenta e que se poderá designar de "fase optimista e de consolidação normativa do SNS" (Simões e Lourenço, 1999).

É o período de implantação da democracia, com uma orientação política, entre 1974 e 1976, no sentido do socialismo planificado, através, em especial, das nacionalizações e da colectivização agrícola. O artigo 2.º da Constituição de 1976 apontava o caminho da "transição para o socialismo", no qual a propriedade privada teria um papel residual.

Logo a seguir a Março de 1975 aconteceram profundas transformações qualitativas no processo político, com a nacionalização de sectores significativos da indústria, a nacionalização total dos bancos e das seguradoras, a expropriação de terras no Alentejo, a criação de comissões de trabalhadores, a autogestão nas empresas, a criação de cooperativas e de comissões de moradores. Esse processo só seria alterado na sua essência política e social, após os acontecimentos ocorridos em 25 de Novembro de 1975 e, depois, com a entrada em funções do primeiro governo constitucional em 1976.

A instabilidade governativa ao longo da segunda metade da década de setenta não permitiu que qualquer partido político alcançasse maioria parlamentar, que qualquer primeiro-ministro governasse durante uma legislatura de quatro anos e que qualquer governo permanecesse no poder mais de dois anos e meio.

Foi neste contexto de acentuada luta política, de fortes conflitos sociais que o Estado foi chamado a criar novas instituições e a produzir normas que anunciavam novas políticas sociais.

O Programa do Movimento das Forças Armadas já responsabilizava o Governo provisório pelo lançamento das bases de uma nova política social, com o objectivo da defesa dos interesses das classes trabalhadoras e o aumento progressivo e acelerado da qualidade de vida de todos os portugueses.

Em Maio de 1974, o Programa do primeiro Governo Provisório anunciava, então, o lançamento das bases para a criação de um serviço nacional de saúde, ao qual deveriam ter acesso todos os cidadãos. Assim o diz o Decreto-lei n.º 203/74, de 15 de Maio, que elege, como objectivos principais da acção do governo, lançar os fundamentos de uma nova política económica e adoptar uma nova política social.

Em Novembro de 1974, a Secretaria de Estado da Saúde inicia a preparação do anteprojecto de bases do SNS com a publicação dos principais quesitos a que deveria responder o futuro serviço nacional de saúde. O apelo à participação era "particularmente dirigido aos partidos políticos, sindicatos, ordens de profissionais, serviços e estabelecimentos de saúde públicos e privados, autarquias locais, instituições de ensino, associações cívicas, culturais e económicas" (Secretaria de Estado da Saúde, 1974).

O país fervilhava, era defendida e praticada a "auto-gestão" dos serviços e "as direcções dos estabelecimentos passaram a ser colegiais e quase todos os serviços e instituições autónomas entraram então no chamado "regime de instalação", o que significava a inexistência de quadros de pessoal e uma maior flexibilidade nas admissões e na gestão financeira. Desenvolvem-se as ideias descentralizadoras e regionalizadoras, acusando-se os serviços centrais de excessivamente tutelares e burocratizantes (Campos, 1983).

Mas já é num momento diferente que se produz a Constituição de 1976, "... à qual faltava o Estado que quisesse e pudesse cumprir o seu programa" (Santos, 1993). Na verdade, a Constituição de 1976 afirmava a irreversibilidade das nacionalizações e da reforma agrária e estabelecia a construção do socialismo como o objectivo final do processo político nacional, entendido como uma sociedade sem classes e sem exploração do homem pelo homem.

O fenómeno do Estado paralelo, ou seja "um Estado constitucional preocupado com a construção de uma democracia capitalista moderna quando a sua Constituição previa uma sociedade socialista sem classes" (Santos, 1993a), durou até à revisão constitucional de 1989 que eliminou, então, o projecto socialista como uma obrigação constitucional.

Na saúde, este fenómeno do Estado paralelo teve uma especial tradução, com o artigo 64.º da Constituição a consagrar o direito à protecção da saúde através da "criação de um serviço nacional de saúde universal, geral e gratuito" e a estabelecer ao Estado a obrigação de "orientar a sua acção para a socialização da medicina e dos sectores médico--medicamentosos".

No mesmo sentido, a Lei do Serviço Nacional de Saúde de 1979 – Lei n.º 56/79, de 15 de Setembro – é aprovada quando já se abandonara explicitamente o projecto de Estado e de sociedade previsto na Constituição.

Este diploma representou o primeiro modelo político de regulamentação do artigo 64.º da Constituição e defendia um conjunto coerente de princípios, de que se destacam a direcção unificada do Serviço Nacional de Saúde, a gestão descentralizada e participada e ainda a gratuitidade e o carácter supletivo do sector privado.

Com efeito, o artigo 6.º da Lei afirma que o acesso a todas as prestações abrangidas pelo SNS não sofre restrições, "salvo as impostas pelo limite de recursos humanos, técnicos e financeiros disponíveis" e o art.º 7.º anuncia a gratuitidade "...sem prejuízo do estabelecimento de taxas moderadoras diversificadas tendentes a racionalizar a utilização das prestações".

Por outro lado, o artigo 15.º dispõe que o SNS deveria assegurar os cuidados através dos seus estabelecimentos oficiais, mas "enquanto não for possível garantir a totalidade das prestações pela rede oficial, o acesso será assegurado por entidades não integradas no SNS em base contratual, ou, excepcionalmente, mediante reembolso directo dos utentes".

António Arnaut, no discurso de encerramento do debate parlamentar sobre a Lei do Serviço Nacional de Saúde, em 17 de Maio de 1979, foi claro no seu pensamento político ao afirmar que "...não são admissíveis os modelos de "medicina convencionada" ou de "seguro-saúde" que manteriam os médicos nos seus consultórios das áreas urbanas, sobretudo dos grandes centros, em prejuízo da mancha negra do resto do País [...]. Este é um ponto fulcral e, por isso, o mais controverso para aqueles que querem manter os seus privilégios – exactamente aqueles que mais falam da liberdade de o doente escolher o médico, mas só pensam na sua liberdade..." (Arnaut, Mendes e Guerra, 1979).

A oposição da direcção da Ordem dos Médicos foi também expressiva, acusando a lei de limitar o princípio da livre escolha do médico pelo doente, de transformar os médicos em funcionários públicos, de "caixificar" e "sovietizar" o sistema de saúde, de afastar Portugal dos modelos de seguro-doença dos países mais desenvolvidos da Europa. E mesmo em momento posterior[38], ao defender o emprego público para todos os médicos, pois "a competição para os médicos não é nem real nem leal por parte do Estado", não deixa, a direcção da Ordem dos Médicos, de reafirmar ainda o carácter "anti-democrático, demagógico e errado do artigo 64.º da Constituição".

Terá sido em 1979 que, pela primeira vez, a Ordem dos Médicos se afirmou como grupo de veto, ou seja, tentando "...inviabilizar medidas que o prejudiquem mesmo que elas favoreçam interesses muito mais amplos e maioritários" (Santos, 1987).

Porém, não obstante ter sido regulamentada, a lei "...nunca chegou a ser integralmente aplicada, nomeadamente no que diz respeito à orgânica dos serviços centrais e regionais e ainda menos no que respeita à descentralização e participação" (Campos, 2002) e depressa se constatou que lhe faltava uma direcção autónoma: "o SNS existe na lei mas não funciona como tal. Além de não terem sido criados alguns órgãos que lhe são essenciais [...], não foi erigida a Administração Central, pelo que a direcção das suas actividades, desempenhada pelos ministros, ou por outras entidades, não estará a ser exercida pelo órgão que a lei determina" (Ferreira, 1986).

O processo de integração dos serviços de saúde constituía já um objectivo da reforma de 1971 e permitiu reunir na Direcção-Geral de Saúde antigos institutos verticais que correspondiam a problemas de saúde identificados nos anos quarenta – tuberculose, lepra, malária, saúde mental, saúde materno-infantil.

Apesar de forte resistência, a integração foi decidida em 1974 (Decreto-lei n.º 589/74, de 6 de Novembro), com a transferência para a Secretaria de Estado da Saúde dos Serviços da Previdência, mas só mais

---

[38] Documento "Direitos Iguais", do Conselho Nacional Executivo da Ordem dos Médicos, de 20 de Fevereiro de 1986.

tarde foi possível ultrapassar a separação efectiva entre os Centros de Saúde da Direcção-Geral de Saúde e os Serviços Médico-Sociais (antigas Caixas de Previdência).

Foi necessário esperar até 1982 para ver criados os novos centros de saúde reunindo essas duas vertentes de antigos centros de saúde (mais de 300) com responsabilidades apenas na promoção da saúde e na prevenção da doença e de ex-serviços Médico-Sociais (quase 1700 postos) vocacionados para o tratamento dos doentes. Eram, aliás, conhecidas as dificuldades no relacionamento entre os respectivos dirigentes: "à criação de cada novo Centro de Saúde pela DG Saúde respondia a Previdência abrindo um Posto, às vezes mesmo ao lado, muito embora o médico fosse o mesmo" (Campos, 1983).

Com esta integração e a criação de uma só direcção-geral para os cuidados de saúde primários, concluída em 1984, o SNS ganhou o atributo da generalidade (Campos, 2002).

Ainda em 1975 – através do Decreto-lei n.º 488/75, de 4 de Setembro – são criadas as Administrações Distritais de Saúde, como órgãos desconcentrados de integração regional de todas as instituições públicas do distrito, dirigidas por um conselho de administração integrando representantes dos municípios e dos sindicatos. Em 1979, em execução da lei do SNS que previa órgãos regionais integrados, estas administrações distritais foram regulamentadas, mas o diploma viria a ser revogado pelo governo seguinte. Em 1982, um governo da Aliança Democrática reformulou estes órgãos, retirando-lhes as competências sobre os hospitais e a área da saúde mental. Dizia Correia de Campos: "...a tendência manifestada, em 1975, de descentralizar a administração dos serviços de saúde foi convertida em mera desconcentração administrativa e, ao fim de algum tempo, descaracterizada pela infiltração da componente partidarizante" (Campos, 1986).

5.1. *Os resultados em saúde*

Quando se estudam os resultados observados neste período, é possível afirmar que, apesar das fragilidades do sistema, na segunda metade da década de setenta, a cobertura da população quase duplicou, verificou-se uma melhoria substancial dos principais indicadores de saúde e foram afectos à saúde recursos que até então não se dispunha.

Identificam-se, de seguida, os principais resultados observados nesta fase.

O quadro 12 apresenta a evolução de três indicadores de saúde: mortalidade infantil, mortalidade perinatal e esperança de vida.

QUADRO 12
Mortalidade infantil, mortalidade perinatal e esperança de vida, em Portugal, de 1974 a 1980

	Mortalidade infantil (‰)				Mortalidade perinatal (‰)				Esperança de vida (H e M)
	Portugal	Média	Máx.	Min.	Portugal	Média	Máx	Min.	Portugal
1974	37,9	18,0	37,9	9,6	32,2	20,4	32,2	13,1	68,7
1975	38,9	17,4	38,9	8,6	31,3	19,3	31,3	11,3	68,9
1976	33,4	16,1	33,4	8,3	29,3	18,1	29,3	10,7	69,2
1977	30,3	14,4	30,3	8,0	28,9	16,5	28,9	10,2	70,4
1978	29,1	13,7	29,1	7,6	26,9	15,5	26,9	9,4	70,7
1979	26,0	13,1	26,0	7,5	25,5	14,6	25,5	9,1	71,4
1980	24,3	12,3	24,3	6,9	23,9	13,6	23,9	8,4	71,5

Fonte: OECD Health Data 2002

Nota: Média, Máx. e Min. referem-se a valores médios, máximos e mínimos dos países da União Europeia

No respeitante à mortalidade infantil, Portugal apresenta uma melhoria substancial neste período, recuperando de 37,9 mortes por 1000 nados vivos em 1974, para 24,3 em 1980, representando esta recuperação uma taxa de decréscimo anual média de 7,2% e uma taxa global de, aproximadamente, 36%.

Relativamente à mortalidade perinatal, a mesma tabela demonstra uma melhoria substancial, de 32,2 para 23,9 mortes por cada 1000 nascimentos, com uma recuperação média anual de 4,8% e uma taxa de melhoria global de cerca de 26%.

Relativamente à esperança de vida, verifica-se também uma melhoria neste período, com o aumento de 68,7 para 71,5 anos.

O assinalável progresso dos resultados não fazia, porém, esquecer a existência de um assinalável atraso na comparação com outros países da actual União Europeia. As colunas *máx.* e *min.* do quadro 12 mostram essa significativa diferença.

O quadro 13 apresenta a evolução de Portugal em relação à cobertura da população.

QUADRO 13
Cobertura da população, em Portugal, de 1974 a 1980

	População coberta (%)	População coberta (milhares de indivíduos)
1974	58	5078
1975	60	5456
1976	60	5614
1977	66	6241
1978	100	9559
1979	100	9662
1980	100	9767

Fonte: OECD Health Data 2002

Em 1974 apenas 58% da população portuguesa estava coberta por algum esquema de seguro de saúde, valor que atingiu, na letra da lei, os 100% em 1978, alcançando o SNS o objectivo da universalidade. Em 1974, Portugal era o país que apresentava os piores índices de cobertura comparativamente com os restantes da UE. A Espanha, por exemplo, nessa época, apresentava uma taxa de cobertura da população de 78%. No entanto, até 1978, Portugal conseguiu que o SNS abrangesse todos os cidadãos, ultrapassando outros países da UE, nomeadamente a Espanha, que nesta altura apresentava uma taxa de cobertura de 84%.

A responsabilidade do Estado quanto aos hospitais também se reforçou de uma maneira significativa, pois as camas hospitalares públicas passaram de cerca de 45% para 83%, do princípio para o final da década de 70, com a "oficialização" dos hospitais distritais e concelhios pertencentes às Misericórdias. Tratou-se de um sinal claro do carácter estratégico deste sector, pelos recursos financeiros envolvidos que, aliás, já eram quase inteiramente assumidos pelo Estado e, ainda, pela necessidade de dinamizar uma política pública que passava necessariamente pela existência de unidades hospitalares com controlo estatal. "A sua oficialização em 1975 não fez mais que reconhecer o carácter público da sua intervenção, dado o fim não-lucrativo com que intervinham e o facto de já serem 95% financiados pelo Estado" (Campos, 1987) e permitiu, juntamente com a cobertura integral dos encargos com a Saúde pelo Orçamento de Estado, concretizada a partir de 1978, que o SNS ganhasse o atributo da universalidade (Campos, 2002).

O distanciamento entre a "primeira linha de defesa" – centros de saúde – e a "segunda linha de defesa" – hospitais – existiu sempre no comportamento dos agentes e também nas políticas de saúde. Mas se a intervenção político-normativa do Estado se centrou em torno da saúde pública, o maior investimento financeiro foi canalizado, em 1980, para os hospitais como indica o quadro 14.

QUADRO 14
Percentagem do orçamento dos hospitais no orçamento do SNS, em Portugal, em 1977 e 1980

	Orçamento dos hospitais (% orçamento do SNS)
1977	45,6
1980	50,2

Fonte: Departamento de Gestão Financeira, 1983

Portugal não fugiu à regra na prioridade a conceder ao médico de família, que se desenha nos anos setenta em toda a Europa e que está associado "...à ideia de que a equidade do sistema só se consegue quando toda a população – mas toda – tenha as suas necessidades básicas ou "primárias", minimamente cobertas pelos serviços" e confiava-se que "se o utente conhecer bem o seu clínico geral e for por ele conhecido, deixará de haver a actual procura incontrolável de serviços de urgência, onde o doente é desconhecido de quem o atende [...]. O médico actua como dissuasor da procura desnecessária, mas controlando sempre as situações e seleccionando, pela prática que lhe advém do conhecimento das pessoas a seu cargo, as circunstâncias em que pode e deve orientar o seu utente aos escalões cada vez mais diferenciados..." (Campos, 1983).

Porém, só em 1982, após tentativas frustadas em 1977 e 1980, é criada a carreira de clínica geral e definido este médico como "... um profissional habilitado para prestar cuidados primários a indivíduos e famílias e, mais amplamente, a populações definidas que lhe sejam confiadas, exercendo a sua intervenção em termos de generalidade e continuidade dos cuidados, de personalização das relações com os assistidos, de informação sócio-médica e de integração nos objectivos genéricos do Serviço Nacional de Saúde"[39].

Igualmente o Serviço Médico à Periferia, criado em Julho de 1975, permitiu o funcionamento de estruturas de saúde, em especial dos centros de saúde, que não dispunham de médicos e, assim, credibilizar o emergente Serviço Nacional de Saúde, melhorar a cobertura médica das populações e dar maior sustentabilidade à formação dos jovens médicos.

5.2. A responsabilidade financeira

Utilizando alguns indicadores financeiros pode avaliar-se a tradução da responsabilidade do Estado nas despesas em saúde.

De 1974 até 1980 Portugal aumentou os gastos totais em saúde em cerca de 40%, correspondendo a um aumento médio anual de 5,9% (*vide* quadro 15), com um crescimento muito significativo nos dois anos a seguir à Revolução e com um decréscimo até ao final da década. A média dos gastos totais em saúde na UE cresceu cerca de 20%, com um aumento médio anual de 3,7%, o que significa que o nosso país investiu proporcionalmente mais em saúde que a média dos países da Europa comunitária.

---

[39] De acordo com o artigo 20.º, n.º 1 do Decreto-lei n.º 310/82, de 3 de Agosto.

QUADRO 15
**Gastos totais em saúde, em percentagem do PIB,
em Portugal, entre 1974 e 1980**

	Portugal	Média	Máx.	Min.
1974	3,9	5,7	8,0	3,6
1975	5,4	6,4	8,8	4,9
1976	5,2	6,4	8,7	5,0
1977	4,7	6,5	8,8	4,7
1978	4,9	6,6	8,9	4,9
1979	4,8	6,6	8,8	4,8
1980	5,6	7,0	9,1	5,4

Fonte: OECD Health Data 2002

Nota: Média, Máx. e Min. referem-se a valores médios, máximos e mínimos dos países da União Europeia

Como se observa no quadro 15, apesar do esforço financeiro referido, a linha relativa a Portugal encontra-se sempre abaixo da média comunitária e coincidente ou muito próximo do valor mínimo.

Utilizando dois outros indicadores financeiros globais pode ser analisado o modo como os gastos totais se repartem em gastos públicos e gastos privados (*vide* quadro 16).

QUADRO 16
Gastos públicos e privados em saúde, em percentagem do PIB,
em Portugal, de 1974 a 1980

	Gastos públicos em saúde (% do PIB)				Gastos privados em saúde (% do PIB)			
	Portugal	Média	Máx.	Min.	Portugal	Média	Máx.	Min.
1974	2,5	4,6	6,8	2,0	1,5	1,3	2,3	0,5
1975	3,2	5,0	7,1	2,0	2,2	1,3	2,3	0,4
1976	3,4	5,1	7,4	2,3	1,8	1,3	2,2	0,4
1977	3,3	5,2	8,3	2,5	1,4	1,3	2,2	0,5
1978	3,3	5,4	8,4	2,6	1,6	1,3	2,3	0,4
1979	3,3	5,4	8,2	2,6	1,5	1,2	2,4	0,4
1980	3,6	5,7	8,7	2,9	2,0	1,3	2,9	0,4

Fonte: OECD Health Data 2002

Nota: Média, Máx e Min. referem-se a valores médios, máximos e mínimos dos países da União Europeia

Após 1974, com o assumir por parte do Estado da responsabilidade financeira da saúde, o Estado aumenta a sua despesa, em todo este período, em cerca de 40% – de 2,5% para 3,6% do PIB – como se observa no quadro 16. No mesmo período, o aumento dos gastos médios públicos da UE foi de cerca de 30%. Comparando Portugal com a UE, verifica-se que o nosso País se mantém sempre abaixo da média comunitária, muito abaixo do país com maior taxa de investimento público e muito próximo do valor mais baixo.

Quanto aos gastos privados e contrariamente ao que seria de esperar, face ao discurso político e aos diplomas publicados, os portugueses gastaram mais em saúde, em percentagem do PIB, do que a média dos países da UE. Os gastos privados em Portugal aumentaram, em per-centagem do PIB, de 1,5% em 1974 para 2,0% em 1980, o que corresponde a um acréscimo de 30%. Ou seja, o esforço das famílias para financiar a saúde foi quase tão elevado como o esforço do Estado, demonstrando que o SNS não alcançou o objectivo da gratuitidade. No mesmo espaço de tempo, o aumento percentual dos gastos privados médios da UE foi de apenas 5%, o que significa que o esforço para pagar o aumento dos custos em saúde foi, nesses países, fundamentalmente realizado por fundos públicos, contrariamente ao que aconteceu em Portugal. Aliás, assinala-se, no nosso país, o forte crescimento dos gastos privados de 1974 para 1975. Tal significa, também, que o sector privado não saiu prejudicado com o discurso e as normas que responsabilizavam de uma forma tão clara o Estado com a saúde dos portugueses. Comparando os anos de 1970, 1975 e 1980 afirmava-se que "...uma das características do sector privado da saúde português [...] é ele ser, relativamente ao sector público, um importante prestador de serviços. A comprová-lo verifica-se (em 1980) que cerca de 30% das despesas do SNS se destinam a transferências para o sector privado" (Campos, 1987).

Outros indicadores financeiros mostram a evolução da intervenção do Estado na saúde, de 1977 a 1980, como é o caso da percentagem do orçamento do SNS no OGE.

QUADRO 17
Percentagem dos orçamentos do SNS no OGE, em Portugal, de 1977 a 1980

	Orçamento do SNS (% OGE)
1977	15,6
1978	13,8
1979	12,8
1980	11,5

Fonte: Mantas, 1984

No quadro 17 constata-se, ao longo do período em análise, a diminuição da contribuição do Orçamento Geral do Estado para o orçamento do SNS, devendo-se, em parte, ao facto de se utilizarem diversas fontes de financiamento público, para além do SNS[40].

---

[40] Efectivamente assistiu-se neste período ao crescimento do orçamento da ADSE a um ritmo muito superior ao do Orçamento do Estado.

5.3. O emprego na saúde

Como decorre do quadro 18, é notório o aumento dos efectivos no sector da saúde, entre 1974 e 1980, a que corresponde um crescimento de 10% e, em termos absolutos, um aumento de, aproximadamente, 9000 pessoas.

No entanto, estes valores, quando comparados com os valores médios da UE, são ainda modestos. Porém, no respeitante a médicos, Portugal estava muito próximo da média europeia, com um aumento percentual, neste período, de cerca de 67%.

QUADRO 18
Densidade de emprego na saúde e de médicos, por 1000 habitantes, em Portugal, de 1974 a 1980

	Densidade de emprego na saúde (/1 000 habitantes)				Densidade de médicos (/1 000 habitantes)			
	Portugal	Média	Máx.	Min.	Portugal	Média	Máx.	Min.
1974	8,0	16,7	37,1	5,7	1,2	1,5	2,0	1,1
1975	8,4	17,9	38,8	6,0	1,2	1,6	2,0	1,1
1976	8,6	17,3	41,3	6,1	1,3	1,7	2,1	1,2
1977	8,8	18,2	43,1	6,3	1,5	1,7	2,2	1,2
1978	9,5	19,0	46,2	6,4	1,7	1,8	2,3	1,2
1979	9,7	21,1	48,1	6,8	1,9	1,9	2,3	1,3
1980	9,1	19,6	50,5	6,9	2,0	2,0	2,4	1,3

Fonte: OECD Health Data 2002
Nota: Média, Máx. e Min. referem-se a valores médios, máximos e mínimos dos países da União Europeia

O número de enfermeiros também teve uma evolução positiva neste período, de cerca de 21%, como se pode constatar pelo quadro 19[41].

---

[41] É verdade, porém, que não será alheio a este crescimento a extinção dos cursos de auxiliares de enfermagem, em 1975, e a integração destes profissionais, com pelo menos três anos de serviço, na carreira de enfermagem.

QUADRO 19
Número de enfermeiros em Portugal, em 1975 e 1980

	Enfermeiros
1975	18 593
1980	22 144

Fonte: OECD Health Data 2002

5.4. A utilização dos serviços

Quanto à utilização dos serviços, este foi um período de forte crescimento, com especial relevo para as urgências, cujo número mais que duplicou (*vide* quadro 20)

QUADRO 20
Utilização dos serviços, em Portugal, em 1975 e 1980

	Urgências	Consultas	Doentes tratados
1975	2 110 000	24 878 300	362 200
1980	4 758 200	28 030 600	449 700
Δ%	125%	12,7%	24,2%

Fonte: Barreto, 1996

6. As políticas de saúde dos governos da Aliança Democrática, no início da década de oitenta

Alguns dos diplomas publicados, ainda em 1979, pelo V Governo Constitucional e que preenchiam o desenho organizativo da

Lei do SNS, foram suspensos[42] em Janeiro de 1980 pelo Governo da Aliança Democrática que vencera as eleições legislativas de Dezembro de 1979.

Quatro destes diplomas acabariam por ser revogados em Abril de 1980[43]: a criação da carreira de clínico geral e a reestruturação da carreira de saúde pública; a reorganização das administrações distritais de serviços de saúde; a criação do Departamento de Cuidados de Saúde Primários da Administração Central de Saúde; e a criação dos centros comunitários de saúde e a regulamentação dos órgãos locais do SNS.

Este foi o período em que, de uma forma mais consistente e determinada, do ponto de vista ideológico e da sustentabilidade financeira do SNS, se colocou seriamente a possibilidade de se desenvolver uma alternativa ao SNS, desde logo no programa do VI Governo Constitucional, claro no seu propósito de rever a Lei de Bases do SNS.

A revisão constitucional de 1982, numa altura em que a Aliança Democrática ainda governava o País, não alterou, porém, os dois princípios socializantes mais emblemáticos: a criação de um serviço nacional de saúde universal, geral e gratuito (n.º 2 do artigo 64.º) e a socialização da medicina e dos sectores médico-medicamentosos. Apenas foi acrescentado ao artigo 64.º um número 4 que afirma que "o serviço nacional de saúde tem gestão descentralizada e participada".

As prioridades políticas da revisão constitucional centravam-se, porém, no papel do Estado face à economia e na definição dos órgãos de controlo constitucional e a Saúde não era suficientemente importante para merecer honra de moeda de troca no processo de revisão constitucional.

As obrigações constitucionais impuseram, também, limites aos projectos de extinção do Serviço Nacional de Saúde através da lei ordinária. Esclarecedor é o Acórdão n.º 39/84, de 11 de Abril, do Tribunal Constitucional que declara inconstitucional o artigo 17.º do Decreto-lei n.º 254/82, de 29 de Junho, que revogara a maior parte da Lei n.º 56/79, traduzindo-se na extinção do Serviço Nacional de Saúde[44].

---

[42] Nos termos da Resolução do Conselho de Ministros n.º 1/80, de 10 de Janeiro.
[43] De acordo com o Decreto-lei n.º 81/80, de 19 de Abril.
[44] Tendo como Relator o Conselheiro Vital Moreira, o acórdão do Tribunal Constitucional afirmava: "não é a Lei n.º 56/79, em si mesma, que não pode ser revogada – é apenas o Serviço Nacional de Saúde que, uma vez criado, não pode ser abolido. A lei pode ser revogada, desde que outra a substitua e mantenha o Serviço Nacional de

Aliás, só com a segunda revisão constitucional, em 1989, o primeiro princípio do artigo 64.º passa a ter uma outra redacção: "serviço nacional de saúde universal e geral e, tendo em conta as condições económicas e sociais dos cidadãos, tendencialmente gratuito" e, no segundo, se abandona a redacção radical da socialização da medicina e dos sectores médico-medicamentosos (de resto nunca tentada), para se limitar à expressão ambígua de socialização dos custos dos cuidados médicos e medicamentosos.

Afirma Boaventura Sousa Santos que a segunda revisão constitucional eliminou os últimos vestígios do programa socialista (Santos, 1993a).

Identificam-se de seguida os principais resultados observados nesta fase.

6.1. Os resultados em saúde

Conforme se infere do quadro 21, doze anos após o anúncio da criação de um Serviço Nacional de Saúde, Portugal continuava a ter os piores valores em termos de mortalidade infantil e perinatal, apesar da notória melhoria neste período e da convergência para os valores médios europeus.

Saúde. O Serviço Nacional de Saúde pode ser modificado; só a existência de um Serviço Nacional de Saúde passou a ser um dado adquirido no património do direito à saúde, sendo, como tal, irreversível (a não ser mediante revisão constitucional que o permitisse) [...]. O Governo incorreu numa acção inconstitucional cujo resultado pode e deve ser impedido em sede de fiscalização da constitucionalidade. A obrigação que impunha ao Estado a constituição do Serviço Nacional de Saúde transmuta-se em obrigação de não o extinguir".

QUADRO 21
Mortalidade infantil, mortalidade perinatal e esperança de vida, em Portugal, de 1981 a 1986

	Mortalidade infantil (‰)				Mortalidade perinatal (‰)				Esperança de vida (H e M)
	Portugal	Média	Máx.	Min.	Portugal	Média	Máx	Min.	Portugal
1981	21,8	11,7	21,8	6,6	24,5	12,9	24,5	7,7	72,8
1982	19,8	11,1	19,8	6,1	23,8	12,4	23,8	7,4	72,6
1983	17,8	10,5	17,8	6,1	21,4	11,9	21,4	7,3	72,8
1984	16,7	10,1	16,7	6,4	21,0	11,4	21,0	7,3	72,9
1985	17,8	9,7	17,8	6,3	21,5	10,9	21,5	7,3	72,9
1986	15,9	9,2	15,9	5,8	19,9	10,4	19,9	6,4	73,3

Fonte: OECD Health Data 2002

Nota: Média, Máx. e Min. referem-se a valores médios, máximos e mínimos dos países da União Europeia

6.2. A responsabilidade financeira

De acordo com o quadro 22 os gastos totais em saúde, contrariamente ao que aconteceu no período anterior, nem sempre aumentaram. De 1981 a 1984, Portugal investiu menos em saúde e o aumento percentual global foi de apenas 13,5%, longe, portanto dos 40% registados entre 1974 e 1980.

QUADRO 22
Gastos totais em saúde, em percentagem do PIB,
em Portugal, de 1981 a 1986

	Portugal	Média	Máx.	Min.
1982	5,9	7,2	9,3	5,6
1982	5,9	7,3	9,1	5,6
1983	5,6	7,2	9,0	5,6
1984	5,6	7,1	9,1	5,5
1985	6,0	7,2	9,3	5,4
1986	6,7	7,2	9,1	5,4

Fonte: OECD Health Data 2002
Nota: Média, Máx e Min referem-se a valores médios, máximos e mínimos dos países da União Europeia

O quadro 23 mostra que o Estado diminuiu percentualmente os seus gastos em saúde e os particulares aumentaram-nos, traduzindo a afirmação política de limitar a responsabilidade financeira do Estado, apesar da criação recente do SNS. Assim, os gastos públicos tiveram um decréscimo global de 7,5%, enquanto que os gastos privados aumentaram cerca de 45%.

QUADRO 23
Gastos públicos e privados em saúde, em percentagem do PIB,
em Portugal, de 1981 a 1986

	Gastos públicos em saúde (% do PIB)				Gastos privados em saúde (% do PIB)			
	Portugal	Média	Máx.	Min.	Portugal	Média	Máx.	Min.
1981	3,8	5,9	8,5	3,8	2,1	1,4	2,3	0,4
1982	3,3	5,9	8,6	3,3	2,6	1,4	2,6	0,4
1983	2,9	5,8	8,5	2,9	2,6	1,5	2,6	0,6
1984	2,9	5,6	8,3	2,9	2,7	1,5	2,7	0,6
1985	3,3	5,6	7,9	3,3	2,7	1,5	2,7	0,6
1986	3,5	5,6	7,6	3,5	3,2	1,6	3,2	0,6

Fonte: OECD Health Data 2002
Nota: Média, Máx. e Min. referem-se a valores médios, máximos e mínimos dos países da União Europeia

O desinvestimento público reflecte-se, também, na diminuição do peso do orçamento do SNS no Orçamento Geral do Estado (*vide* quadro 24).

QUADRO 24
Percentagem dos orçamentos do SNS no OGE, em Portugal, de 1981 a 1986

	Orçamento do SNS (% OGE)
1981	12,5
1982	10,5
1983	9,3
1984	10,5
1985	10,6
1986	10,2

Fonte: DGFSS, 1983, 1984, 1987

A estrutura de custos do SNS de 1982 a 1986 é apresentada no quadro 25.

QUADRO 25
Estrutura de custos no orçamento do SNS, em Portugal, com valores em percentagem do orçamento do SNS, em 1982 e 1986

	Pessoal	Consumos	Transferências para o sector privado		
			Convencionados	Farmácias	Total
1982	50,3	14,3	sd	sd	31,7
1986	47,1	18,7	12,6	20,6	33,2

Fonte: DGFSS, 1983, 1987
Nota: sd significa sem dados.

O peso do pessoal vai diminuindo, de 50,3% em 1982 para 47,1% em 1986, ao mesmo tempo que as transferências para o sector privado vão aumentando. A decomposição das transferências para o sector privado em 1986 mostra-nos que são os pagamentos às farmácias que têm um maior peso.

A eficiência começava a preocupar seriamente dirigentes e investigadores, que apontavam a dimensão excessiva do montante das transferências para o sector privado (cerca de 34%, em 1983), através das convenções em meios complementares de diagnóstico e terapêutica e das comparticipações do SNS nos custos dos medicamentos prescritos em ambulatório. Portugal era, já nessa altura, o país da OCDE em que a percentagem de gastos com medicamentos em relação às despesas públicas com saúde era mais elevada e o sector privado realizava 62% do número de análises e 54% dos exames de radiologia. "No nosso país, através das consultas de cuidados primários podem ser requisitados, directamente ao sector privado, quaisquer exames e tratamentos especializados. Não há controlo das requisições e, num grande número de casos, os prestadores privados de serviços de saúde são, também, funcionários dos próprios serviços" (Mantas, 1984). O Serviço Nacional de Saúde era proprietário e prestador quase exclusivo dos cuidados de hospitalização e meramente pagador dos cuidados ambulatórios que incorporam tecnologia e essa tendência agravara-se entre 1974 e 1984 pois a importância das transferências para o sector privado no total dos gastos públicos acentuara-se de 29,8% para 33,8% (Campos, 1987).

Para além da eficiência, outra preocupação crescente com o SNS decorria das assimetrias regionais. Na mesma época era já clara a diferença das capitações das despesas em saúde, que penalizava os cidadãos dos distritos do Norte e ainda os de Aveiro, Viseu e Guarda, na zona Centro.

6.3. O emprego na saúde

O quadro 26 mostra como evoluiu neste período o emprego na área da saúde.

QUADRO 26
Densidade de emprego na saúde e de médicos,
por 1000 habitantes, de 1981 a 1986

	Densidade de emprego na saúde (/1 000 habitantes)				Densidade de médicos (/1 000 habitantes)			
	Portugal	Média	Máx.	Min.	Portugal	Média	Máx.	Min.
1981	9,7	21,3	51,9	7,1	2,1	2,1	2,9	1,3
1982	10,7	21,3	52,1	8,6	2,2	2,2	3,1	1,3
1983	10,1	18,8	53,1	8,9	2,3	2,3	3,4	1,4
1984	9,9	19,3	54,9	8,4	2,4	2,3	3,6	1,4
1985	10,2	21,2	51,5	9,1	2,5	2,4	3,8	1,4
1986	10,3	21,9	52,7	9,6	2,6	2,4	4,0	1,4

Fonte: OECD Health Data 2002

Nota: Média, Máx. e Min. referem-se a valores médios, máximos e mínimos dos país e da União Europeia

Ao contrário do que aconteceu entre 1974 e 1980, em que o número de pessoas a trabalhar no sector da saúde cresceu cerca de 10%, no período em análise verificou-se uma relativa estagnação, ao mesmo tempo que a média da UE continuava a crescer, o que significava um claro afastamento do paradigma europeu. O mesmo não se passou no respeitante a médicos, situação em que Portugal ultrapassou, em 1984, a média da União Europeia.

A evolução do número de enfermeiros, em termos absolutos, é apresentado no quadro 27. O crescimento de cerca de 11% é, porém, claramente inferior ao do período anterior, que se cifrou em 21%.

QUADRO 27
Número de enfermeiros em Portugal, em 1980 e 1985

Ano	Número de Enfermeiros
1980	22 144
1985	24 677

Fonte: OECD Health Data 2002

6.4. A utilização dos serviços

A utilização dos serviços entre 1980 e 1985 (*vide* quadro 28) foi diferente: a urgência cresceu de uma forma menos significativa, o número de consultas decresceu[45] e o número de doentes tratados cresceu mais moderadamente.

QUADRO 28
Utilização dos serviços em Portugal, em 1980 e 1985

	Urgências	Consultas	Doentes tratados
1980	4 758 200	28 030 600	449 700
1985	6 373 000	23 229 799	505 900
Δ%	33,9%	-17,1%	12,5%

Fonte: Barreto, 1996

---

[45] Uma explicação possível para esta situação resulta do encerramento dos postos dos Serviços Médico-Sociais (antigas Caixas de Previdência) e a criação, em 1982, dos novos centros de saúde e da carreira de medicina geral e familiar. As consultas dos médicos de família desenvolvem-se com maior liberalidade de tempo, sem números mínimos por hora que caracterizavam o funcionamento das antigas Caixas de Previdência e, consequentemente, com redução da produtividade.

7. As políticas de saúde dos governos do Partido Social Democrata, de 1985 a 1995

Algumas propostas que animavam, na década de oitenta, em Portugal, o debate sobre a reforma do sistema de saúde defendiam um papel mais activo do sector privado, uma maior responsabilização individual pelo financiamento, uma orientação empresarial do SNS.

As reformas encetadas, então, em países da Europa eram fortemente influenciadas pela "ideologia de mercado", sobretudo da competição entre prestadores, como forma de ganhar eficiência e também por políticas de prioridades, escolhas e limites nos cuidados públicos de saúde.

Esta doutrina não deixou de influenciar as políticas de saúde dos Governos do PSD, entre 1985 e 1995, embora com diversos cambiantes: enquanto a Ministra Leonor Beleza seguiu uma estratégia de mudança que afrontou importantes grupos de pressão – em especial a Ordem dos Médicos e a Indústria Farmacêutica – os Ministros Arlindo de Carvalho e Paulo Mendo privilegiaram pontuais inovações normativas, a promoção de estudos de análise técnica e a tentativa de pacificação do sector da saúde, abalado com a determinação da Ministra Leonor Beleza e com a alegada corrupção e peculato existentes em altas esferas da Saúde.

Os Relatórios de 2001 e de 2002 do OPSS distinguem três períodos com orientações e prioridades distintas:

- um primeiro, em que a ênfase foi posta na separação entre os sectores público e privado como condição para o desenvolvimento de ambos, produzindo a melhoria das remunerações e condições de trabalho dos profissionais;
- um segundo período, em que essa preocupação se atenuou consideravelmente, em especial a separação entre os sectores público e privado, e a agenda predominante passou a ser o desenho e a implementação de um seguro alternativo de saúde, para além da pacificação da conflitualidade gerada na fase anterior;
- finalmente, um último período, em que a ideia do seguro alternativo foi abandonada, tendo a agenda política passado a centrar-se no aumento do financiamento privado no sistema de saúde e na gestão privada das unidades públicas de saúde (OPSS, 2001 e 2002).

A maior responsabilização financeira individual constava já das propostas elaboradas, em Março de 1992, por uma comissão de que foi relator Paulo Mendo, que viria, aliás, a ser Ministro da Saúde no último dos três períodos acima referidos. Propunha-se que os beneficiários do SNS fossem agrupados, para este efeito, de acordo com os seus rendimentos: um primeiro grupo de menores rendimentos seria comparticipado pelo Estado a 100%, um grupo intermédio pagaria 40% das despesas e o grupo de maiores rendimentos deveria pagar 70% das suas despesas de saúde. Mas propunha também a separação entre entidades financiadoras e prestadores de cuidados, a construção e gestão por empresas privadas das novas unidades de saúde, a concessão de gestão a grupos privados de hospitais e centros de saúde e a opção por seguro privado de saúde com reembolso da capitação financeira atribuída aos cidadãos (Ministério da Saúde, 1992).

Em Dezembro de 1993, numa conferência em Lisboa, Correia de Campos apresenta o documento, "Competição Gerida – Contributos para um Debate Indispensável", no qual analisa o sistema de organização e administração dos hospitais públicos em Portugal, respeitante aos seguintes atributos: propriedade, tutela, modelo de gestão, financiamento e responsabilização. No respeitante ao financiamento, propunha Correia de Campos a criação de agências regionais de financiamento, por conversão parcial das administrações regionais de saúde, podendo os utentes escolher entre a inscrição na agência financiadora regional ou numa companhia ou mútua de seguros. As entidades seguradoras teriam a liberdade de celebrar contratos de prestação de serviços de saúde com hospitais públicos, centros de saúde e prestadores privados, com base na melhor relação qualidade-preço (Campos, 1994).

Em Março de 1995, o Ministério da Saúde, de que era então titular Paulo Mendo, publica o documento de trabalho "Financiamento do Sistema de Saúde em Portugal", da autoria de Diogo de Lucena, Miguel Gouveia e Pedro Pita Barros, que preconizava a introdução da concorrência na gestão do financiamento público, com a criação de mais do que um instituto de gestão do financiamento, a separação entre a prestação de cuidados e o seu financiamento, a introdução de mecanismos de concorrência entre as unidades prestadoras e a alteração do estatuto jurídico das entidades publicas de prestação (Ministério da Saúde, 1995).

Estes dois últimos documentos, que se baseiam nos princípios da competição gerida, apontavam para soluções com evidentes pontos de contacto.

Após os sobressaltos da década de oitenta, os programas eleitorais do PSD e do PS contemplavam, em 1991, concepções não distantes de sistema de saúde, que não se esgotava no SNS, mas defendendo o seu carácter predominantemente público e universal.

Estavam aparentemente reconciliadas, do ponto de vista ideológico, as abordagens socialista e social-democrata em política de saúde. Todavia, as prioridades, e sobretudo, os estilos de governação eram marcadamente diferentes, como se apontou acima.

Contudo, as principais alterações, nesta fase, foram normativas, traduzidas em quatro estratégias, constantes da Lei de Bases da Saúde de 1990 (Lei n.º 48/90, de 24 de Agosto) e do Estatuto do Serviço Nacional de Saúde, de 1993 (Decreto-lei n.º 11/93, de 15 de Janeiro):

- A regionalização da administração dos serviços, com maior autonomia e poderes para coordenar a actividade dos hospitais;
- A privatização de sectores da prestação de cuidados, devendo o Estado promover o desenvolvimento do sector privado e permitir a gestão privada de unidades públicas e a articulação do SNS com unidades privadas;
- A privatização de sectores do financiamento de cuidados, com a concessão de incentivos à opção por seguros privados de saúde e a possibilidade de criação de um seguro alternativo de saúde;
- A articulação de cuidados, com a criação de unidades de saúde, que agrupariam, numa região, hospitais e centros de saúde.

Na verdade, poucos progressos se registaram na aplicação da maioria das medidas legislativas propostas pelos Governos do PSD.

Se a regionalização dos serviços teve desenvolvimentos significativos com a criação das cinco administrações regionais de saúde, os outros objectivos não passaram manifestamente da letra da lei por diferentes razões.

A privatização de sectores da prestação e do financiamento de cuidados partia de um entendimento do SNS como um dos prestadores de cuidados, o que alterava significativamente o modelo de SNS, separando a prestação do financiamento e abrindo neste a opção por empresas seguradoras. Este entendimento obrigava a opções claras, ou mesmo rupturas, que o Governo, em final de legislatura, não quis prosseguir.

O seguro alternativo de saúde (*opting-out*), ao contrário das expectativas do Ministério da Saúde, não recolheu o interesse das empresas seguradoras.

A articulação de cuidados, por alterar culturas organizacionais muito conservadoras, em especial as hospitalares, que dificilmente acolhem sem resistências ventos de mudança, não teve, também, desenvolvimento significativo.

Do conjunto de propósitos terá ficado, no essencial, para além da concepção ampla do sistema de saúde, integrando o SNS, entidades privadas e profissionais liberais e do entendimento dos cidadãos como primeiros responsáveis pela própria saúde, a redução do peso do Estado na provisão de actividades adjectivas nos hospitais (*contracting-out*) e a experiência do Hospital Fernando da Fonseca, como o primeiro hospital público com gestão privada.

Tal significa que os ciclos políticos não traziam rupturas, mas sim alterações, mais ou menos significativas, no mesmo modelo. O exemplo mais frisante de eminência de ruptura protagonizado por Leonor Beleza, com a sua estratégia de separação dos sectores público e privado, perturbou o posicionamento dos partidos políticos e dos sindicatos na relação tradicional entre governo e oposição e entre esquerda e direita. Com efeito, a separação entre sectores público e privado sempre fora uma bandeira da esquerda, embora com diferenças significativas entre o PS e o PCP[46]. Porém, logo a agenda política foi alterada pelo sucessor de Leonor Beleza, com a necessidade de pacificação dos parceiros sociais, mesmo num ambiente de confortável maioria absoluta detida pelo PSD no Parlamento[47].

De seguida analisa-se a evolução dos indicadores em estudo.

---

[46] "A pureza de intenções ao tempo dos verdores revolucionários foi ao ponto de anular soluções mistas pré-existentes – como os quartos particulares nos hospitais oficiais – sob o argumento de que eles constituíam um factor de enriquecimento ilegítimo para os mais activos e eficientes" (Campos, 1987a), enquanto o PCP sempre repudiou o modelo de actividade privada nas unidades públicas.

[47] "A Dr.ª Leonor Beleza (em 1986 e 1987) pretendeu ser ousada: comprimiu gastos, reduziu comparticipações, criou barreiras administrativas, exigiu cumprimento de incompatibilidades, exerceu coacção sobre prescritores [...]. Reduziu o crescimento anual a 8%. Sol de pouca dura. Bloqueado o Ministério por inabilidades várias, ferida a credibilidade do Estado por um longo e desgastante processo parlamentar e judicial [...], a

7.1. Os resultados em saúde

No que respeita à mortalidade infantil e mortalidade perinatal (*vide* quadro 29) o facto marcante a registar corresponde ao abandono de Portugal do último lugar da tabela europeia, que passou a ser ocupado pela Grécia em 1995 e 1993, respectivamente

Também melhorou a esperança de vida, de 73,7 anos em 1987, para 74,9 anos em 1996.

QUADRO 29
**Mortalidade infantil, mortalidade perinatal
e esperança de vida, em Portugal, de 1987 a 1996**

	Mortalidade infantil (‰)				Mortalidade perinatal (‰)				Esperança de vida (H e M)
	Portugal	Média	Máx.	Min.	Portugal	Média	Máx	Min.	Portugal
1987	14,2	9,0	14,2	6,1	18,2	10,1	18,2	7,0	73,7
1988	13,1	8,5	13,1	5,8	16,6	9,4	16,6	6,4	73,7
1989	12,2	8,2	12,2	5,8	16,3	9,2	16,3	6,3	74,2
1990	11,0	7,7	11,0	5,6	14,2	8,7	14,2	6,3	73,9
1991	10,8	7,7	10,8	5,9	13,7	8,5	13,7	5,8	73,8
1992	9,3	7,2	9,3	5,2	11,9	8,0	11,9	5,7	74,4
1993	8,7	6,5	8,7	4,4	10,2	7,6	10,9	5,2	74,3
1994	8,1	6,1	8,1	4,4	9,3	7,5	9,7	5,4	75,1
1995	7,5	5,7	8,1	4,0	9,1	7,6	10,4	5,2	74,9
1996	6,9	5,5	7,2	3,9	8,6	7,4	10,0	5,0	74,9

Fonte: OECD Health Data 2002

Nota: Média, Máx. e Min. referem-se a valores médios, máximos e mínimos dos países da União Europeia

---

substituição governativa impôs-se [...]. E os números traduzem os factos: a necessidade de acalmar em simultâneo interesses contraditórios e de ampliar a ilusão de maior disponibilidade de serviços levou o Dr. Arlindo de Carvalho a libertar os controlos, do que resultaram acréscimos de encargos de 30% em pessoal, 25% em consumos, 23% em convenções e 25% em medicamentos" (Campos, 1992).

7.2. A responsabilidade financeira

O quadro 30 mostra-nos os gastos totais em saúde e compara estes valores com os valores médios, máximos e mínimos da UE.

QUADRO 30
Gastos totais em saúde, em percentagem do PIB, em Portugal, no período entre 1987 e 1996

	Portugal	Média	Máx.	Min.
1987	6,5	7,3	9,2	5,5
1988	6,7	7,3	9,4	5,9
1989	6,2	7,2	8,8	5,9
1990	6,2	7,4	8,7	6,0
1991	6,8	7,7	9,1	6,0
1992	7,0	8,0	9,7	6,2
1993	7,3	8,1	9,7	6,4
1994	7,3	8,0	9,8	6,1
1995	8,3	8,1	10,2	6,4
1996	8,5	8,2	10,6	6,4

Fonte: OECD Health Data 2002

Nota: Média, Máx. e Min. referem-se a valores médios, máximos e mínimos dos países da União Europeia

Nos dez anos em análise, distinguem-se dois períodos: no primeiro, entre 1987 e 1990, é visível o esforço para a contenção de gastos, com a percentagem do PIB a diminuir em 1989 e a estagnar em 1990; após 1991 a fatia do PIB afecta à Saúde cresce sempre. Globalmente, o aumento percentual de 1987 a 1996 foi de quase 24%, enquanto que a média da UE cresceu 10%. Recorde-se que, de 1974 a 1980 o crescimento foi de 40%, e de 1981 a 1986 foi de apenas 10%.

No entanto, é necessário conhecer quem mais pagou, entre o Estado e os utilizadores de cuidados de saúde. O quadro 31 apresenta-nos a decomposição dos gastos totais em públicos e privados.

Quadro 31
Gastos públicos e privados em saúde, em Portugal, entre 1987 e 1996

	Gastos públicos em saúde (% do PIB)				Gastos privados em saúde (% do PIB)			
	Portugal	Média	Máx.	Min.	Portugal	Média	Máx.	Min.
1987	3,3	5,6	7,6	3,3	3,1	1,7	3,1	0,4
1988	3,6	5,6	7,5	3,6	3,1	1,7	3,1	0,4
1989	3,3	5,5	7,6	3,3	2,9	1,7	2,9	0,4
1990	4,1	5,8	7,6	4,1	2,1	1,7	2,8	0,4
1991	4,3	6,0	7,4	4,3	2,5	1,8	3,0	0,4
1992	4,2	6,1	7,6	4,2	2,8	1,9	3,0	0,4
1993	4,6	6,2	7,5	4,6	2,7	1,9	3,4	0,5
1994	4,6	6,0	7,6	4,6	2,7	2,0	4,2	0,5
1995	5,1	6,0	8,0	4,8	3,2	2,0	4,0	0,5
1996	5,5	6,1	8,3	4,9	3,4	2,1	4,0	0,5

Fonte: OECD Health Data 2002

Nota: Média, Máx. e Min. referem-se a valores médios, máximos e mínimos dos países da União Europeia

O estudo do quadro 31 permite verificar um crescimento dos gastos públicos de 3,3% para 5,5% do PIB, o que representa um aumento percentual de 66%, porventura influenciado pelo custo imputável ao novo sistema retributivo na função pública, criado em 1989.

O aumento da despesa privada não atingiu 10%, o que significa que neste período, ao contrário do que aconteceu de 1981 a 1986, foi o Estado quem mais contribuiu para financiar os custos da saúde. Na UE os gastos públicos, neste mesmo período, apenas aumentaram 9%, enquanto que os gastos privados tiveram um acréscimo de 23,5%.

Porém, a exemplo do que se referiu a propósito do quadro anterior, distingue-se num primeiro período, entre 1987 e 1990, um esforço para a contenção de gastos do Estado e, num segundo período, após 1990, um acentuado crescimento das despesas públicas.

O investimento público neste período reflecte-se, também, no aumento do peso do orçamento do SNS no OGE (*vide* quadro 32)

QUADRO 32
**Percentagem dos orçamentos do SNS no OGE,
em Portugal, entre 1987 e 1994**

	Orçamento do SNS (% OGE)
1987	10,2
1988	10,0
1989	10,0
1990	10,0
1991	11,4
1992	11,1
1993	11,7
1994	11,5

Fonte: DGFSS, 1990, 1992 e IGIF, 1994, 1995, 1997

Ao contrário do que aconteceu no período anterior (de 1981 a 1986), em que diminuiu o peso do pessoal, neste período acontece o contrário, ou seja, de 1987 a 1991 verifica-se um aumento da percentagem dos encargos do SNS com pessoal, embora com uma ligeira descida a partir de 1992. Verifica-se também uma diminuição do peso relativo das transferências para o sector privado, constituindo, naturalmente, os pagamentos às farmácias a rubrica com maior peso (*vide* quadro 33).

QUADRO 33
**Estrutura de custos no orçamento do SNS, com valores em percentagem
do orçamento do SNS, em Portugal, entre 1987 e 1993**

	Pessoal	Consumos	Transferências para o sector privado		
			Farmácias	Convencionados	Total
1987	46,1	19,0	21,5	11,9	33,4
1988	49,0	19,4	19,9	11,8	31,7
1989	51,3	19,6	18,3	10,8	29,1
1990	52,9	18,4	17,8	10,3	28,1
1991	53,5	19,2	17,3	9,9	27,2
1992	53,3	19,7	16,9	10,1	27,0
1993	51,2	21,7	17,4	9,7	27,1

Fonte: DGFSS, 1990, 1992 e IGIF, 1994, 1995

7.3. O emprego na saúde

O quadro 34 traduz a evolução dos recursos humanos a trabalhar no sector da saúde.

QUADRO 34
Densidade de emprego na saúde e de médicos, por 1000 habitantes, entre 1987 e 1996

	Densidade de emprego na saúde (/1 000 habitantes)				Densidade de médicos (/1 000 habitantes)			
	Portugal	Média	Máx.	Min.	Portugal	Média	Máx.	Min.
1987	10,1	22,2	52,7	9,3	2,6	2,5	4,2	1,4
1988	10,3	21,9	54,0	9,6	2,7	2,6	4,3	1,5
1989	10,8	22,4	53,6	10,7	2,8	2,7	4,5	1,4
1990	11,0	22,5	52,7	11,0	2,8	2,7	4,7	1,4
1991	11,3	23,3	51,3	11,3	2,9	2,8	4,9	1,4
1992	11,5	23,2	46,7	11,5	2,9	2,9	5,0	1,5
1993	11,3	24,4	43,4	11,3	2,9	2,9	5,5	1,6
1994	11,7	23,6	41,6	11,7	2,9	3,0	5,6	1,6
1995	12,0	22,6	39,0	12,0	3,0	3,1	5,7	1,6
1996	12,3	22,1	40,2	12,3	3,0	3,1	5,7	1,7

Fonte: OECD Health Data 2002

Nota: Média, Máx. e Min. referem-se a valores médios, máximos e mínimos dos países da União Europeia

Ao contrário do observado no período anterior, em que o número de pessoas a trabalhar na Saúde quase estagnou, mas o número de médicos por 1000 habitantes ultrapassou a média da UE, nesta fase (de 1987 a 1996) verifica-se, de algum modo, o contrário: um aumento do número de efectivos a trabalhar na Saúde – cerca de 20.000 pessoas – e um número de médicos por 1000 habitantes, no final do período, ligeiramente abaixo do observado na UE.

O número de enfermeiros teve uma evolução positiva, de cerca de 33%, como fica demonstrado no quadro 35, claramente superior ao do período anterior (8%).

QUADRO 35
Número de enfermeiros em Portugal, em 1987, 1990 e 1996

Ano	Número de Enfermeiros
1987	25 777
1990	27 652
1996	34 509

Fonte: OECD Health Data 2002

7.4. A utilização dos serviços

A utilização dos serviços, de 1985 para 1994, traduziu-se numa evolução positiva muito significativa – 41,5% nas consultas, 55% nas urgências e 62,8% nos doentes tratados nos hospitais (*vide* quadro 36).

QUADRO 36
Utilização dos serviços em 1985, 1990 e 1994

	Urgências	Consultas	Doentes tratados
1985	6 373 000	23 629 700	505 900
1990	9 270 700	30 023 000	659 700
1994	9 878 500	33 428 600	823 600
Δ% 94/85	55,0%	41,5%	62,8%

Fonte: Barreto, 1996

8. As políticas de saúde dos governos do Partido Socialista, de 1995 a 2001

Quando comparados os programas políticos dos quatro maiores partidos para as eleições legislativas de 1995, constatava-se um largo consenso na manutenção do SNS como garante da universalidade da cobertura. Todavia a coincidência de opiniões ia mais longe:

- A separação entre financiamento e prestação e a própria separação entre financiamento e regulação do sistema;
- A criação de um mercado interno regulado pelo Estado;
- A concessão de maior autonomia e responsabilização às unidades prestadoras públicas;
- A alteração do processo de financiamento das entidades prestadoras – hospitais e centros de saúde;
- A afectação regional do financiamento de acordo com padrões de consumo efectivo de cuidados.

O programa eleitoral do Partido Socialista, em 1995, era a este respeito de uma grande clareza ao desenvolver um conjunto de princípios de reforma do sistema de saúde, que permitia a identificação dos sectores ou dos agentes responsáveis pelo imobilismo e ineficiência do sistema e admitia a concessão de gestão de unidades públicas ao sector privado e a empresarialização dos hospitais públicos.

Esta determinação em período pré-eleitoral foi atenuada no programa do XIII Governo que, embora afirmasse a necessidade de uma reforma profunda mas gradual do SNS, limitava as medidas a adoptar durante a legislatura a aspectos avulsos ou abstractos, como tornar previsíveis as receitas públicas a atribuir ao sector, manter o equilíbrio orçamental, responsabilizar financeiramente os prestadores públicos e promover a equidade.

Era já possível, então, antever que o Governo não tencionava encetar um processo global de reforma do sistema de saúde e, efectivamente, as prioridades políticas anunciadas centravam-se na educação e no combate à pobreza.

A este respeito lê-se no Relatório de Primavera de 2001 do OPSS que a não atribuição de prioridade política à reforma da saúde traduziu-se na "indisponibilidade para correr riscos políticos com o aumento de tensões e confrontações que inevitavelmente estão associadas a reformas desta natureza" (OPSS, 2001).

O modelo defendido pelo primeiro governo do PS era, porém, marcadamente ideológico ao travar o afastamento do Estado na área da Saúde, que se desenhava anteriormente, afirmando-se como prioritário o investimento no potencial do SNS.

A este respeito é frisante o desacordo do PS, em 1997, a uma proposta de alteração do artigo 64.º da Constituição avançada pelo PSD, de entendimento do sistema de saúde integrando as entidades públicas e privadas e da revogação dos princípios do SNS tendencialmente gratuito e da socialização dos custos dos cuidados médicos e medicamentosos.

É, portanto, este, um modelo coincidente com o objectivo central das reformas dos sistemas de saúde fixado na Carta de Ljubljana da Região Europa da OMS de 1996 – a melhoria da saúde dos cidadãos (WHO, 1996) – e com o abandono doutrinal do princípio de "mais mercado" nos sistemas de saúde europeus.

Neste sentido, é publicado em 1997 pela Direcção-Geral da Saúde o volume "A Saúde dos Portugueses", que pretende ser "...uma síntese de ideias, um repositório de referências relevantes, uma compilação de factos que orientem, facilitem e apoiem as acções que promovam a saúde dos portugueses" (Ministério da Saúde, 1997).

O documento identifica um conjunto de ideias e de factos relevantes que a seguir se sintetizam:

1. Existem estilos de vida que influenciam a saúde dos portugueses, de que se destacam:

    - Os acidentes – em casa, nos lugares de trabalho e de recreio, nas praias e em especial nas estradas. Os acidentes constituem a primeira causa de morte nas crianças e nos adolescentes;
    - O tabagismo, responsável, em larga medida pelo cancro do pulmão e que é responsável por morte de cerca de 2 500 pessoas por ano;
    - O regime alimentar e o sedentarismo, que se podem associar à elevada incidência da doença isquémica do coração – causa de morte de cerca de 7 000 pessoas por ano – ao cancro do cólon e do recto;
    - O alcoolismo, a toxicodependência e o HIV/SIDA, que têm uma elevada incidência em Portugal.

2. A tuberculose pulmonar, que permanece como um problema de saúde, ainda mais complexo quando associada à SIDA.
3. A saúde da mulher, particularmente os efeitos da interrupção voluntária da gravidez, o cancro da mama, as alterações vasculares e ósseas (osteoporose) resultantes das modificações hormonais da menopausa, a depressão.
4 O desenvolvimento da criança, com destaque para os casos de maus tratos e de abusos e os cuidados especiais a prestar às crianças deficientes ou inadaptadas.
5. Os acidentes vasculares cerebrais, que se estimavam em cerca de 29 000 casos por ano, constituindo a primeira causa de morte.
6. As emergências de saúde pública, respeitantes à contaminação de alimentos, à qualidade das águas ou a surtos epidémicos.
7. As assimetrias regionais nos resultados em saúde, com expressão na mortalidade infantil, que, no quinquénio 1992-96, foi no distrito de Bragança quase 2,5 superior (13,3/1000) ao registado em Santarém (5,8/1000).
8. A percentagem relativamente elevada de portugueses que não estão satisfeitos com a sua saúde, de acordo com os resultados do Inquérito Nacional de Saúde, realizado em 1995: 35,6% dos homens consideraram muito boa/boa a sua saúde e apenas 25,4% das mulheres tinham a mesma opinião, piorando a percepção do estado de saúde à medida que a idade vai aumentando.

Ainda em 1997 é apresentado pelo Ministério da Saúde um documento marcadamente político, "Saúde, um Compromisso. A Estratégia de Saúde para o virar do Século (1998-2002)", revisto em 1999, no qual se apresenta um conjunto de princípios e objectivos para "uma nova política", de reforço da componente pública do sistema, de que se destacam três aspectos nucleares:

- A contratualização, como uma nova relação entre os contribuintes, os seus agentes financiadores de serviços e os prestadores de cuidados;
- Uma nova administração pública da saúde, com a reforma da gestão de centros de saúde e de hospitais;
- A remunerações dos profissionais associadas ao desempenho.

Menos convictamente do que no programa eleitoral, em matéria de abertura ao sector privado, o Governo procurava "substituir o tradicional modelo público integrado por um modelo contratual, combinando o financiamento essencialmente público com um sistema de contratos entre pagadores e prestadores que se encontrem funcionalmente separados" (Ministério da Saúde, 1999).

Neste documento apontam-se como mudanças estruturais, com decisões já tomadas, diversas intervenções, de que se destacam:

- Os centros de saúde de 3ª geração. A legislação (Decreto-lei n.º 157/99, de 10 de Maio) atribuía personalidade jurídica, autonomia administrativa, técnica e financeira aos centros de saúde de maior dimensão e contemplava a organização por equipas em unidades tecnicamente autónomas mas interligadas. O funciona-mento por pequenas equipas multidisciplinares permitiria, de acordo com o legislador, que as remunerações dos profissionais, em especial as dos médicos, pudessem tomar em consideração critérios explícitos de desempenho, aliás, já previstos no regime remuneratório experimental dos médicos de clínica geral (Decreto--lei n.º 117/98, de 5 de Maio), baseada numa capitação ajustada aos doentes inscritos na sua lista, ponderada por um número seleccionado de factores de desempenho. O passo seguinte, que não chegou a ser dado, seria o de abranger outros profissionais, nomeadamente os de enfermagem.
- O novo estatuto hospitalar. Um modelo diferente do tradicional, com gestão pública mas com regras privadas na gestão de recursos humanos e nas aquisições de bens e de serviços, iniciara-se em 1998 no Hospital de São Sebastião, em Santa Maria da Feira (Decreto-lei n.º 151/98, de 5 de Junho), mas entendia-se que "o modelo futuro de hospital público deve respeitar um conjunto de valores e princípios fundamentais, conciliando instrumentos de desburocratização, de agilização e melhor uso de recursos, com a essência e os valores que o hospital público deve defender, sem perder de vista os princípios que orientam uma instituição pública" (Ministério da Saúde, 1999).
- Os centros de responsabilidade integrados nos hospitais. Regulados no Decreto-lei n.º 374/99, de 18 de Setembro, deveriam constituir níveis de gestão intermédia, agrupando serviços homo-

géneos, com um órgão de gestão com poder de decisão sobre os meios necessários à realização dos objectivos, de acordo com um orçamento-programa acordado com o conselho de administração. Deveriam, ainda, adoptar, a título experimental, formas de remuneração relacionadas com o volume de actividade realizada, os níveis de produtividade e a qualidade dos resultados obtidos.
- Os sistemas locais de saúde. A principal finalidade desta figura prevista no Decreto-lei n.º 156/99, de 10 de Maio, seria a de melhorar o acesso, promover a saúde e reduzir as desigualdades, através da integração dos cuidados, com a coordenação dos recursos públicos, sociais e privados, de forma a evitar duplicações e desperdícios, minimizando a exclusão de pessoas e grupos sociais.
- As agências de contratualização. O Despacho Normativo n.º 46/97, de 8 de Agosto, criou as agências de acompanhamento – depois designadas como de contratualização – com a missão de explicitar as necessidades de saúde e preferências dos cidadãos e da sociedade, com vista a assegurar a melhor utilização dos recursos públicos para a saúde e a máxima eficiência e equidade nos cuidados a prestar. Assim, as agências deveriam identificar as necessidades em saúde, propor ao conselho de administração da ARS respectiva a distribuição dos recursos financeiros pelas instituições de saúde da região e proceder à "contratualização" dos cuidados de saúde, acompanhar o desempenho das instituições relativamente à prestação dos cuidados de saúde e à utilização dos recursos financeiros e incorporar a opinião do cidadão na orientação do sistema.

Algumas destas decisões pretendiam dar corpo às recomendações previstas em dois importantes documentos publicados em 1998: os relatórios do Conselho de Reflexão sobre a Saúde (CRES) e da OCDE, que provocaram forte impacto, em especial este último por se tratar de uma avaliação severa do sistema de saúde português realizada por uma prestigiada entidade internacional. Das recomendações do relatório da OCDE, destacava-se o seguinte:

- Conceder maior autonomia e responsabilidade financeira às entidades públicas;

- Introduzir competição entre os hospitais públicos e reforçar a capacidade das ARS para estabelecerem contratos com os hospitais em função das suas necessidades;
- Melhorar a coordenação e a integração das instituições públicas e induzir a participação das autoridades locais de saúde na fixação dos orçamentos;
- Modificar o sistema de remuneração dos médicos, combinando um salário-base com um pagamento em função do desempenho, podendo as autoridades locais oferecer compensações especiais para atrair profissionais em áreas menos desenvolvidas;
- Dinamizar a competição na prestação privada de cuidados de saúde e nas vendas de produtos farmacêuticos, devendo ser anuladas as tabelas de preços de referência para os actos médicos e as percentagens fixas nos preços dos medicamentos vendidos nas farmácias, permitida a venda de certos medicamentos em outros locais para além das farmácias e incentivada a venda de genéricos;
- Estabelecer uma clara linha de distinção entre as esferas pública e privada, utilizando o sistema privado como um esquema *topping--up* ou permitindo a possibilidade do *opting-out* em relação ao SNS (OCDE, 1998).

Comparando as recomendações do relatório da OCDE com as decisões tomadas então pelo Governo parece poder constatar-se que não foram tomadas as medidas implicando maiores dificuldades políticas – a distinção entre as esferas pública e privada, a política do medicamento – e que as principais alterações se cingiram à tentativa de modernização da administração pública da saúde.

A dimensão e o impacto público das listas de espera levou o governo a iniciar em 1998 um "programa para a promoção do acesso", com uma dotação financeira anual própria, havendo a convicção de que a reforma dos hospitais públicos permitiria que a recuperação das listas de espera fosse internalizada pelos hospitais[48].

---

[48] Já em 1992, a Direcção-Geral dos Hospitais afirmava a necessidade de "aniquilar as listas de espera, criando níveis de atendimento compatíveis com o conforto, segurança e direitos dos nossos doentes, aumentando por esta via a acessibilidade ao sistema" e, posteriormente, o último governo do PSD aprovou o Programa Específico de Recuperação das Listas de Espera (PERLE), que permitia a utilização de unidades

Quando, no final de 1999, Constantino Sakellarides abandona as funções de Director-Geral da Saúde, afirma que "Portugal tem os níveis de saúde mais baixos dos países da União Europeia" (Sakellarides, 1999) e identifica quatro factores que contribuíram para essa situação:

- estilos de vida que se reflectem no número muito elevado de acidentes, de consumo de álcool e de drogas;
- a utilização inadequada de serviços, tecnologias e medicamentos;
- o baixo investimento em saúde, em consequência da reduzida produção económica do País e do insuficiente financiamento público;
- a organização e a gestão inadequadas dos serviços.

E mais adiante, o ex-Director-Geral da Saúde afirma que o desenvolvimento da saúde "...será feito necessariamente através de um amplo conjunto de roturas concertadas e progressivas relativamente às formas tradicionais de pensar, organizar, gerir e trabalhar. A concepção de uma reforma autoritária e súbita centrada no reforço dos mecanismos burocráticos de "comando e controlo", ou no voluntarismo político das "medidas visíveis" fora de um nexo estratégico são mais obstáculos do que contribuições à reforma da saúde" (Sakellarides, 1999).

Em outro texto, Constantino Sakellarides, após assinalar a convergência de pontos de vista nas análises e propostas apresentadas, em 1998, pelo Conselho de Reflexão da Saúde e pela OCDE e, em 1999, pelo Ministério da Saúde, no documento "Saúde, um Compromisso," e pelo Tribunal de Contas, na auditoria ao SNS, constata que esta "plataforma comum" informal não conduziu a resultados significativos. E refere duas razões que podem ajudar a compreender esta constatação: o facto de importantes líderes de opinião continuarem a emitir os seus pontos de vista sem qualquer referência às análises disponíveis e a ausência no sistema político de centros genuínos de análise e decisão estratégica na área das políticas e dos sistemas de saúde (Sakellarides, 2000).

---

privadas de hospitalização. A este programa não foi dada continuidade pelo governo do Partido Socialista que iniciou funções no ano seguinte, porque entendia "...incentivar a recuperação das listas de espera nos hospitais que pretendam, eles próprios, fazê-lo" (entrevista da Ministra Maria de Belém Roseira à revista Gestão Hospitalar, n.º 33, Ano XI, Dez. 96/Jan.97, pp. 16-23).

Este foi o primeiro e mais longo período nas políticas de saúde dos governos do Partido Socialista – de 1995 a 1999 –, no qual "o mandato do Ministério da Saúde pareceu ser o de tomar as medidas necessárias para melhorar progressivamente a situação e preparar uma "reforma da saúde" para ser implementada em condições políticas mais favoráveis (nova legislatura com eventual apoio parlamentar maioritário) [...]. No entanto, este cálculo político correspondia mal à situação efectiva do sistema de saúde, às crescentes expectativas dos cidadãos, ao grande interesse por parte da comunicação social pela área da saúde, à necessidade amplamente sentida de reformas na saúde" (OPSS, 2002).

O segundo período – de 1999 a 2001 – inicia-se com uma nova legislatura, com o mesmo primeiro-ministro, mantendo-se a ausência de apoio maioritário no Parlamento, mas com um diferente titular da pasta da Saúde – Manuela Arcanjo – que gere a Saúde agora considerada com uma prioridade do Governo.

Porém, apesar do programa do XIV Governo manter a continuidade de propósitos anteriores – separação das entidades financiadoras e prestadoras, autonomia de gestão das unidades públicas, estímulo a regimes de trabalho a tempo inteiro e à exclusividade, introdução da concorrência dentro do sector público prestador, as expectativas criadas não se confirmaram durante o ano de 2000, pois "estabelecem-se metas desnecessariamente excessivas em aspectos de grande visibilidade, como são o financiamento da saúde e as listas de espera; tomam-se medidas de intervenção, sem qualquer quadro de referência explícito; acentua-se o clima de centralização e de diminuição da transparência informativa; consuma-se a quase completa descontinuidade nas principais medidas de reforma antes preparadas" (OPSS, 2001).

Pouco tempo antes de ser convidado para integrar o Governo, afirmava Correia de Campos que a Saúde era um sector profundamente desgastado na opinião pública portuguesa, que os decisores políticos do sistema de saúde deixaram desde há muito de ser o Governo ou a Assembleia para serem os parceiros sociais, que o gasto sem controlo a todos favorecia, defendendo que as soluções deviam ser procuradas fora do modelo de serviço público, com a concessão de gestão de unidades de saúde a consórcios públicos, privados ou mistos.

Embora defensor de uma outra política, mais próxima do programa eleitoral do PS de 1995, de muito menos estado prestador directo de serviços e de muito mais estado regulador, não deixou Correia de Campos de tecer elogios, ainda que sumários, à governação da Saúde de Maria de Belém Roseira e fortes críticas a Manuela Arcanjo: "até à anterior legislatura notava-se um progresso e clarificação crescentes, acompanhado de tímidas, mas coerentes reformas. Com a presente legislatura [...] foram congeladas novas concessões de gestão, desacompanhadas as existentes, abandonados os trabalhos preparatórios de novas modalidades de financiamento [...]. Com uma forte tendência centralizadora na gestão financeira, cessou o impulso descentralizador e responsabilizante que vinha de trás. As agências de financiamento foram desmanteladas e os orçamentos de novo arbitrados por critérios históricos, sem prémio nem castigo, com gestores manipuláveis e obedientes" (Campos, 2001).

No mesmo ano, a antiga ministra Leonor Beleza traçava, também, um quadro severo da situação, ao afirmar que "sistema de saúde é decerto uma expressão muito lisonjeira quando aplicada à realidade portuguesa, já que supõe um nível de organização entre nós desconhecido" e constata a "lamentável promiscuidade entre os sectores público e privado", em prefácio ao livro de Manuel Antunes que identifica este aspecto como a principal causa de falta de produtividade nos serviços hospitalares (Antunes, 2001).

Um terceiro período, de cerca de nove meses, decorre entre Julho de 2001 e Março de 2002, tendo como titular da pasta da Saúde António Correia de Campos, limitado, a partir de Dezembro de 2001, às funções num governo de gestão, por força da demissão do primeiro-ministro António Guterres.

Anunciando um rol aparentemente vago de intervenções – ampliar os ganhos em saúde, aumentar a confiança dos cidadãos e a auto-estima dos profissionais, melhorar a qualidade da despesa, promover a modernização administrativa do Ministério da Saúde e da gestão – as suas consequências não deixaram de se sentir, em especial na área hospitalar, com o anúncio de nova concessão de gestão de um hospital público a uma entidade privada; a criação da estrutura de missão "parcerias saúde" pela resolução do Conselho de Ministros n.º 162/2001, que preparava o lançamento de parcerias público-públicas e público-privadas; a resolução do Conselho de Ministros n.º 41/2002 que anunciava o novo estatuto tipo de hospital, com a natureza formal de entidade pública empresarial, a ser adoptado casuisticamente mediante decreto-lei; e o Decreto-lei n.º 39/2002 que alterou a forma de designação dos directores clínicos e dos enfermeiros directores dos hospitais, pondo fim à eleição prévia introduzida em 1996, e da direcção técnica dos centros de saúde; no mesmo diploma fez aplicar aos hospitais as normas de direito privado na contratação de bens e serviços.

O tom do Relatório de 2001 do Director-Geral e Alto-Comissário da Saúde, José Pereira Miguel, referente apenas aos problemas de saúde em Portugal, era bem mais optimista do que o do seu antecessor, ao afirmar que "...existem ganhos em saúde concretos e mensuráveis nos últimos cinco anos [que] passam não só por uma observação da redução da incidência de problemas de saúde (nomeadamente das doenças transmissíveis) e por reduções nas taxas de mortalidade (nomeadamente nas doenças cronico-degenerativas), mas também pelo explícito reconhecimento de problemas de saúde, até agora não devidamente contemplados (as questões do género, da dor, da violência doméstica, entre outras)" (Ministério da Saúde, 2002).

A referência às principais inovações introduzidas neste período, de 1995 a 2001, não deve fazer esquecer, a exemplo do acontecido no período anterior, a forte descontinuidade da governação da saúde. Seleccionam-se, porém, seis intervenções consideradas mais significativas:

1. O incentivo a maior produtividade e satisfação dos clínicos gerais, através de um novo regime remuneratório experimental, que tinha em consideração as condições do desempenho profissional;
2. A maior desconcentração no planeamento e controlo das unidades de saúde, através da criação das agências de contratualização, no âmbito das ARS;
3. A tentativa de clarificação das prestações pública e privada com o regime das incompatibilidades nas convenções estabelecidas pelo SNS;
4. A tentativa de contenção de custos nos medicamentos com os diplomas sobre genéricos e sobre a comparticipação nos preços e de limitação contratual com a indústria do ritmo de crescimento da factura com medicamentos;
5. A criação de um *tertium genus* na gestão hospitalar, com o novo estatuto jurídico do Hospital de São Sebastião, em Santa Maria da Feira, a que se seguiram a Unidade Local de Saúde de Matosinhos e o Hospital do Barlavento Algarvio, adoptando regras privadas na gestão de recursos humanos e na contratação de bens e de serviços, mas mantendo, o Hospital, estatuto e gestão públicos;

6. A criação da estrutura de missão "Parcerias Saúde", que constituiria a base para a celebração de acordos no âmbito do sector público e com o sector privado, para o financiamento, planeamento, construção e gestão de unidades de saúde.

Identificam-se, de seguida, os principais resultados observados nesta fase.

8.1. Os resultados em saúde

Os dois primeiros indicadores constantes do quadro 37 – taxas de mortalidade infantil e perinatal – traduzem uma melhoria significativa a exemplo do que aconteceu com a economia e com a evolução social em Portugal.

QUADRO 37
Mortalidade infantil, mortalidade perinatal e esperança de vida, em Portugal, de 1996 a 2000

	Mortalidade infantil (‰)				Mortalidade perinatal (‰)				Esperança de vida (H e M)
	Portugal	Média	Máx.	Min.	Portugal	Média	Máx	Min.	Portugal
1996	6,9	5,5	7,2	3,9	8,4	7,2	10	4,6	74,9
1997	6,4	5,2	6,4	3,6	7,2	7,1	9,7	5,1	75,2
1998	6,0	5,1	6,7	3,5	6,8	6,9	9,5	4,9	75,3
1999	5,6	4,8	6,2	3,4	6,4	6,6	9,1	4,4	75,6
2000	5,5	5,0	6,1	3,4	6,2	6,6	9,0	4,4	-

Fonte: OECD Health Data 2002

Nota: Média, Máx. e Min. referem-se a valores médios, máximos e mínimos dos países da União Europeia

Ou seja, esta constatação de bons resultados, em simultâneo na economia e nos indicadores sociais, parece dar razão à tese de que os determinantes da saúde se devem encontrar para além do sistema de saúde, mas não o excluindo, naturalmente. O emprego, o combate à pobreza, a formação, o crescimento económico constituem motores de desenvolvimento dos níveis de saúde (Capucha, 2002).

Portugal consegue uma melhoria significativa, em todos os anos deste período, e em relação à mortalidade infantil, na comparação internacional, aproxima-se da média comunitária e ultrapassa os resultados da Grécia (o que já acontecia em 1995) e, no ano 2000, da Grã-Bretanha e da Irlanda .

Em relação à mortalidade perinatal, Portugal aproxima-se, no final do período, da média comunitária: em 1996 já apresentava melhores resultados do que a Grécia e a Irlanda; em 1997 ultrapassou também a Bélgica e a Holanda e em 1998 a França e o Luxemburgo; em 1999, Portugal tem já um resultado melhor do que a média comunitária e no ano 2000, ainda com valores incompletos, tem já um valor mais positivo do que a Áustria.

Em relação à esperança de vida à nascença, Portugal apresenta sempre os piores resultados em relação aos homens. Mas no respeitante às mulheres, ao longo deste período Portugal tem valores melhores do que a Dinamarca e do que a Irlanda (excepto em 1998).

O *World Health Repport 2000* traça um retrato mais alargado e pouco homogéneo da situação portuguesa: assim, é atribuído o 29.º lugar a Portugal, em relação ao estado de saúde dos Portugueses, o 34.º lugar em relação à distribuição da saúde, o 38.º lugar quanto à resposta dos serviços de saúde, entre o 53.º e o 57.º lugares quanto à distribuição da resposta e entre o 58.º e o 60.º lugares no que respeita à justiça na contribuição financeira, correspondendo sempre ao pior resultado de entre os países da União Europeia.

Porém, quando o mesmo Relatório avalia o grau de eficiência do sistema, relacionando os recursos atribuídos à saúde com o nível do estado de saúde ou com a realização global dos cinco objectivos (nível global de saúde, distribuição da saúde na população, nível global de resposta, distribuição da resposta e justiça na contribuição financeira) Portugal ocupa o 13.º lugar no primeiro caso e o 12.º lugar na segunda situação referida (WHO, 2000).

8.2. *A responsabilidade financeira*

Nos cinco anos em análise é possível observar no quadro 38 um crescimento da fatia do PIB afecta à saúde, ao contrário da média comunitária, cujo valor tende a estabilizar.

QUADRO 38
**Gastos totais em saúde,
em percentagem do PIB, em Portugal, de 1996 a 2000**

	Portugal	Média	Máx.	Min.
1996	8,5	8,3	10,9	6,4
1997	8,6	8,1	10,7	5,9
1998	8,6	8,0	10,6	5,8
1999	8,7	8,1	10,6	6,1
2000	9,0	8,1	10,6	5,6

Fonte: OECD Health Data 2002

Nota: Média, Máx. e Min. referem-se a valores médios, máximos e mínimos dos países da União Europeia

Esse crescimento faz-se sentir nos gastos públicos, enquanto os gastos privados registam um pequeno decréscimo percentual (*vide* quadro 39).

QUADRO 39
**Gastos públicos e privados em saúde, em percentagem do PIB,
em Portugal, de 1996 a 2000**

	Gastos públicos em saúde (% do PIB)				Gastos privados em saúde (% do PIB)			
	Portugal	Média	Máx.	Min.	Portugal	Média	Máx.	Min.
1996	5,5	6,1	8,4	4,7	3,0	2,2	4,5	0,5
1997	5,6	5,9	8,1	4,8	3,0	2,1	4,5	0,4
1998	5,6	5,9	7,9	4,7	3,0	2,1	4,5	0,4
1999	5,9	6,0	8,0	4,6	2,8	2,2	4,5	0,6
2000	6,2	6,0	7,9	4,7	2,8	2,2	4,1	0,6

Fonte: OECD Health Data 2002

Nota: Média, Máx. e Min. referem-se a valores médios, máximos e mínimos dos países da União Europeia

A percentagem do OGE afecta aos gastos com o SNS dá a medida da prioridade financeira (e política) da Saúde (*vide* quadro 40). Com efeito, se de 1995 para 1996 se constata um pequeno acréscimo, em 1997 houve uma brutal descida de valores, que nos anos seguintes voltam a subir, quase igualando em 1999 o valor mais elevado da década (em 1993, o orçamento do SNS representou 11,7% do OGE).

QUADRO 40
Percentagem dos orçamentos do SNS no OGE, em Portugal, de 1995 a 1999

	Orçamento do SNS (% OGE)
1995	10,8
1996	11,1
1997	7,8
1998	9,8
1999	11,6

Fonte: IGIF, 1997 e DGFSS, 2000, 2001

A importância atribuída à Saúde tem no quadro 41 uma tradução mais visível.

QUADRO 41
Financiamento do SNS, em Portugal, de 1995 a 2000
(em milhões de contos)

	1995	1996	1997	1998	1999	2000
Orçamento inicial (OI)	550	594	629	710	761	900
Crescimento anual (%) do OI	–	8	5,8	12,8	7,1	18,3
Orçamento final (OF)	600	650	684	724	845	930
Crescimento anual (%) do OF	–	8,4	5,2	5,8	16,7	10,2
OF/OI (%)	9	9,4	8,7	2	10,8	3,3
Regularização de dívidas	75	36	–	–	277	–
Orçamento final c/ regularização	675	686	684	724	1120	930
Défice	101	111	201	333	229	333
OI/último OF (%)	–	-1	-3,3	3,8	5,0	6,7

Fonte: Campos (2002a) (adaptado)

Com base nestes dados é possível afirmar que o Governo atribuiu uma baixa prioridade à Saúde nos orçamentos de 1996 e 1997 e, a partir de 1998, o sector passa a ser privilegiado a nível orçamental. Porém, se houve regularização de dívidas em 1995/96, só no final de 1999 se assistiu a uma considerável transferência financeira – de 277 milhões de contos – que conferiu maior governabilidade ao sector. Ou seja, "o novo governo começou vida nova em 2000: com o défice reduzido a valores toleráveis, 229 milhões, ou 30% da dotação inicial e com a maior diferença de sempre entre o orçamento inicial de 2000 e o orçamento final de 1999, 6,7% a mais" (Campos, 2002).

Essa regularização não tem passado, porém, sem reparos do Tribunal de Contas que constatava que "a acumulação, em ritmo crescente, de passivos do SNS verificada ao longo dos últimos anos [...] levou a que se tenha estabelecido na Lei do Orçamento do Estado para 1999, à semelhança do que já se tinha verificado em 1995 e 1996, uma regularização desses passivos através de liquidação por operações de tesouraria do montante de 159 milhões de contos, com recurso ao crédito público. Deste modo, a dívida acumulada do SNS, que é na origem uma dívida administrativa, passa directamente para dívida financeira, projectando, no futuro, os correspondentes encargos, e tendo por consequência uma desorçamentação da despesa pública, que é, assim, ocultada e não é tida em conta para efeitos de cálculo do défice orçamental, em termos de equilíbrio substancial" (Tribunal de Contas, 1999).

De acordo com o quadro 42, o peso do pessoal nos encargos globais do SNS cresce neste período, com um valor máximo em 1998 e com um decréscimo percentual das transferências para o sector privado.

QUADRO 42
Estrutura de custos no orçamento do SNS, com valores em percentagem do orçamento do SNS, em Portugal, entre 1996 e 1999

	Pessoal	Consumos	Transferências para o sector privado		
			Convencionados	Farmácias	Total
1996	52	14,9	19,9	11,8	31,7
1997	54,2	16,2	18,3	10,8	29,1
1998	57,3	18,2	17,8	10,3	28,1
1999	55,6	18,5	17,3	9,9	27,2

Fonte: DGFSS, 2000 e 2001

8.3. O emprego na saúde

Da mesma forma que no período anterior, verifica-se um aumento do pessoal, mantendo, porém Portugal um dos mais baixos níveis de emprego geral na Saúde, embora com uma percentagem de médicos quase coincidente com a média comunitária (*vide* quadro 43).

Porém, os dados considerados pela OCDE são os disponibilizados pelo Instituto Nacional de Estatística, mas que não são coincidentes com os dados do Ministério da Saúde, pelo que existem dois distintos valores: segundo a OCDE Portugal teria 31 087 médicos em 1998, enquanto que, para o Ministério da Saúde, no Continente, trabalhariam entre 23 158 e 24 543 médicos, consoante as publicações deste Ministério (Rodrigues, 2002). Segundo Luís Rodrigues, o INE contabiliza também os médicos das unidades privadas, o que poderá provocar uma duplicação na contagem, pelo que será mais fiável a informação do Ministério da Saúde.

Quadro 43
Densidade de emprego na saúde e de médicos por 1000 habitantes, em Portugal, entre 1996 e 1999

	Densidade de emprego na saúde (/1 000 habitantes)				Densidade de médicos (/1 000 habitantes)			
	Portugal	Média	Máx.	Min.	Portugal	Média	Máx.	Min.
1996	12,1	23,9	40,2	12,1	3,0	3,0	4,1	1,8
1997	12,7	24,6	42,0	12,7	3,0	3,0	4,1	1,9
1998	12,9	24,9	43,7	12,9	3,1	3,1	4,3	1,9
1999	13,3	25,4	46,7	13,0	3,1	3,2	4,4	2,0

Fonte: OECD Health Data 2003

Nota: Média, Máx. e Min. referem-se a valores médios, máximos e mínimos dos países da União Europeia

Porém, se o número de médicos em Portugal não se afasta da média europeia[49] a distribuição destes profissionais apresenta duas condicionantes importantes, que se detectam na leitura dos quadros 44 e 45: uma distribuição regional desequilibrada e uma deficiente distribuição por especialidades.

---

[49] Estes valores devem ser lidos com cautela, atendendo às diferentes formas de organização do trabalho médico, nomeadamente no serviço de urgência, e porque a capacidade da oferta responder à procura é manifestamente insuficiente: "...não é preciso ser economista para ver que existe um claro défice na oferta. Há dois indicadores evidentes: por um lado, o crescente número de médicos espanhóis em actividade entre nós [...]; por outro lado, as remunerações comparativamente muito elevadas que os médicos auferem em Portugal [..]. O malthusianismo profissional [...] verifica-se[...] no estrangulamento do acesso à formação académica necessária para o exercício da profissão. O caso mais escandaloso em Portugal sucedeu com o caso dos médicos, que durante quase vinte anos impediram a criação de novas escolas de medicina e forçaram um "numerus clausus" extremamente baixo no acesso às faculdades existentes" (Marques e Moreira, 2003).

QUADRO 44
Cobertura da população por médicos e enfermeiros do SNS, em Portugal, em 1998

	Habitantes por médico do SNS			Habitantes por enfermeiro do SNS		
	CG e SP	H	Total	P	D	Total
Região Norte	**1205**	**693**	**440**	**1422**	**386**	**304**
Braga	1331	1354	671	1559	571	418
Bragança	1567	1584	788	925	370	264
Porto	1068	491	336	1537	325	268
Viana do Castelo	1704	1482	793	1154	531	364
Vila Real	1429	1205	654	1128	395	292
Região Centro	**1244**	**851**	**505**	**1432**	**368**	**239**
Aveiro	1215	1616	694	1847	759	538
Castelo Branco	1327	1293	655	1115	336	258
Coimbra	1112	274	220	1194	146	130
Guarda	1217	2222	787	971	557	354
Leiria	1277	1573	705	1466	527	388
Viseu	1411	1597	749	1692	518	397
Região Lisboa e V.T.	**1236**	**538**	**375**	**1904**	**365**	**307**
Lisboa	1177	422	311	2195	317	277
Santarém	1400	1522	729	1320	584	405
Setúbal	1332	872	527	1722	458	362
Região Alentejo	**1238**	**1322**	**639**	**827**	**423**	**280**
Beja	1232	1424	660	690	590	318
Évora	1317	1177	622	1007	394	283
Portalegre	1152	1430	638	835	337	240
Região Algarve	**1311**	**1038**	**579**	**1331**	**484**	**355**
Faro	1311	1038	579	1331	484	355
Total do Continente	**1230**	**681**	**438**	**1499**	**379**	**302**

Siglas: CG – clínica geral; SP – saúde pública; H – carreira hospitalar; P – cuidados primários; D – cuidados diferenciados.
Fonte: Grupo de Missão criado pela Resolução do Conselho de Ministros n.º 140/98, de 4 de Dezembro, 2001 (adaptado)

QUADRO 45
Especialidades médicas do SNS mais deficitárias em pessoal médico, em 31 de Dezembro de 1998

Especialidades	Quadro (1)	Efectivos (2)	Diferença (1-2)
Anestesiologia	1202	891	311
Radiologia	524	375	149
Psiquiatria	670	534	136
Pediatria Médica	1072	945	127
Pneumologia	430	311	119
Imunohemoterapia	249	151	98
Patologia Clínica	513	423	90
Ginecologia e Obstetrícia	1012	922	90

Fonte: Grupo de Missão criado pela Resolução do Conselho de Ministros n.º 140/98, de 4 de Dezembro, 2001 (adaptado)

O número de enfermeiros também teve uma pequena evolução positiva, de cerca de 2,4% em quatro anos, como fica demonstrado no quadro 46.

QUADRO 46
Número de enfermeiros em Portugal, entre 1997 e 2000

Ano	Número de Enfermeiros
1997	36 586
1998	37 747
1999	37 487
2000	37 477

Fonte: OECD Health Data 2003

A evolução proposta pelas escolas públicas para o *numerus clausus* do curso de licenciatura em Enfermagem, entre os anos lectivos de 2000--2001 e 2005-2006, regista um aumento de 1 506 para 3 059 vagas, ou seja de 103%. A previsão do número de novos licenciados entre aqueles períodos será de 9 550, contando apenas com o ensino público e de cerca de 13 900, incluindo já o ensino privado. Esta situação permite ao Grupo de Missão que elaborou o Plano estratégico para a formação nas áreas da saúde afirmar que "...com este plano de formação se atingirão os níveis europeus dentro de 8 a 9 anos, ao passo que a actual situação de carência será progressivamente resolvida ao longo deste período" (Grupo de Missão criado pela Resolução do Conselho de Ministros n.º 140/98, de 4 de Dezembro, 2001).

8.4. A utilização dos serviços

A utilização dos serviços entre 1995 e 1999 (*vide* quadro 47) cresceu mais moderadamente do que no período anterior, mas ainda com um valor muito elevado nas urgências hospitalares e dos centros de saúde.

QUADRO 47
Utilização dos serviços, em Portugal, de 1995 a 1999

	Urgências	Consultas	Doentes tratados
1995	11 300 1	34 035 3	1 092 6
1999	12 508 6	34 656 9	1 171 0
Δ% 95-99	10,6%	1,8%	7,1%

Fonte: Barreto, 2000

9. Conclusão

A reforma de 1971 marcou as opções doutrinárias no sistema de saúde para as décadas seguintes e a ausência de rupturas significativas depois da Revolução de 1974 ter-se-á devido ao reforço, em 1971, da intervenção do Estado nas políticas de saúde, à orientação desse novo papel do Estado no sentido de conferir prioridade à promoção da saúde e à prevenção da doença e, ainda, à particularidade de muitos dos principais obreiros desta política terem mantido o desempenho de funções relevantes depois de 1974. O facto de estas soluções, surgidas em 1971, assentarem em pressupostos políticos e técnicos avançados para a sua época e distantes da prática política do regime autoritário anterior explica, em parte, a ausência de visível ruptura no desenvolvimento do sistema a seguir à Revolução de 1974. O consenso foi conseguido, também, pela conjugação de resultados e de interesses. Resultados positivos na cobertura de cuidados às populações, na modernização e na qualidade dos meios, e menos positivos na gratuitidade anunciada pela Constituição de 1976, que o SNS nunca alcançou, bem como na eficiência, que a evidência empírica progressivamente demonstrou como deficitária. Interesses dos fornecedores de bens e serviços mas, em especial, das profissões, que vieram a assumir um papel de crescente importância.

Portugal aproximou-se das médias comunitárias em importantes indicadores de saúde, resultado do processo de desenvolvimento económico e social do País, mas também da eficácia do sistema de saúde; a densidade total do pessoal de saúde aumentou, embora com desequilíbrios; os gastos totais em saúde cresceram consideravelmente e as famílias gastaram mais do que seria esperado atendendo ao rendimento *per capita* dos Portugueses. O SNS, ao longo do tempo, viu crescer os seus custos para além do que em cada ano económico estava inicialmente previsto, dando lugar ao avolumar das suas dívidas; viu agravadas, ou mais bem conhecidas, as suas ineficiências e a falta de qualidade, traduzidas em longas listas de espera para cirurgias e consultas de algumas especialidades.

Porém, o SNS nunca esteve em sério risco de desaparecer, embora tenha sido a Constituição da República a impor, no início da década de oitenta, limites aos projectos de mudança substantiva do SNS através da lei ordinária. Houve, no seu percurso, alterações de princípios importantes mas não constitucionais. A Lei de Bases da Saúde de 1990 introduziu mudanças significativas, em especial a concepção ampla de sistema de saúde, o entendimento dos cidadãos como primeiros responsáveis pela própria saúde e a redução do peso do Estado na prestação de actividades. O Estatuto do SNS de 1993 sublinhou a separação entre sistema de saúde e SNS e incentivou a intervenção do sector privado prestador de cuidados. Mas, progressivamente, os consensos foram-se construindo nos *fora* de economistas da saúde, gestores e políticos de saúde, no sentido da manutenção do SNS como mecanismo de protecção social na saúde, carecido, porém, de reformas que o tornassem mais eficiente, mais equitativo e mais controlado nos gastos.

O sistema de saúde português caracterizou-se, pois, por caminhar, ao longo das últimas três décadas, num percurso sem significativas descontinuidades ideológicas, apesar da existência de naturais oscilações políticas e de governos de diferentes partidos. Assistiu-se, aliás, a um curioso transvase ideológico: num primeiro momento (década de oitenta), os sectores mais à direita do espectro político acabaram por aceitar o modelo do SNS e, num segundo momento (década de noventa), os sectores mais à esquerda acabaram por aceitar modelos ou soluções de privatização, ainda que parcial, do mesmo SNS. Também a nível internacional este processo teve semelhante demonstração na progressiva aproximação das doutrinas expendidas pela Organização Mundial de Saúde e pelo Banco Mundial, no sentido de procurar estabilizar o pêndulo entre dois extremos (a exaltação dos benefícios da intervenção do Estado ou do mercado). A dependência do percurso é ainda confirmada pelo comportamento da despesa pública em saúde, ainda que resultante, também, da evolução política, económica e financeira do país, que cresce em todos os períodos considerados, com excepção da primeira metade da década de oitenta.

Assim, entre 1974 e 1980 o Estado aumenta a sua despesa de 2,5% para 3,6% do PIB, correspondendo à tradução financeira da inovadora e optimista afirmação política da responsabilidade do Estado na prestação e no financiamento dos cuidados de saúde; entre 1981 e 1986 o Estado diminui percentualmente os seus gastos de 3,8% para 3,5% (e os particulares aumentam-nos de 2,1% para 3,2%), traduzindo o desinvestimento público anunciado; entre 1987 e 1996 os gastos públicos registam um crescimento de 3,3% para 5,5% e esta tendência mantém-se até ao ano 2000, que regista um gasto público de 6,2% do PIB; mas se entre 1990 e 2000 o gasto público cresce 51%, é no período entre 1996 e 2000 que se regista uma subida mais acentuada – 6,2% ao ano –, enquanto que, entre 1990 e 1995, o crescimento é menor – 4%.

Outro aspecto ainda a referenciar na dependência do percurso é o da evolução do papel e do peso do Estado, do mercado e da sociedade no sistema de saúde. Ou seja, embora sem rupturas no desenho constitucional do sistema de saúde, foi diferente, ao longo das últimas três décadas, a importância relativa destes elementos clássicos da ordenação da vida social.

Na verdade, o Estado apresenta-se, no sistema de saúde, como francamente dominador na segunda metade da década de setenta, com uma especial tradução no artigo 64.º da Constituição que consagra a obrigação do Estado "orientar a sua acção para a socialização da medicina e dos sectores médico-medicamentosos" e com a "oficialização" dos hospitais distritais e concelhios pertencentes às Misericórdias. Depois foi progressivamente enfraquecendo, com a indisponibilidade, em especial a partir do início da década de noventa, para correr riscos políticos decorrentes de tensões e de confrontações que estão associadas às reformas, em simultâneo com o crescimento do peso da sociedade civil, dos parceiros sociais, verdadeiros decisores políticos do sistema de saúde. A partir de 2001, os sinais vão no sentido de o mercado surgir com força crescente, em prejuízo dos parceiros sociais, remetendo-se o Estado para um papel progressivamente regulador, primeiro com o anúncio de novas concessões de gestão de hospitais públicos, a criação da estrutura de missão "parcerias saúde", o novo estatuto tipo de hospital, com a natureza formal de entidade pública empresarial, a forma de designação dos directores clínicos e dos enfermeiros directores dos hospitais, pondo fim à eleição prévia; depois, já na vigência do XV Governo, são admitidos expressamente, no estatuto dos profissionais de saúde do SNS, o regime do contrato individual de trabalho e a criação de unidades de saúde com a natureza de sociedades anónimas de capitais públicos.

O sistema estabilizou-se, pois, até 2002, num equilíbrio com uma elevada dependência do percurso, que constitui, no presente estudo, a hipótese dominante na análise das políticas de saúde e da evolução do hospital público, influenciado pelas políticas seguidas na Grã-Bretanha desde a criação do NHS em 1948 e com uma aprendizagem social que ensaiou, de uma forma limitada, ajustar os objectivos e os instrumentos utilizados à experiência e à modernidade exigidas pelo ambiente envolvente.

CAPÍTULO 3

A evolução do hospital público em Portugal desde 1968

1. Introdução

Neste capítulo estuda-se a evolução do hospital português, que vai acompanhando, ao longo dos séculos, a dinâmica política, social e económica do País e os conceitos de doença e de cura. Sublinha-se a evolução dos modelos de estrutura e de gestão do hospital público, desde 1968 até ao ano de 2002, numa linha de evidente continuidade. Os principais poderes profissionais que se confrontam nos hospitais são igualmente estudados, bem como a combinação público-privado e a actividade dos hospitais nos últimos anos à luz de cinco atributos: economia, eficácia, eficiência, equidade e qualidade, na convicção de que se criou na sociedade portuguesa um sentimento de insatisfação face ao desempenho dos hospitais públicos. Finalmente, relata-se a evolução do sistema de financiamento dos hospitais e as formas de ordenamento hospitalar que, ao longo das últimas décadas, foram ensaiadas em Portugal tentando trazer eficiência e racionalidade ao serviço público hospitalar.

2. Antecedentes: a evolução do hospital português

Nos primeiros três séculos e meio da nossa história criaram-se cerca de quinhentos hospitais, misto de albergarias e casas de doentes, da responsabilidade de ordens religiosas e outros da iniciativa de algumas profissões. Assim nasceram os hospitais dos Carpinteiros, dos Ourives, dos Pescadores, dos Alfaiates, dos Escolares. Havia, ainda, hospitais gerais e especializados, como as leprosarias, gafarias ou lazaretos (Ferreira, 1986).

É, porém, a partir de 1492 que se lançam em Portugal as bases de um sistema de assistência. É nesse ano que se decide reunir num único hospital mandado construir por D. João II – o Hospital de Todos-os--Santos – cerca de quarenta pequenos hospitais de Lisboa. Em 1496 foram expulsos os judeus e os seus bens reverteram a favor do Hospital e em 1498 foi fundada a primeira Misericórdia de Lisboa, que marcará o início da organização da assistência em Portugal baseado na acção das Misericórdias.

O Hospital de Todos-os-Santos inicia a sua actividade em 1502, sendo rei D. Manuel, e embora mais tardio do que o Hospital das Caldas da Rainha[50] – cuja construção se iniciou em 1485 – é considerado o primeiro hospital moderno português "pela separação dos espaços de hospitalidade, destinados a peregrinos e viandantes, dos espaços estritamente reservados a doentes, em contraste com o hospital/albergaria medieval que acolhia todos no mesmo espaço sem distinção de funções" (Sá, 1998).

A criação deste Hospital resultou de uma autorização da Santa Sé, que permitiu reunir num só hospital várias unidades constituídas através de doações testamentárias, que só a intervenção papal permitiria contornar. Aliás, na época as disposições relativas a hospitais incluíam capelas que assumiam maior importância do que os próprios hospitais, pelo que a criação do Hospital de Todos-os-Santos implicou reunir, também, várias capelas existentes na cidade, que tinham os seus próprios bens e administradores. A partir de 1506, o Hospital tentará separar a figura do provedor do hospital, que se ocuparia dos assuntos "de portas adentro", ou seja do próprio hospital e o juiz das capelas, responsável por "portas afora", ou seja o conjunto de propriedades e capelas do hospital.

D. Manuel ordenou, em 1521, a integração dos hospitais nas Misericórdias locais, como aconteceu no Porto e na Ilha Terceira, mas conservou sob a sua alçada directa o Hospital de Todos-os-Santos, cujo

---

[50] Este Hospital conservou um carácter devocional, em paralelo com a sua intervenção nos aspectos da saúde. Ou seja, desempenhava ainda "...funções residuais de acolhimento de peregrinos, seguindo as tradições medievais e as práticas sócio-religiosas de uma sociedade com grande peso de itinerância (Varanda, 1991).

provedor era nomeado por si. Ao contrário, D. João III entregou a administração de vários hospitais aos Cónegos de S. João Evangelista, como foi o caso das Caldas da Rainha, Todos-os-Santos, Coimbra, Santarém e Évora, mas após a sua morte e na regência do Cardeal D. Henrique e no reinado de D. Sebastião, os hospitais foram confiados de novo às Misericórdias. A razão da preferência por estas entidades parecia residir no facto dos encargos financeiros com o funcionamento dos hospitais serem suportados pelas Misericórdias, ao contrário do que acontecia quando eram as ordens religiosas a administrarem os hospitais, circunstância em que cabia ao rei suportar os encargos. Por outro lado, os soldados eram recebidos nos hospitais das Misericórdias com um pagamento praticamente irrelevante (Sá, 1998).

Porém, com o advento do liberalismo, as leis de desamortização, a partir de 1866, obrigaram todas as instituições de assistência e, em especial, as Misericórdias a vender em hasta pública a maior parte dos seus bens. O Estado assume então a responsabilidade pela actividade assistencial que até então não desenvolvia e são criadas creches e asilos, hospitais para loucos e para tuberculosos (Ferreira, 1986).

O hospital português vai acompanhando, ao longo dos séculos, a dinâmica política, social e económica de cada uma das épocas e os conceitos de doença e de cura. No século XIX, com a revolução industrial e a concentração das populações nas cidades, a medicina dá grandes passos no combate às doenças infecciosas e baseia-se cada vez mais na ciência. Em toda a Europa, o Estado começa a responsabilizar-se, juntamente com instituições de caridade, pelo tratamento dos doentes. Porém, os hospitais ainda eram o local de tratamento dos pobres, enquanto os médicos se deslocavam a casa dos que dispunham de capacidade para pagar. Com o progresso médico, os hospitais "medicalizam-se", no sentido de que a admissão dos doentes passa a ser determinada mais por critérios médicos do que por critérios sociais. No fim do século XIX todas as grandes cidades europeias dispunham de hospitais gerais, públicos e privados. Os hospitais públicos tornam-se locais de ensino e investigação, sendo visitados por médicos várias horas por semana. Cresce a medicina entendida como uma profissão e nascem os especialistas hospitalares (McKee e Healy, 2002).

No século XX, o hospital sofre uma profunda modificação: "...de instituição devotada a tratar os pobres transforma-se, gradualmente, num estabelecimento onde novas técnicas de diagnóstico e terapêutica estão disponíveis para todos as classes sociais, e onde a especialização vai tendo uma importância crescente [...]. Os hospitais tornam-se instituições burocratizadas, necessitando de cada vez mais recursos..." (Ministério da Saúde, 1998).

3. Os modelos de estrutura e de gestão

A estrutura[51] do hospital público português resulta de vários conjuntos legislativos, que têm a sua origem na legislação de 1968[52], e que se prolongam, em relação a importantes princípios estruturantes, até ao ano de 2002, numa evidente linha de continuidade.

O primeiro aspecto relevante no modelo de estrutura hospitalar, que se desenha a partir de 1968, é a distinção entre dois grandes conjuntos de funções: a função principal, que compreende toda a prestação (directa ou indirecta) de cuidados aos doentes e que tem tradução nos serviços de assistência, e as funções gerais, que apoiam o hospital na primeira função e que têm tradução nos serviços de apoio geral.

O segundo aspecto a considerar é que a legislação em matéria de organização de cuidados de saúde adopta o modelo do serviço como

---

[51] Ao longo do texto serão utilizados termos cujo significado nem sempre é unívoco. Assim, distinguiremos:
- Organização: corpo social, sistema sócio-técnico, sinónimo de organismo;
- Estrutura: parte da organização, compreendendo a diferenciação das actividades no sentido horizontal (departamentalização) e no sentido vertical (hierarquia);
- Função: conjunto de actos centrados no exercício de uma técnica e que concorrem para a realização dos objectivos da empresa ou de uma das suas partes;
- Administração: adequa os recursos aos fins essenciais da empresa: fixa objectivos e planos gerais, faculta meios, coordena sectores assegurando a coerência entre eles e avalia resultados globais;
- Direcção: actividade de coordenação ou de condução técnica e de controlo do funcionamento dos serviços;
- Chefia: responsabiliza-se pela execução;
- Gestão: corresponde ao termo anglo-saxónico *management* e representa uma "arte" utilizada pela administração, direcção e chefia, ou seja, um conjunto de técnicas e princípios que visa a optimização dos recursos face às necessidades (Rocha, 1985).

[52] Decreto n.º 48357, de 27 de Abril de 1968 (Estatuto Hospitalar) e Decreto n.º 48358, de 27 de Abril de 1968 (Regulamento Geral dos Hospitais).

unidade funcional-tipo, o que aliás corresponde a um objectivo comum ao corpo médico e ao poder administrativo.[53] [54]

O terceiro aspecto – e decisivo – a referir nesta linha de continuidade e que atesta também a modernidade deste conjunto legislativo de 1968[55], é a aproximação a uma matriz empresarial[56] que, porém, a exemplo dos conjuntos legislativos publicados em momentos posteriores, não teve continuidade em normas executivas, em aspectos determinantes como são a gestão financeira e a gestão de recursos humanos.

Este princípio não deixou de ser reafirmado no Decreto-lei n.º 19/88, de 21 de Janeiro[57] e na Lei de Bases da Saúde aprovada pela Lei n.º 48/90, de 24 de Agosto[58].

"Se queremos que o hospital, sempre no respeito [...] pela sua natureza e fins, se liberte de contradições naturalmente impeditivas de uma dinâmica condizente com o que dele se exige, torna-se ilógico manietá-lo no colete de forças da actual concepção marcadamente administrativista" (Rocha, 1985). Esta afirmação de Nogueira da Rocha, em 1985, corresponde à realidade da grande maioria dos hospitais públicos[59] até 2002.

O preâmbulo do Estatuto Hospital referia, também, que "a administração dos hospitais, ao menos dos mais importantes, tornou-se tarefa de

---

[53] "O serviço constitui a sede principal da definição e desenvolvimento dos projectos de política médica, face aos correspondentes projectos administrativos" (Carapinheiro, 1993).

[54] O Estatuto Hospitalar dedica-lhe todo um capítulo, o quinto.

[55] Exemplos da modernidade dos dois diplomas de 1968, que perdura até aos nossos dias, encontram-se nas referências do Regulamento Geral dos Hospitais às alternativas à hospitalização – os hospitais de dia e a assistência domiciliária (artigo 60.º) –, às listas de espera (artigo 71.º), ao *dossier* clínico, à documentação clínica e à alta clínica (artigo 72.º, 73.º e 74.º) e ao apoio ao voluntariado (artigo 78.º).

[56] O artigo 35.º do Estatuto Hospitalar previa a organização e administração dos hospitais "em termos de gestão empresarial".

[57] O artigo 7.º refere que os hospitais "devem organizar-se e ser administrados em termos de gestão empresarial".

[58] A Base XXXVI dita que a gestão das unidades de saúde deve obedecer a "regras de gestão empresarial".

[59] Como se referirá em capítulos seguintes, até 2002, libertaram-se deste colete de forças o Hospital Fernando da Fonseca em 1995, o Hospital de São Sebastião em 1998, a Unidade Local de Saúde de Matosinhos em 1999 e o Hospital do Barlavento Algarvio em 2001.

profissionais, com preparação cuidada e estatuto adequado, visto que a mobilização de meios financeiros e humanos nos serviços de saúde atinge enorme volume e os prejuízos decorrentes de uma gestão pouco esclarecida podem ser importantíssimos, tanto do ponto de vista económico como social e humano [...]. A gestão hospitalar, infra-estrutura indispensável a toda a acção médica, terá de desenvolver-se de acordo com as técnicas próprias da vida económica, embora subordinada aos objectivos sociais e humanos que prossegue".

O Regulamento Geral dos Hospitais veio dar corpo aos princípios gerais previstos no Estatuto Hospitalar, criou a carreira de administração de hospitais[60] e considerou os seguintes órgãos de administração:

1. nos hospitais centrais e oficiais:

- O provedor;
- O conselho de administração;
- O administrador.

Porém, o Decreto-lei n.º 499/70, de 24 de Outubro, alterou esta relação para:

- O conselho de administração, presidido pelo director do hospital que seria nomeado pelo Ministro, de entre os directores de serviço de acção médica, ou pelo provedor da Misericórdia;
- O conselho de direcção, presidido pelo director do hospital ou pelo provedor da Misericórdia, tendo como vogais o director clínico e o administrador.

2. nos hospitais distritais:[61]
- A mesa da Misericórdia, que incluía, nos assuntos de administração do hospital, o administrador e o director clínico;
- O provedor;
- O administrador.

---

[60] O artigo 37.º do Regulamento Geral dos Hospitais previa, para os hospitais centrais, os seguintes graus desta carreira: chefe de serviço administrativo; administrador; administrador-geral; provedor. Nos hospitais regionais a carreira abrangia apenas o lugar de administrador.

[61] Esta é já a formulação constante do Decreto-lei n.º 413/71, de 27 de Setembro; a designação inicial era de "hospitais regionais".

3. nos hospitais concelhios[62]:
- A mesa da Misericórdia;
- O provedor;
- O gerente ou cartorário, quando existisse.

Entretanto, os novos hospitais distritais construídos pelo Estado a partir da vigência do Decreto-lei n.º 413/71, de 27 de Setembro[63], passaram a ser geridos por uma comissão instaladora formada, em regra, por um médico, um enfermeiro e um administrador, para além do provedor da Misericórdia[64].

Ou seja, começam a definir-se duas ideias fundamentais, que não tiveram, porém, um desenvolvimento continuado e coerente: por um lado, a progressiva responsabilização do Estado na administração dos hospitais que, sendo embora propriedade das Misericórdias, dependiam, em larga escala, do suporte financeiro do Governo; por outro lado, a progressiva profissionalização da gestão com a figura do administrador de carreira, a quem competia, nessa época, orientar e coordenar os serviços de apoio geral.

Após a sua oficialização em 1974, os hospitais entraram em regime de instalação ao abrigo do já citado diploma de 1971, dirigidos por comissões instaladoras eleitas pelos trabalhadores dos hospitais.

Só em 1977 é publicada legislação específica sobre a orgânica e a gestão dos hospitais, através do Decreto-lei n.º 129/77, de 2 de Abril (Lei Orgânica Hospitalar) e do Decreto-regulamentar n.º 30/77, de 20 de Maio, (Regulamento dos Órgãos de Gestão e Direcção dos Hospitais) que pretendiam promover a autonomia dos hospitais e a estabilidade dos órgãos de gestão. Mantinha-se, porém, uma forte participação dos profissionais[65], embora sem o extraordinário poder conferido às assembleias de trabalha-

---

[62] A exemplo da situação anterior, esta é a formulação constante do Decreto-lei n.º 413/71, de 27 de Setembro; a designação inicial era de "hospitais sub-regionais".

[63] Este diploma, que prevê o regime de instalação, permite maior flexibilidade em matéria de gestão orçamental e de recursos humanos.

[64] Foi o caso dos hospitais de Beja, Bragança, Funchal e Portalegre.

[65] Esta participação era especialmente visível no conselho geral – órgão de administração que definia as orientações globais do hospital –, na comissão de direcção dos serviços de acção médica – órgão de apoio ao director de serviço – e na comissão de administração e organização – órgão de apoio ao administrador.

dores entre Abril de 1974 e finais de 1975, que em muitos hospitais sancionavam a nomeação das comissões instaladoras e de gestão[66]. Outro aspecto de continuidade, em relação ao período de 1974/75, radica no princípio da colegialidade[67] e na participação de membros eleitos na composição de órgãos de administração[68], de direcção e de apoio técnico.

O Decreto-regulamentar n.º 30/77 previa três órgãos de administração:

- O conselho geral;
- O conselho de gerência
- O administrador.

Esta legislação apresenta, assim, dois aspectos centrais: por um lado mantém, como consequência ainda dos ventos da Revolução, uma forte participação dos profissionais e da comunidade na administração do Hospital[69]; por outro lado, reforça o papel do administrador, assumindo-se aí uma linha de continuidade em relação à legislação de 1968[70]. Como membro do órgão executivo – conselho de gerência – e participante no órgão de concepção estratégica – conselho geral –, o administrador, para além de ser um órgão individual de administra-

---

[66] A comissão de gestão era integrada, na generalidade dos hospitais, em 1974/75, por representantes dos trabalhadores e dos utentes, competindo a designação de estes últimos aos municípios e aos sindicatos. Em 1976 foi procurada, sem sucesso, a institucionalização de um "conselho orientador", com funções definidoras da orientação geral do hospital, constituído pela comissão de gestão e por representantes dos utentes.

[67] O legislador teve o cuidado de temperar as excepções – administrador e director clínico – com órgãos colegiais de apoio técnico a esses órgãos individuais – comissão de administração e organização e comissão de direcção, respectivamente.

[68] Nesta legislação consagra-se o princípio da eleição para os elementos médico e enfermeiro que integram o conselho de gerência.

[69] Esta foi a legislação que consagrou claramente a participação da comunidade na gestão dos hospitais. Porém, esta questão nunca fugiu de uma querela surda sobre a partilha do poder no hospital e nunca os profissionais incentivaram a avaliação dos resultados do desempenho do seu hospital por utilizadores dos serviços.

[70] A linha de continuidade em relação à legislação de 1968 é referida no artigo 1.º do Decreto-lei n.º 129/77, que expressamente mantém em vigor as disposições do Estatuto Hospitalar e do Regulamento Geral dos Hospitais na parte não contrariada por aquele diploma.

ção, possuía competência própria nas áreas de recursos humanos e financeiros[71].

A legislação de 1988 é publicada em contexto diferente. O preâmbulo do Decreto-regulamentar n.º 3/88, de 22 de Janeiro, refere, aliás, as linhas de força das reformas hospitalares em países europeus, que se pretendiam replicar em Portugal:

- O reforço das competências dos órgãos de gestão;
- O abandono das direcções de tipo colegial;
- A designação pela tutela dos titulares dos órgãos de gestão;
- O perfil de gestor para o exercício da função de chefe executivo;
- A introdução de métodos de gestão empresarial;
- O reforço e multiplicação dos controles de natureza tutelar.

Com efeito, a gestão do sector público sofreu uma grande transformação, em muitos países, durante a década de oitenta. A nova gestão emerge do paradigma da maior eficiência no sector privado, dando ênfase à produção mensurável, conferindo poder aos gestores tecnocratas, criando novas estruturas de gestão, incentivando a competição e criando indicadores para avaliar o desempenho. Estas técnicas de gestão foram aplicadas em momento posterior nos hospitais, em comparação com o restante sector público, devido à complexidade destas organizações e à oposição de importantes sectores médicos. A gestão dos hospitais, nestes países de matriz económica e social semelhante à portuguesa, profissionalizou-se, tornou-se mais próxima do processo político, mas, em muitos países, os directores de hospitais continuaram a ser médicos com uma diminuta formação em gestão (Healy e Mckee, 2002).

As principais consequências da aplicação destes princípios à nova lei de 1988[72] foram as seguintes:

---

[71] Esta legislação não deixou de ser justamente criticada pelo facto de a unidade de comando não ser observada em, pelo menos, duas situações: na relação entre as competências do conselho geral e do conselho de gerência – ambos órgãos de administração – sendo o primeiro responsável pela definição das linhas mestras da política do hospital, acompanhamento da sua execução e pela respectiva avaliação periódica, devendo, o segundo, orientar e controlar as actividades do hospital; e na relação entre o director do serviço de acção médica e o conselho de enfermeiros gerais, no respeitante à gestão do pessoal de enfermagem.

[72] As competências genéricas dos órgãos obedecem, nas suas linhas gerais, ao modelo apresentado três anos antes por Nogueira da Rocha, incluindo um novo cargo

- Uma maior responsabilização da administração do hospital face ao Governo que a nomeia;
- Do elenco dos órgãos de administração – conselho de administração, presidente do conselho de administração e administrador-delegado – é excluído o conselho geral, confinado, agora, a órgão de participação e consulta[73];
- O director do Hospital é escolhido em função do seu "...reconhecido mérito, experiência e perfil adequados às respectivas funções"[74], não sendo necessariamente um médico;
- O director, sendo designado pelo Ministro da Saúde, escolhe ele próprio os restantes membros do conselho de administração – o administrador-delegado, o director clínico e o enfermeiro director;
- O administrador-delegado é recrutado, não de entre os profissionais da carreira de administração hospitalar, mas sim "...de entre gestores de reconhecido mérito, vinculados ou não à função pública e com currículo adequado às funções a exercer"[75];
- O administrador-delegado vê as suas funções reforçadas e são-lhe confiadas as competências típicas de um órgão de execução[76];

---

na hierarquia: o gestor de centro de responsabilidade, entendido este como uma área de gestão intermédia sem contornos estruturais definidos e, portanto, de características predominante ou mesmo exclusivamente funcionais (Rocha, 1985).

[73] Após os anos seguintes à Revolução de 1974, o acompanhamento, pela comunidade da vida do hospital traduziu-se, em regra, numa atitude de defesa por parte do hospital e de desinteresse por parte dos órgãos autárquicos. Este desinteresse manifestava-se pela indicação de médicos dos hospitais como representantes das assembleias municipais nos conselhos gerais dos mesmos hospitais, transportando para estes órgãos, não as expectativas dos cidadãos ou a avaliação realizada com distanciamento institucional, mas sim os próprios conflitos profissionais internos. Por outro lado, o hospital receia a comunidade e a sua capacidade de julgar à sua maneira – sem opacidades técnicas – o desempenho da instituição e dos seus profissionais: "o Hospital não necessita de adoptar um modelo de constante e permanente justificação perante a comunidade, mas também não pode trabalhar em completa roda livre, ignorando ou instrumentalizando a comunidade. Se o hospital depender da sua capacidade de angariar e manter "clientela", certamente se desenvolverá um natural interesse pela sua satisfação, auscultação e participação na vida do hospital" (Vaz, 1996).

[74] Nos termos do n.º 1 do art.º 7º do Decreto-regulamentar n.º 3/88.

[75] De acordo com o n.º 1 do art.º 9º do Decreto-regulamentar n.º 3/88.

[76] O n.º 1 do art.º 10º do Decreto-regulamentar n.º 3/88 atribui-lhe a competência de "executar e garantir a execução de todas as decisões relativas à realização dos fins do hospital".

A evolução do hospital público em Portugal desde 1968 161

• As funções de direcção técnica são confiadas a órgãos individuais – o director clínico e o enfermeiro director –, não eleitos pelos pares e não pertencendo necessariamente ao quadro do hospital.

Abria-se, aparentemente, um novo ciclo nos modelos de gestão hospitalar, no qual a forma de designação dos titulares dos órgãos procurava traduzir a necessidade de "...estes actuarem de acordo com as directrizes essenciais de filosofia de cuidados de saúde superiormente delineadas [...], evitando conflitos e ambiguidades a que a anterior legislação não raras vezes conduzia" (preâmbulo do Decreto-regulamentar n.º 3/88 de 22 de Janeiro).

Mas cedo se constatou que se mantinham ainda fortes limitações à intervenção efectiva do hospital público, nomeadamente as determinadas pelo enquadramento legal que potenciava comportamentos desresponsabilizantes e discricionários das administrações e dos prestadores de cuidados.[77]

Em 1996, o governo do Partido Socialista, que vencera as últimas eleições legislativas, alterou[78] o regime de nomeação dos directores clínicos e dos enfermeiros directores e reintroduziu o processo de votação por colégios eleitorais médico e de enfermagem, prévio à nomeação por despacho do Ministro da Saúde[79]. Na realidade, as corporações médica e de enfermagem readquiriram a capacidade de eleger o director clínico e o enfermeiro director, que detiveram a partir de 1977 e que haviam perdido

---

[77] A este respeito, sublinhava-se um conjunto de princípios que não deveriam ser esquecidos na década que se seguiria – a de noventa: a distinção clara de intervenção dos órgãos de tutela e dos órgãos hospitalares; a assunção cabal da dimensão económica e social do hospital público, conferindo-lhe toda a autonomia de execução compatível com a sua posição no sistema de saúde; a distinção dos órgãos de administração dos de direcção técnica; a adopção de esquemas estruturais e funcionais que induzissem maior eficiência técnica; o fomento de formas desconcentradas de gestão; o recurso a fontes de financiamento diversificadas; e a promoção de incentivos, de forma a premiar o empenhamento e a qualidade da intervenção profissional (Vaz, Simões, Pinto, e Santos, 1989).

[78] Através do Decreto-lei n.º 135/96, de 13 de Agosto.

[79] Esta medida fazia parte do Programa Eleitoral do Partido Socialista, que previa a alteração da lei da gestão hospitalar, "...devendo as direcções clínicas e de enfermagem ser eleitas pelos seus pares" (Partido Socialista, 1995).

em 1988[80]. Finalmente, em 2002, o último Governo do Partido Socialista revogou o diploma de 1996[81] e repôs o princípio da nomeação daqueles responsáveis técnicos por despacho do Ministro da Saúde, mediante proposta do director do hospital[82].

Até 2002, a linha de continuidade do estatuto hospitalar de 1968 mantém-se nas suas linhas gerais: "as modificações centraram-se no esquema de órgãos de gestão e direcção técnica, mantendo o estatuto de função pública do seu pessoal e consagrando, no essencial, o hospital como um serviço que funciona nos termos previstos para a restante Administração Pública" (Ministério da Saúde, 1998)[83] [84].

---

[80] "O que irá conseguir-se como esse movimento é a recorporativização da gestão hospitalar e o reforço das posições protectivas, principalmente dos médicos, em detrimento de uma maior participação da comunidade [...]. O que faz sentido é implementar modelos democráticos externos, em que os mecanismos sociais de controle da actividade dos serviços de saúde sejam exercidos pelas comunidades" (Vaz, 1996).

[81] Através do Decreto-lei n.º 39/2002, de 26 de Fevereiro.

[82] A justificação é semelhante à contida no diploma de 1988: devolver aos conselhos de administração "...a coesão necessária a uma melhor tomada de decisão, e possibilitando-lhe a sua corresponsabilização pela gestão destas instituições" (preâmbulo do Decreto-lei n.º 39/2002, de 26 de Fevereiro). Porém, o Governo manifestava ainda a convicção de que existia uma relação entre o modelo de eleição destes responsáveis técnicos e o descontrolo das despesas, nomeadamente na factura farmacêutica e em obras de prioridade discutível.

[83] Também o Relatório Final da Auditoria ao Serviço Nacional de Saúde pelo Tribunal de Contas, publicado em 1999, refere que "o modelo de gestão e organização das unidades de saúde tem-se mantido, na sua generalidade, sem grandes alterações, de acordo com os normativos em vigor, não obstante o reconhecimento da necessidade de prosseguir na esteira dos princípios de gestão empresarial, com vista à melhor rentabilização dos recursos na obtenção de potenciais ganhos de eficiência no desempenho das unidades de saúde" (Tribunal de Contas, 1999).

[84] Em 1998, chegou a ser apresentado o modelo de um novo estatuto hospitalar, que deveria respeitar os seguintes princípios:
- A natureza experimental dos modelos, de modo a dar garantias de reversibilidade;
- Disponibilidade a manifestar pelos responsáveis das instituições para encetar essas novas experiências;
- Estudos prévios de avaliação económica;
- Modelos não rígidos de organização interna;
- Acompanhamento e avaliação sistemática pelas ARS e por entidades externas ao Ministério da Saúde;
- Maior intervenção da comunidade na vida do hospital;

Em 2002, o XV Governo, com a publicação da Lei n.º 27/2002, de 8 de Novembro, altera a Lei de Bases da Saúde e revoga o Decreto--lei n.º 19/88, prevendo expressamente, no estatuto dos profissionais de saúde do SNS, o regime do contrato individual de trabalho e a criação de hospitais com a natureza de sociedades anónimas de capitais públicos.

Ainda em 2002 foi publicado o Decreto-lei n.º 185/2002, de 20 de Agosto, que fornece o enquadramento das parcerias em saúde, em regime de gestão e financiamento privados.

Estes dois diplomas poderão levar até ao limite a capacidade de consensualização progressiva, que se vem defendendo como possível, no âmbito da modernização do Serviço Nacional de Saúde, de acordo com a matriz constitucional.

É possível identificar uma linha de continuidade das opções políticas e técnicas definidas pelo Governo anterior, mas com duas diferenças significativas: em primeiro lugar, o processo de lançamento dos projectos de concepção, construção e exploração dos novos hospitais é desenhado, agora, apenas em parcerias público-privadas, excluindo-se, portanto, o modelo das parcerias público-públicas; em segundo lugar, o modelo de hospitais sociedades anónimas de capitais exclusivamente públicos, apesar de receber o apoio, de princípio, do último ministro do Governo do Partido Socialista[85], provoca o recuo do controlo efectivo do Estado sobre os hospitais, que a figura de instituto público permitia. Mais importante, ainda, este processo desenvolve e incentiva uma lógica de auto-responsabilização institucional que só um forte e atento poder regulador do Estado poderá manter em níveis concordantes com o interesse público, em especial com a observância do princípio constitucional da universalidade[86].

• Maior liberdade negocial, a nível institucional, entre as administrações e os profissionais;
• Maior flexibilidade das formas de intervenção no mercado, designadamente em matéria de aquisições (Ministério da Saúde, 1998).

[85] Efectivamente, este esquema não se afasta, significativamente, do projecto de criação de empresas públicas hospitalares, enquanto estabelecimentos públicos de natureza empresarial, no contexto do sector empresarial do Estado, da autoria do então Ministro Correia de Campos.

[86] Ou seja, o SNS "...como o grande equalizador do acesso à saúde e o garante de que ninguém deixará de ser assistido, independentemente de ter ou não recursos pessoais para ser tratado" (Campos, 1997a).

Em resumo, só a investigação futura permitirá avaliar se esta nova política representa uma ruptura com o processo de consensualização progressiva e de continuidade a que assistíamos desde 1968, ou se se trata tão só do *social learning* que Ian Greener identificou na reforma do SNS britânico, como forma de ajustar os objectivos ou técnicas de uma política às mais recentes experiências ou a novas informações e conhecimentos (Greener, 2002).

4. As questões do poder e a importância relativa dos grupos profissionais

A gestão hospitalar é desde há muito um espaço de disputa de múltiplos poderes. Coriolano Ferreira lembra que a Rainha D. Leonor fez escrever no Compromisso do Hospital das Caldas da Rainha, em 1512, que ali existiria um provedor, encarregado da administração, o qual deveria ser "homem discreto e virtuoso que com muita caridade cumpra e faça cumprir este nosso Compromisso e Regimento, o qual será clérigo ou leigo, qual deles se achar mais pertencente para o dito ofício" e D. Manuel, em 1504, no Regimento do Hospital de Todos os Santos, estabeleceu que o provedor deveria ser "pessoa de qualidade", porque nele "carrega toda a conservação desta Caza" (Ferreira, 1986).

Mas passemos em revista os principais poderes profissionais que hoje se confrontam nos hospitais[87].

A cultura médica portuguesa mantém-se predominantemente associada à cultura da medicina hospitalar, de tal forma que "...a persistente deslocação para o hospital da questão dos poderes dominantes no domínio da saúde, produz efeitos de legitimação da influência e do poder de decisão dos corpos profissionais mais importantes do hospital e efeitos de deslegitimação de todos aqueles que funcionam na sua órbita e na dependência das políticas que se geram no seu interior [...], constituindo o

---

[87] Ainda Coriolano Ferreira, em texto escrito em 1983, dizia que "é para mim motivo de muita admiração a estranha apetência que a administração dos hospitais desperta nas mais variadas instituições e personalidades. Desde as Misericórdias às faculdades de Medicina, das fundações às câmaras municipais, das instituições de previdência às associações mutualistas, dos médicos aos políticos, todos desejam administrar hospitais e todos se consideram capazes de o fazer" (Ferreira, 1986).

serviço a unidade de base do trabalho e da produção hospitalar, pela atribuição à profissão médica de autonomia e autoridade, tanto no plano da gestão administrativa dos serviços como no da organização do trabalho médico, através de uma hierarquia médica, autónoma em relação à hierarquia administrativa hospitalar e através de uma linha de autoridade, paralela à linha de autoridade da administração..." (Carapinheiro, 1993).

É verdade, porém, que outros poderes têm disputado, com relativo sucesso, a supremacia do médico no hospital e, em particular do director de serviço de acção médica[88].

Desde logo os enfermeiros. Com efeito, a criação da Ordem dos Enfermeiros[89] e a licenciatura em enfermagem[90] representaram, no final da década de noventa do século passado, o culminar de um processo de progressiva afirmação dos enfermeiros, que fizeram confluir para o terreno hospitalar, e em particular para o serviço hospitalar, profissionais mais jovens, mais cultos, apresentando notas elevadas no 12.º ano do ensino secundário, com um diferente estatuto profissional, social e económico, obedecendo a uma hierarquia hospitalar muito clara e disciplinada (enfermeiro director, enfermeiro supervisor, enfermeiro chefe), com uma militância sindical que promove, com raro êxito, processos de reivindicação profissional[91].

---

[88] O próprio ensino médico centrado no hospital é posto em causa e é progressivamente aceite pelas escolas médicas a necessidade de contemplar, ao longo da formação clínica, os centros de saúde e outras unidades assistenciais, "...pois a população de doentes que constituem o substracto do ensino clínico tradicional, já não permite conhecer a biografia das doenças mais comuns" (Antunes, 2000) e o modelo de ensino médico, que pretenda responder às reais necessidades do País, deverá ter em conta a prestação de cuidados integrados nas situações de doença e de promoção e defesa da Saúde Pública (Calheiros, 2000 e Simões, M.,2000).

[89] Através do Decreto-lei n.º 104/98, de 21 de Abril.

[90] Através do Decreto-lei n.º 353/99, de 3 de Setembro.

[91] Ainda não é tão visível em Portugal como, em especial, nos EUA o processo de substituição de médicos por enfermeiros em várias tarefas. Em algumas áreas da prestação de cuidados já existe evidência empírica, nos EUA, da manutenção ou redução dos custos e da manutenção ou melhoria dos resultados, com este processo de substituição. Dependendo das funções, entre 25% e 70% do trabalho médico poderá ser executado por enfermeiros, ou por outros profissionais (Buchan e O'May, 2002). Em Portugal a relação entre o número de enfermeiros e o número de médicos representa cerca de metade da média verificada nos países da União Europeia (em 1999, Portugal apresentava 3,8 enfermeiros por 1000 habitantes – sendo a média comunitária de 7,4 – e 3,2 médicos –

Provavelmente já não corresponderá ao actual jogo de poderes e de autoridade a afirmação de que o saber dos profissionais de enfermagem é um saber periférico e que o saber médico delimita de forma precisa o poder dos enfermeiros como um subpoder, "...ou seja, um poder cujo alcance, condições de exercício e estratégias são definidos pelo poder médico..." (Carapinheiro,1993)[92].

O outro poder emergente, embora numa fase mais atrasada de afirmação, mas não mais lenta, é o das tecnologias da saúde, ou dos técnicos paramédicos.

Estes profissionais têm, por um lado, a situação peculiar de se constituírem em dezoito diferentes profissões[93][94], com distintos graus de autonomia e de poder, sendo a fisioterapia a profissão que mais visivelmente se distancia das outras profissões paramédicas, com um processo de

---

sendo a média comunitária de 3,3) e esse excesso de intensidade médica poderá provocar perdas de um mínimo de 13,7% da massa salarial no sector da saúde (Gouveia e Pereira, 1997). Investigação anterior mostrava que os rácios das despesas médico/enfermeiro e médico/restante pessoal eram superiores ao óptimo, quer dizer, existia um gasto excessivo com médicos em relação às despesas com enfermeiros e restante pessoal (Paiva, 1993).

[92] A autora reconhece em texto mais recente "...a integração de novas categorias de técnicos de saúde no SNS, com novas competências, com aspirações legítimas de protagonismo activo [...], que reivindicam a constituição de terrenos de trabalho por real delegação de competências e não por exclusiva delegação de responsabilidades, num surdo protesto contra as ambiguidades que têm pairado sobre o seu reconhecimento pelas organizações de saúde" (Carapinheiro, 2000).

[93] O Decreto-lei n.º 564/99, de 21 de Dezembro, no seu artigo 5.º apresenta o conjunto de profissões que integram a carreira de técnico de diagnóstico e terapêutica: técnico de análises clínicas e de saúde pública; técnico de anatomia patológica, citológica e tanatológica; técnico de audiologia; técnico de cardiopneumologia; dietista; técnico de farmácia; fisioterapeuta; higienista oral; técnico de medicina nuclear; técnico de neurofisiologia; ortoptista; ortoprotésico; técnico de prótese dentária; técnico de radiologia; técnico de radioterapia; terapeuta da fala; terapeuta ocupacional; técnico de saúde ambiental.

[94] Face a esta diversidade de cursos, a Proposta de Plano Estratégico para as Tecnologias da Saúde, apresentada em Março de 2002, adiantava a possibilidade da formação se organizar segundo a lógica de cursos de "banda larga" ou através do agrupamento num mesmo curso de duas ou mais especializações, integrando áreas afins. Assim, poder-se-ia ensaiar uma primeira experiência de licenciatura em "banda larga" para as três actuais profissões de radiologia, radioterapia e medicina nuclear, preparando--se, também, a criação de pós-graduações para a formação específica em cada uma destas áreas.

afirmação próprio. Por outro lado, a formação destes técnicos confere também o grau de licenciatura, ainda que com um formato diferente da dos enfermeiros.

A face mais visível do poder distinto de técnicos e de enfermeiros coloca-se mais nas formas de representação institucional e menos na sua relação com o poder médico. Com efeito, enquanto os enfermeiros estão representados no conselho de administração dos hospitais públicos, em igualdade formal de circunstâncias com os médicos[95], os técnicos não têm assento no principal órgão de gestão, sendo remetidos, com outras profissões, para um obscuro conselho consultivo, órgão de consulta do conselho de administração.

Porém, o estatuto legal da carreira de técnico de diagnóstico e terapêutica representa um recuo do domínio médico no hospital. Com efeito, ao conceder aos técnicos a capacidade de "assegurar, através de métodos e técnicas apropriados, o diagnóstico, o tratamento e a reabilitação do doente..."[96], o diploma invade uma competência – o diagnóstico – que pertencia exclusivamente ao médico[97]. E quando se confronta aquela disposição com as funções do médico hospitalar surgem as contradições e os potenciais conflitos interprofissionais[98] [99].

---

[95] Embora sejam mais amplas as funções do director clínico – coordenar toda a assistência prestada aos doentes (cf. o art. 15.º dos Estatutos dos hospitais sociedade anónimas constantes de 31 decretos-leis publicados em Dezembro de 2002 e o art. 12.º do Decreto-lei n.º 188/2003, de 20 de Agosto que se aplica aos hospitais do sector público administrativo) –, enquanto ao enfermeiro director compete a coordenação técnica da actividade de enfermagem do Hospital (cf. art. 16.º e 13.º, respectivamente, dos mesmos diplomas).

[96] Cf. o artigo 6.º, e) do Decreto-lei n.º 564/99, de 21 de Dezembro.

[97] Em verdade, o Decreto-lei n.º 161/96, de 4 de Setembro, que define os princípios gerais respeitantes ao exercício profissional dos enfermeiros, constituindo o Regulamento do Exercício Profissional dos Enfermeiros, já previa, no artigo 5.º, n.º 3, c), respeitante à metodologia dos cuidados de enfermagem "a formulação do diagnóstico de enfermagem".

[98] O artigo 27.º, n.º 1 b) do Decreto-lei n.º 73/90, de 6 de Março, que aprova o regime das carreiras médicas, estabelece que o exercício profissional do médico hospitalar abrange "o diagnóstico e tratamento dos doentes internados...".

[99] O diploma sobre a estrutura orgânica dos hospitais do sector público administrativo pretende ultrapassar essa contradição ao clarificar que compete ao director de serviço planear e dirigir toda a actividade do respectivo serviço de acção médica, embora com salvaguarda das competências técnicas e científicas atribuídas a outros profissionais (cf. art. 22.º do Decreto-lei n.º 188/2003, de 20 de Agosto).

Finalmente, o poder administrativo. A profissionalização dos administradores hospitalares terá começado na década de quarenta, com a nomeação, nos hospitais psiquiátricos, de adjuntos da administração, responsáveis pela gestão dos estabelecimentos, ainda que dependentes formal e hierarquicamente dos directores médicos. Os primeiros administradores em hospitais gerais aparecem na década seguinte e têm a sua consagração legal, como já se referiu no ponto anterior, no Estatuto Hospitalar e no Regulamento Geral dos Hospitais, de 1968. Por pouco tempo, porque o Decreto-lei n.º 498/70 e o Decreto n.º 499/70 retiraram aos administradores as competências de primeiros responsáveis pela realização dos objectivos dos hospitais para os confinar à chefia dos serviços de apoio geral. Ou seja, até 1988, com a breve excepção do período de dois anos em que vigorou a versão original do Regulamento Geral dos Hospitais, a legislação consagrou a liderança do médico na administração dos hospitais portugueses.

Porém, a partir da legislação publicada em 1988[100], o papel formal do médico na gestão é profundamente enfraquecido, com a consolidação do poder administrativo[101] [102] e com o crescimento dos poderes emergentes dos enfermeiros e dos paramédicos.

É verdade, porém, que desde os anos oitenta se atenuou a disparidade das culturas dos prestadores e dos gestores[103], com o desenvolvimento de um interesse crescente dos prestadores relativamente aos temas da econo-

---

[100] A legislação em referência é o Decreto-lei n.º 19/88, de 21 de Janeiro, que aprovou a lei de gestão hospitalar e o Decreto-regulamentar n.º 3/88, de 22 de Janeiro, que introduz alterações no domínio dos órgãos e do funcionamento global dos hospitais.

[101] Mas a legislação de 1988, como já se afirmou, alarga o campo de recrutamento do administrador-delegado aos "gestores de reconhecido mérito, vinculados ou não à função pública e com currículo adequado às funções a exercer", retirando o exclusivo ou até a prioridade aos profissionais da carreira de administração hospitalar.

[102] Não deve ser esquecido, porém, que o sistema hospitalar português só em parte apresenta as características de um modelo tecnocrático, pois o esquema de controlo administrativo é, em grande parte, dominado pela profissão médica (Conselho de Reflexão sobre a Saúde, 1998).

[103] A separação de formações, objectivos e interesses "...determinou, durante muito tempo, uma compreensão da gestão hospitalar como expressão de um conflito entre os que gastavam (os prestadores) e os que queriam gastar menos (os gestores)" (Ministério da Saúde, 1998).

mia e da gestão[104], e com a criação, nos hospitais, de níveis intermédios de gestão, que aproximou os gestores da produção de cuidados.

Todo este processo tem permitido uma acomodação recíproca e progressiva dos antigos e dos novos poderes, com maior ou menor conflitualidade consoante as épocas, às exigências crescentes da gestão hospitalar.

5. A combinação público-privado e a dupla actividade de profissionais dos hospitais

A relação público-privado pode ser estudada considerando-se as vertentes da prestação e do financiamento de cuidados. Utilizando-se informação respeitante ao ano de 1996, conclui-se que mais de metade dos cuidados são prestados por entidades privadas e cerca de 40% do financiamento é particular (*vide* quadro 48).

QUADRO 48
Combinação público-privado no financiamento e na prestação de cuidados de saúde, em Portugal, no ano de 1996

		Financiamento		
		Público	Privado	Total
Prestação	Pública	41,9%	4,5%	46,4%
	Privada	17,9%	35,7%	53,6%
	Total	59,8%	40,2%	100,0%

Fonte: INA, 1999

---

[104] Este interesse tem uma visível tradução nos cursos de pós-graduação em gestão de unidades de saúde, em economia da saúde, em políticas de saúde, ou em regulação na saúde, desenvolvidos em prestigiadas universidades portuguesas. Por outro lado, cursos pós-graduados de índole clínica ou de especialização profissional, associam progressivamente matérias de gestão, economia e direito.

Porém, quando se fala do sector privado é desejável considerar autonomamente os subsistemas de saúde. Cerca de 22% dos portugueses têm uma cobertura de cuidados realizada através de subsistemas públicos ou privados, destacando-se a ADSE, cobrindo cerca de 1,3 milhões de funcionários públicos, e também com alguma expressão quantitativa, os militares, os funcionários do Ministério da Justiça, os empregados e familiares de grandes empresas como a Portugal Telecom, a TAP, os CTT, a EDP e a Caixa Geral de Depósitos. Para além da sua função financiadora alguns dos subsistemas têm capacidade prestadora própria, mas como não existe uma separação clara entre o SNS e os subsistemas, os beneficiários tendem a recorrer, de acordo com as circunstâncias e os interesses próprios ou dos subsistemas, aos serviços públicos ou a prestadores privados individuais ou institucionais[105].

Em 1998[106], o Governo modificou parcialmente o Estatuto do SNS, permitindo explicitamente o *opting-out* ao referir que "a responsabilidade por encargos relativos a prestações de saúde pode ser transferida para entidades públicas ou privadas, mediante comparticipação financeira a estabelecer em protocolo com o IGIF". Com base neste diploma, foram celebrados pelo Ministério da Saúde, em 1999, dois protocolos, um com a Portugal Telecom e outro com o SAMS dos Bancários. Neste último caso, previa-se o pagamento pelo SAMS de 50% da facturação hospitalar e a transferência anual, do orçamento do SNS para os SAMS, de uma capitação de 29 contos por cada beneficiário[107].

Os estudos e as análises nas áreas das políticas e da economia da saúde referem, logo após a criação do SNS, a existência de uma relação equívoca, descoordenada e por vezes mesmo de natureza quase parasitária entre o sector privado e o sector público, com problemas ampliados pela situação generalizada de pluriemprego dos técnicos de saúde (Gouveia e Pereira, 1997).

---

[105] Em estudo publicado em 1999, constata-se um melhor estado de saúde dos beneficiários dos sistemas privados de saúde, relativamente aos utilizadores do SNS, de acordo com a auto-avaliação registada no Inquérito Nacional de Saúde (Barros, 1999).

[106] Através do Decreto-lei n.º 401/98, de 17 de Dezembro.

[107] Um estudo publicado em 1999 indiciava uma melhoria de qualidade e de eficiência na utilização dos recursos se os subsistemas se autonomizassem, seguindo um modelo de *opting-out* (Gouveia, 1999).

Dez anos antes, Paulo Mendo apontava que "...o sector privado vive quase só das insuficiências do sector público, permanentemente ameaçado de morte se este cresce e melhora [e propunha que] os médicos do SNS não possam ser titulares de convenções ou contratos de colaboração com os serviços oficiais" (Mendo, 1987); Bagão Félix constatava que "o sector privado não tem sido a expressão autónoma da prestação de cuidados de saúde, mas antes um sector que tem tido a sua garantia de sobrevivência nas insuficiências do sector estatal" (Félix, 1987); e Correia de Campos escrevia que "os mercados são funcionalmente separados, mas interligados por um agente comum: o médico, prestador público de manhã, empresário privado individual à tarde, para produzir e vender os mesmos serviços, aos mesmos clientes, em dois lugares diferentes e com diferente remuneração" (Campos, 1987).

As consequências desta coexistência de dois mercados foram, em regra, desfavoráveis ao sector público: menor eficiência no ambiente público que remunera menos bem os seus profissionais, em especial os médicos; expansão da medicina privada, que transfere para si sectores significativos da actividade[108]; selecção para o internamento privado da casuística de menores custos e responsabilidades[109] [110].

---

[108] Em 1987 apontava-se a dificuldade do sector privado rentabilizar novas unidades de hospitalização privada, em particular pela existência de uma forte e bem distribuída oferta pública gratuita, pese, embora, a existência aqui de graves problemas de qualidade e de equidade com especial tradução em listas de espera para intervenções cirúrgicas e consultas de algumas especialidades; concluía-se, ainda, pela média rentabilidade do investimento privado em consultas médicas, em especial nas zonas periurbanas e pela elevada rentabilidade, em geral, do investimento privado em meios complementares de diagnóstico e terapêutica (Campos, 1987a). Doze anos depois, o diagnóstico não sofre sensíveis alterações: "... o SNS com clara supremacia na provisão de hospitalizações, de clínica geral e cuidados materno-infantis e, por outro lado, o sector privado na provisão de consultas de especialidade, com especial relevância para a medicina dentária e para os serviços de diagnóstico" (INA, 1999).

[109] A prática da desnatação é demonstrada num estudo publicado em 1986 que conclui que os diagnósticos mais frequentes no sector público são mais complexos – lesões traumáticas, problemas do sistema urinário, insuficiências cardíacas, doenças cerebrovasculares, complicações e doenças derivadas do parto – que os do sector privado – hérnias, apendicites, fimoses, amígdalas e adenóides, varizes, quistos, tumores benignos e miomas uterinos –, havendo apenas coincidência em 40% dos diagnósticos nos dois sectores. Utilizando-se como exemplo de "patologia ligeira" a hérnia inguinal, esta patologia representava 23,2% do total de patologias tratadas no sector convencionado e 2,2% no sector público (Ramos, Costa e Roque, 1986). É verdade, porém, que um estudo

Albino Aroso, ao enunciar os interesses contrários à mudança aponta como uma das principais causas "o aumento da promiscuidade público/ /privado, ou seja o sector das convenções, permitindo que de um lado da rua recebam o seu vencimento de funcionário público, totalmente independente da quantidade e qualidade dos serviços prestados, e do outro lado, e pagos pelo mesmo Ministério (laboratórios de patologia clínica, serviços de imagiologia outros meios complementares de diagnóstico) por acto praticado" (Aroso, 2000) e Manuel Antunes escrevia que a promiscuidade entre os sectores privado e público é a principal causa de falta de produtividade nos serviços hospitalares: "o Estado paga os serviços que presta e muitos dos que são prestados pela concorrência, com a agravante de que os concorrentes são os mesmos que prestam o serviço público" (Antunes, 2000). Mas esta opinião está longe de ser aceite por importantes sectores da comunidade médica que rejeitam a acusação de promiscuidade entre as actividades pública e privada e afirmam que "ninguém pode impedir o médico de trabalhar para além das horas do seu compromisso com o Estado se ele o desejar, a menos que tenha aceitado limitar a sua actividade a um dos sistemas, o público ou o privado" (Simões, Jacinto, 2000).

Esta situação de coexistência entre o financiamento público do SNS e a "medicina convencionada" foi também entendida como uma forma de atenuar a fractura com uma parte influente do sector médico que se opôs, na segunda metade da década de setenta, à criação do SNS e que defendia um sistema de saúde baseado na prestação privada (OPSS, 2001).

As questões éticas e jurídicas não estão, também, ausentes desta querela, quando se diz que "os médicos [...] ao desempenharem simultaneamente, em Portugal, a actividade pública e a actividade privada,

---

de 1997 não comprova esta evidência, na comparação de vinte e dois hospitais da RLVT e o Hospital CUF, em Lisboa (Vieira, 1997).

[110] Boaventura de Sousa Santos identifica este processo como de remercadorização dos bens e serviços de saúde: "num primeiro momento, essa remercadorização significa a criação e garantia de mercados rentáveis onde o Estado, mediante o financiamento integral do sistema convencionado, é virtualmente o único consumidor (em termos mercantis). Num segundo momento, porém, e em virtude do aumento incomportável dos gastos públicos a que o sistema conduz, o Estado é obrigado a transferir para os utentes parte do preço dos bens e serviços, pelo que a remercadorização destes atinge os seus consumidores finais. Nesse momento, o sistema de saúde, longe de ser universal e gratuito, passa a ser mais selectivo e iníquo" (Santos, 1987).

fazem-no, todavia, sem regras minimamente claras, conhecidas por todos, e objectivamente cumpridas. No sector público são excessivamente originais na interpretação dos seus deveres de assiduidade, pontualidade e cumprimento de horários; no sector privado não existe qualquer controlo de preços e da qualidade" (Delgado, 2000). Na verdade, a organização do trabalho médico tende a render-se à lógica desta dupla actividade, com médicos a mais durante o período da manhã e a utilização de uma parte importante do trabalho hospitalar no serviço de urgência (em regra, 12 horas num total de 35 horas semanais).

Os governos e os partidos políticos trataram, em regra, de uma forma normativista ou leviana o problema dos conflitos de interesses[111] e oscilaram entre a "fachada de rígida separação entre público e privado [que] não só escondia a tolerância excessiva que noutros aspectos admitia, como impedia o aparecimento de soluções intermédias com alguma imaginação" (Campos, 1987a)[112] [113].

---

[111] Em 1999, o programa eleitoral do Partido Socialista pretendia a "clareza na separação de águas entre entidades públicas e privadas", enquanto o Partido Social Democrata manifestava a intenção de "promover a separação progressiva entre actividade pública e privada por parte dos profissionais do sector". Curiosamente, o programa do I Governo Constitucional, em 1976, três anos antes, portanto, da criação do SNS, prometia apenas "definir [...] as regras do exercício privado da medicina e da sua articulação com os serviços públicos de saúde".

[112] As soluções intermédias seriam, provavelmente, no entendimento do autor, entre outras, os quartos particulares nos hospitais públicos e a venda de serviços provenientes de equipamentos públicos a entidades privadas. Esta ideia é retomada no Programa do Partido Socialista para a Saúde, em 1991, propondo-se "incentivar a criação de um sector privado dentro das unidades hospitalares, com delimitação por quotas globais de atendimento e regulamentação equitativa do uso de instalações, equipamentos e remuneração do pessoal" (Partido Socialista, 1991).

[113] A actividade privada era expressamente admitida pelo RGH, de 1968, em várias disposições, nomeadamente no seu artigo 69.º que permitia que "os doentes assistidos em quartos particulares, se não tiverem sido propostos por algum médico autorizado, podem escolhê-lo entre os que trabalham no hospital, em termos a regulamentar". Esta possibilidade foi combatida depois da Revolução de Abril, com o argumento que existiria um enriquecimento ilegítimo por parte dos médicos que exerciam actividade privada. Porém, alguns hospitais mantiveram os seus quartos particulares e em 1982 um Despacho do então Ministro Luís Barbosa determinava que "os conselhos de gerência dos hospitais oficiais [...] podem desde já proceder ao estudo e proposta superior da reabertura ou abertura de unidades de quartos particulares...". Posteriormente, o diploma que aprovou o regime das carreiras médicas – o Decreto-lei n.º 73/90 de 6 de Março – referia no ar-

Progressivamente, de sectores mais à esquerda a outros mais à direita, se aponta a difícil coexistência, em simultâneo, dos dois estatutos profissionais e a necessidade de se ultrapassarem os conflitos de interesses. A criação de novos modelos de gestão dos hospitais e a utilização do direito privado na área dos recursos humanos têm esbatido esta conflitualidade, com a utilização de incentivos financeiros no desempenho hospitalar e com a possibilidade, mais ampla e regulada, do exercício da actividade privada.

6. Os resultados na actividade hospitalar face aos atributos de economia, eficácia, eficiência, equidade e qualidade

Criou-se na sociedade portuguesa um sentimento de insatisfação face ao desempenho dos hospitais públicos que tem tradução em diversos aspectos da sua actividade. Provavelmente é na comunicação social, e em especial na televisão, que mais se desenvolve e se transmite esse desconforto na relação dos portugueses com estas estruturas de saúde. As notícias sobre hospitais transmitem, em regra, mensagens negativas e, quando o não fazem, representam um olhar seduzido pela inovação tecnológica ou pelo tratamento de patologias raras e dramáticas.

Porém, as raízes da insatisfação são diversas e podem ser estudadas sob diversos ângulos. Nesta secção iremos estudar a actividade dos

---

tigo 32º que "...os chefes de serviço e os directores de departamento e de serviço em regime de dedicação exclusiva poderão ser autorizados a atender doentes privados em instalações do respectivo estabelecimento e fora do horário de serviço" e o Regulamento do Exercício de Clínica Privada nos Estabelecimentos Hospitalares Oficiais, aprovado pelo Despacho ministerial n.º14/90 de 19 de Julho, autorizava o exercício de clínica privada nas instalações hospitalares oficiais aos chefes de serviço, directores de departamento e de serviço e médicos em exercício em centros de responsabilidade, em regime de dedicação exclusiva.

A clínica privada em hospitais públicos foi objecto de estudo, no início dos anos noventa, que concluiu que a actividade privada promoveu um aumento da eficiência do hospital, pela utilização mais intensiva da capacidade instalada; que a equidade não foi substancialmente ferida, apesar de se constatar uma discriminação positiva dos utilizadores particulares; que houve um aumento substancial do rendimento financeiro dos médicos e das suas equipas; finalmente, que se observou um aumento pouco significativo dos ganhos financeiros do hospital (Simões e Pinto, 1993).

hospitais nos últimos anos à luz de cinco atributos: economia, eficácia, eficiência, equidade e qualidade.

Economia[114]

Como resultado provável das ineficiências apontadas, as despesas crescem mais do que a actividade, os orçamentos geram défices crescentes, que passam a ser considerados como inevitáveis e desmotivadores de comportamentos activos dos gestores para controlarem os custos e para melhorarem a cobrança de receitas próprias.

As despesas com pessoal representam uma parte significativa das despesas totais do SNS, embora perdendo importância relativa ao longo da década de noventa[115], mas crescendo 184% a preços correntes, entre 1990 e 1998, ou 47% a preços constantes, superior, portanto, ao crescimento de 42% das despesas totais do SNS.

As razões para esta variação podem ser encontradas com a importante admissão de pessoal[116], em particular, de profissionais com níveis salariais mais elevados[117] e com o crescimento da componente horas extraordinárias nas despesas com pessoal[118] [119].

---

[114] Utiliza-se o conceito de economia de Samuelson: "é o estudo de como os indivíduos e a sociedade acabam por escolher, com ou sem a utilização da moeda, a aplicação de recursos produtivos escassos que podem ter usos alternativos, para produzir variados bens e distribuir estes bens para consumo, actual ou futuro, entre as várias pessoas e grupos da sociedade" (Pereira, 1992), embora se sublinhem os aspectos referentes à origem e aplicação dos recursos financeiros disponíveis.

[115] De 1990 para 1998 a percentagem desce de 53% para 42% (Rodrigues, 2002), provavelmente devido ao peso muito significativo das compras de material de consumo clínico e de medicamentos e à progressiva transferência para entidades extra-hospitalares da responsabilidade por sectores não assistenciais que anteriormente competiam ao hospital, como são os casos do tratamento de roupas, da alimentação, da vigilância e da manutenção dos equipamentos.

[116] Neste período os efectivos crescem 14,5%, passando de 100 870 em 1990, para 115 514 em 1998, com variações positivas de 12,6% do pessoal médico, 26,6% do pessoal de enfermagem e 33% do pessoal paramédico (Rodrigues, 2002).

[117] Enquanto o crescimento da despesa com grupos profissionais com o 12º ano de escolaridade ou inferior foi, neste período, de 4,3%, o crescimento da despesa com grupos profissionais com habilitação de curso superior foi de 23,7% (Rodrigues, 2002).

[118] Entre 1994 e 1998, não só aumenta a importância relativa das horas extraordinárias, na comparação com a componente fixa das despesas com pessoal, como é

Outra rubrica que em simultâneo representa uma importante percentagem do orçamento hospitalar e cujo crescimento é significativo é a correspondente aos produtos farmacêuticos.

Em relação ao triénio 1992/1994, a Inspecção-Geral de Finanças apresentou a variação nas despesas com medicamentos e com material de consumo clínico e nos indicadores de actividade em quatro hospitais, observando-se, em relação aos medicamentos um crescimento entre 16,9% e 56,3% (*vide* quadro 49).

QUADRO 49
Variação percentual nas despesas com bens de consumo e na actividade, em hospitais seleccionados, em Portugal, no triénio 1992/1994

Hospitais	Consumos		Indicadores de actividade		
	Medicamentos	Material Clínico	Doentes saídos	Consultas externas	Urgência
H. S. Maria	56,3	81,3	8,6	-0,5	5,3
H. S. António	16,9	45,6	1,5 (a)	6,3	11,1
H. Capuchos	17,9	23,8	14,7	58,1	10,6
H.U. Coimbra	42,3	33,3	7,3	20,1	12,4

(a) Refere-se somente à variação entre 1993 e 1994.
Fonte: Inspecção-Geral de Finanças, 1995.

Valores não muito distantes são encontrados nos hospitais auditados pelo Tribunal de Contas, constatando-se um crescimento nos produtos farmacêuticos, nos anos de 1994 a 1997, entre 38,8% e 111,1%, quando as

---

responsável por 67% de crescimento neste período, enquanto a rubrica "ordenados e salários" regista um crescimento muito inferior – 16% (Rodrigues, 2002).

[119] "Uma boa parte dos gastos em pessoal correspondem a regime de horas extraordinárias, cerca de 30%, segundo um estudo realizado na ARS de Lisboa, em 1996" (Campos, 1999).

variações na actividade não são significativas, como se infere do quadro 50[120].

QUADRO 50
Variação percentual nas despesas com bens de consumo e na actividade em hospitais seleccionados, em Portugal, no triénio 1994/1997

Hospitais	Consumos			Indicadores de actividade			
	Produtos Farmacêuticos	Mat. clínico	Total	Doentes saídos	Consultas externas	Urgência	Actividade cirúrgica
H. Setúbal	77,5	25,0	62,4	23,2	14,2(b)	19(b)	14,0(b)
H. Barreiro	74,7	25,2	47,5	11,4	12,8	-24,7	(c)
H. U. Coimbra	21,8(a)	6,2(a)	18,3(a)	3,3	0,7	13	6,1(d) 41,0(e)
H. Almada	111,1	112,3	111,6	10,3	0,2	12,3	22,1
H. S. José	38,8	35,5	35,5	-8,3	-5,8	13,9	-10,1

(a) Variação 1995/1997.
(b) Variação 1994/1996.
(c) Não disponível.
(d) Variação na actividade cirúrgica realizada no bloco operatório central e que corresponde a um valor absoluto de + 390 intervenções.
(e) Variação na actividade cirúrgica realizada nos blocos operatórios periféricos e que corresponde a um valor absoluto de + 6 503 intervenções.
Fonte: Tribunal de Contas, 1999.

As Contas Globais do SNS demonstram, em relação à totalidade dos hospitais públicos, que nos últimos anos a situação não apresentou melhorias significativas, embora a tendência seja para um abrandamento, ainda que irregular, do crescimento anual das rubricas orçamentais referentes a produtos farmacêuticos e a material de consumo clínico (*vide* quadro 51)[121].

---

[120] Deve notar-se que nenhum destes estudos tem em atenção a variação da taxa de inflação e a complexidade das patologias tratadas.

[121] A importância destas duas rubricas orçamentais pode ser demonstrada pelos seguintes valores: no ano 2001, de um total de despesas de 181,7 milhões de contos com

QUADRO 51
Variação percentual nas despesas com produtos farmacêuticos e material de consumo clínico nos hospitais portugueses, entre os anos de 1997 e 2001

	Δ% 1998/1997	Δ% 1999/1998	Δ% 2000/1999	Δ% 2001/2000
Produtos farmacêuticos	22,5%	19,1%	16,5%	10,2%
Mat. consumo clínico	20,8%	11,5%	10,0%	13,2%

Fonte: Departamento de Gestão Financeira, 2000, 2001, 2002, 2003

Ao crescimento das despesas dos hospitais, não corresponde, em regra, um comportamento diligente na cobrança dos encargos dos subsistemas. Nos hospitais auditados pelo Tribunal de Contas constatou-se a "...existência de falhas ao nível da recolha de informação de base em situações passíveis de cobrança de taxa moderadora e de facturação dos serviços prestados [...]; no que concerne à situações de internamento verificaram-se atrasos na codificação dos GDH, indispensável para efeitos de facturação [...]; o período que decorreu entre a data de emissão das facturas e o pagamento efectuado pelos subsistemas foi de 6 a 10 meses para a ADSE e de 2 a 6 meses para os restantes subsistemas ou entidades responsáveis" (Tribunal de Contas, 1999).

Finalmente, os hospitais públicos apresentaram no quadriénio 1995-1998 dívidas importantes[122], em especial no ano de 1997 com um agravamento de 80%, em relação ao ano anterior.

---

consumos externos nos hospitais portugueses, 126,8 milhões de contos referem-se a produtos farmacêuticos e 44,1 milhões de contos a material de consumo clínico (Departamento de Gestão Financeira, 2003).

[122] O montante das dívidas, em milhões de contos foi: em 1995, 52,2; em 1996, 56,9; em 1997, 102,5; em 1998 (até 30 de Setembro), 142,8 (Tribunal de Contas, 1999).

Eficácia[123]

A natureza de hospital varia entre os diversos países e o próprio conceito de cama hospitalar não é uniforme[124]. Esta situação obriga a que as comparações internacionais sobre a eficácia hospitalar se apresentem com as devidas cautelas.

A primeira constatação decorre do aumento considerável do número de camas hospitalares, por habitante, na Europa Ocidental nos anos 60 e 70, como já se referiu no capítulo 1. Porém, no final dos anos 70 iniciou-se em muitos países um movimento de sinal contrário, que partiu da constatação do excesso de camas, tendo em conta a queda da taxa de natalidade, o progresso tecnológico[125] que permite o encurtamento dos dias de internamento e a utilização crescente de meios alternativos à hospitalização, de que são exemplos marcantes a cirurgia ambulatória e os hospitais de dia.

Porém, o número médio de admissões em hospitais de agudos, em países da União Europeia, tem sofrido um aumento, por vezes considerável e constante, como é o caso da Alemanha.

Portugal, desde a década de setenta, apresenta sempre valores inferiores à média comunitária, embora superiores aos da Holanda e Espanha (*vide* quadro 52).

---

[123] Utiliza-se o conceito de eficácia como os resultados ou consequências de um programa de saúde numa situação de utilização ideal (Pereira, 1992).

[124] O conceito de cama hospitalar e a sua tradução estatística são diversos ou mesmo divergentes em vários aspectos: hospitais de agudos, de crónicos e de evolução prolongada; serviço de urgência e sala de observações; berçário; cuidados intensivos e cuidados intermédios; hospitais de dia e cirurgia ambulatória.

[125] Sublinha-se o caso dos medicamentos que possibilitam um tratamento mais eficaz e uma recuperação mais precoce e, em alguns casos, a desnecessidade do internamento hospitalar.

Quadro 52
Número de admissões em hospitais de agudos dos países da União Europeia, por 1000 habitantes, entre 1970 e 1998

	1970	1980	1990	1998
Áustria	215,0	268,0		
Luxemburgo	153,0	184,0	213,3	
França	175,0	209,0	205,0	
Finlândia	156,8	145,0	163,0	203,0
Alemanha	135,0	163,0	175,8	201,0
Dinamarca	143,0	170,7	190,4	189,7
Itália	151,0	177,0	150,0	175,7
Bélgica		168,8		
Suécia	144,0	156,0	166,0	
Reino Unido	111,0	168,0	151,0	
Irlanda		154,6	146,5	144,2
Grécia	114,0	123,0	133,0	
Portugal	67,0	86,3	106,0	118,6
Espanha				106,8
Holanda	97,0	112,3	102,9	98,8
Média :	127,7	143,2	157,6	178,8

Fonte: OECD Health Data 2003

Entretanto, o número de consultas médicas em regime ambulatório tem apresentado uma tendência decrescente – ainda que em 1998 com um valor ligeiramente superior ao de 1990 (*vide* quadro 53) – reforçando a evidência de uma maior utilização do internamento hospitalar.

Portugal, porém, apresentou em 1998 um valor superior ao de 1990, mas, ainda assim, sensivelmente abaixo da média comunitária.

QUADRO 53
**Número de consultas médicas em ambulatório *per capita*,
nos países da União Europeia, entre 1970 e 2000**

	1970	1980	1990	2000
Grécia	2,2	2,6	2,5	2,5
Suécia		2,6	2,8	2,8
Portugal	1,5	3,7	3,0	3,4
Finlândia	2,4	3,2	3,9	4,3
Reino Unido		5,2	6,1	4,9
Irlanda		5,8		
Holanda		4,9	5,5	5,9
Dinamarca		5,0	5,7	6,1
Luxemburgo				6,1
Itália	6,3	8,0		6,1
Áustria	5,2	5,4	5,9	6,7
França	3,1	4,0	5,8	6,9
Espanha	2,6	4,7		7,8
Bélgica	6,0	7,1	7,7	7,9
Alemanha		11,4		
Média:	3,7	5,3	4,9	5,0

Fonte: OECD Health Data 2003

O desenvolvimento de formas alternativas à hospitalização e a redução da demora média nos hospitais de agudos permitiram, como já se viu no capítulo 1, diminuir a capacidade hospitalar em camas de agudos na grande maioria dos países da União Europeia, incluindo Portugal, a partir da década de oitenta (*vide* quadro 54).

QUADRO 54
Camas em hospitais de agudos/1 000 habitantes, nos países da União Europeia, entre 1975 e 2000

	1975	1980	1990	2000
Suécia	5,4	5,1	4,1	2,4
Finlândia	4,8	4,9	4,3	2,4
Irlanda		4,3	3,3	3,0
Espanha			3,3	
Portugal	4,0	4,2	3,4	3,3
Dinamarca	5,9	5,3	4,1	3,3
Holanda	5,5	5,2	4,3	3,5
Reino Unido		3,5	2,8	3,9
Grécia		4,7	4,0	4,0
Itália	8,5	7,9	6,2	4,3
Bélgica	5,2	5,5	4,9	
Áustria			7,0	6,2
Alemanha	7,9	7,7	7,5	6,4
França	10,6	10,4	8,5	6,7
Luxemburgo		7,4	6,9	6,7
Média:	6,4	6,1	5,1	4,6

Fonte: OECD Health Data 2003

Fixemo-nos, agora, na evolução de alguns indicadores nos hospitais portugueses, durante as últimas décadas.

QUADRO 55
Actividade dos hospitais portugueses entre 1970 e 2000
(em milhares)

	1970	1980	Δ% 80/70	1990	Δ% 90/80	2000	Δ% 00/90
N.º de Doentes Saídos	374,5	449,7	20%	659,7	46,6%	823,0	24,7%
N.º de Consultas	1 505,5	2 728,6	81,2%	4 252,2	55,8%	6 333,5	38,8%
N.º de Urgências	773,8	4 349,2	462%	5 350,5	23%	5 987,6	11,9%

Fonte: Barreto, 1996 e Departamento de Gestão Financeira, 2002.

Como se depreende do quadro 55, o número de doentes tratados, de consultas e de urgências hospitalares aumentou em todas as décadas. Porém o crescimento na década de oitenta, coincidente com a criação do SNS, em 1979, e o seu desenvolvimento inicial, é marcante, em especial no número de doentes socorridos nos serviços de urgência hospitalar.

Em resumo, a eficácia do sistema público português tem crescido nas últimas décadas, embora com resultados mais modestos quando se compara com a média comunitária, como se fez em relação ao número de admissões em hospitais de agudos ou ao número de consultas médicas em ambulatório.

Eficiência[126]

Em 1998, a OCDE publicou um relatório sobre Portugal, que contém um capítulo sobre a Saúde. Ao comparar o rendimento dos portugueses

---

[126] Utiliza-se o conceito de eficiência como a relação entre os recursos utilizados e os resultados obtidos em determinada actividade e, em especial, o conceito de eficiência económica ou distributiva no sentido dos recursos disponíveis para os serviços de saúde serem utilizados de forma a maximizarem os benefícios para a sociedade (Pereira, 1992).

com a percentagem dos gastos totais em Saúde no PIB constata-se, no documento, a situação desfavorável do nosso País, com um baixo rendimento *per capita* e gastos totais em saúde superiores à média da UE. A situação é relativamente agravada, quando se toma em consideração que os resultados em saúde ficam abaixo da maior parte dos outros países da UE, como no caso da mortalidade infantil[127] e com diferenças significativas entre regiões do País (OCDE, 1998).

No que diz respeito aos hospitais, o diagnóstico da OCDE é severo quanto a distintos aspectos relativos à sua eficiência:

- A administração não sofre limitações orçamentais rigorosas e a sua capacidade é limitada no planeamento e na gestão das unidades;
- Os salários dos gestores, funcionários públicos com contratos para toda a vida, são independentes do desempenho dos seus hospitais;
- Os hospitais não têm autonomia, em especial na área dos recursos humanos;
- Os profissionais são pagos em função da sua antiguidade e não existem incentivos à produtividade;
- A ausência de autonomia e as formalidades administrativas provocam demoras na aquisição de equipamentos;
- A estrutura hospitalar não impede o desenvolvimento de longas listas de espera de doentes e de aquisições significativas ao sector privado de meios de diagnóstico;
- Os hospitais apresentam, ainda, uma baixa utilização dos equipamentos;
- Existe um inadequado fluxo de informações entre os médicos e entre as instituições de saúde;
- O sistema de financiamento tem uma forte base histórica e só 10% é baseado nos Grupos de Diagnósticos Homogéneos;
- Enquanto a demora média tem progressivamente diminuído, a taxa de ocupação é relativamente baixa.

Outro documento publicado no mesmo ano não deixa de apontar as ineficiências no funcionamento dos hospitais referindo que "apesar das sucessivas alterações introduzidas na organização dos regimes de trabalho

---

[127] É de notar que o estudo foi publicado em 1998, utilizando informação até ao ano de 1996.

médico hospitalar, pouco se alterou no funcionamento dos hospitais, com os períodos de manhã geralmente repletos de médicos e de doentes ambulatórios e os períodos da tarde apenas com médicos de urgência e poucas consultas externas" (Conselho de Reflexão sobre a Saúde, 1998) e os investigadores não deixam de referir que "os médicos são treinados para tratar doentes sem olhar a custos [e na sua] formação, cultura e prática, não são sensíveis à existência de restrições orçamentais [sendo] necessário fazer uso mais sistemático de análises de custo benefício ou de custo efectividade na formulação e selecção de políticas e acções de saúde. Isso teria a vantagem de aumentar a eficiência dos recursos usados e daria uma arma aos governos e responsáveis públicos para resistir a grupos de pressão com interesses particulares na utilização dos fundos públicos (Gouveia e Pereira, 1997).

A responsabilidade da ineficiência é apontada aos interesses criados e à incapacidade dos conselhos de administração (dos hospitais) em fazer cumprir os horários de trabalho dos médicos e rentabilizar as estruturas existentes (Aroso, 2000) e à rigidez da gestão, à falta de estímulos à eficiência e à produtividade (Campos, 2000*a*)[128].

Associar as ineficiências verificadas nos hospitais públicos ao seu estatuto jurídico, identificar, portanto o seu nexo de causalidade constituiu, em 1997, preocupação do Grupo de Trabalho sobre o Estatuto Jurídico do Hospital, que concluiu, nomeadamente:

- Na área de recursos humanos, o enorme desfasamento entre o tipo de regulamentação vigente na função pública e as finalidades e modo de produção de cuidados em saúde. Em concreto, a gestão centralizada dos efectivos de pessoal constitui um bloqueio à utilização de adequadas formas de gestão e é disso exemplo o tempo de tramitação de um concurso externo – 357 dias úteis. A inexistência de programas de incentivos, a classificação de serviço como elemento formal, rígido e injustamente equalizante e a impossibilidade de proceder a ajustamentos no pessoal em função das necessidades da actividade constituem também factores causadores de ineficiências.

---

[128] Já anteriormente o mesmo autor se referia à "cultura do *deficit* financeiro, [que] pretende "forçar a mão" do Estado-pagador através da assunção deliberada de acréscimos imoderados de gastos públicos no sector da saúde" (Campos, 1996).

- Na área económico-financeira, o sistema de financiamento baseado em dados de tipo histórico, para além de perpetuar situações de sub-financiamento, não tem preocupações de adequação nem de incentivo face a objectivos estabelecidos. Pelo contrário, é considerada como "despesista" e fortemente gerador de ineficiências e de situações de inequidade.
- Na área das aquisições, o regime não é compatível com a natureza e as especificidades da instituição hospitalar, sendo responsável por custos elevados e por uma menor prontidão na resposta a necessidades prementes.
- Na área da administração e organização interna, a necessidade do hospital ser administrado por elementos designados pelo proprietário, com distinção entre órgãos executivos ou permanentes e não executivos ou não permanentes e com uma linha de autoridade técnica unificada (Grupo de Trabalho sobre o Estatuto Jurídico do Hospital, 1997).

Nos países da União Europeia, a demora média de doentes internados em hospitais de agudos diminuiu substancialmente nas últimas décadas (*vide* quadro 56), evidenciando a utilização de formas alternativas à hospitalização, como é o caso dos hospitais de convalescentes (*nursing homes*)[129], do apoio domiciliário, dos hospitais de dia e da cirurgia ambulatória e, ainda devido ao desenvolvimento tecnológico, que permite uma recuperação mais rápida em certas patologias.

---

[129] *Nursing home* é uma entidade que presta cuidados prolongados (*long-term care*) envolvendo cuidados básicos e regulares de enfermagem mas não tratamento médico especializado (Healy e Mckee, 2002).

QUADRO 56
Número de dias de demora media dos doentes internados em hospitais de agudos nos países da União Europeia, entre 1970 e 2000

	1970	1980	1990	2000
Dinamarca	12,5	8,5	6,4	3,8
Finlândia	12,8	8,8	7,0	4,4
Suécia	11,0	8,5	6,5	5,0
Grécia		10,2	7,5	6,3(a)
Áustria		14,5	9,3	6,3
Irlanda		8,5	6,7	6,4
Reino Unido		8,5	5,7	6,9
Itália				7,0
Portugal	15,3	11,4	8,4	7,3(a)
Espanha			9,6	7,5(a)
França		15,9	10,6	8,5
Bélgica				8,7(a)
Holanda	18,8	14,0	11,2	9,0
Luxemburgo		13,0	11,0	9,3
Alemanha	17,7	14,5	14,1	9,6
Média:	14,7	11,4	8,8	6,9

(a) referente a 1998
Fonte: OECD Health Data 2003

Portugal tem acompanhado este figurino europeu, apresentando valores próximos dos da média comunitária[130].

Esta evolução em Portugal faz-se sem a institucionalização das *nursing homes*[131], o que significa que os resultados se ficam a dever a

---

[130] Existe em alguns autores a convicção de que a demora média, em Portugal, é superior aos valores apresentados, dado que nos elementos estatísticos dos hospitais de agudos os tratamentos em hospitais de dia não aparecem individualizados (Alves, 1994).

[131] Aliás, constata-se a diminuição dos internamentos em serviços de retaguarda ou de evolução prolongada, com o encerramento dos sectores de internamento dos centros de saúde, designadamente os mais antigos. Assim, a frequência de internamento em centros de saúde desceu de 6,1/1000 habitantes em 1985, para 2,6/1000 em 1996 (INA, 1999).

alguns ganhos de eficiência internos, apesar porém, de elevadas taxas de internamento e dias de internamento inapropriados que a aplicação de protocolos de revisão de utilização permitiu conhecer melhor[132].

Quando se comparam os diversos tipos de hospitais públicos, verifica-se, em relação ao ano de 2000, que os hospitais centrais apresentaram uma demora média de 7,9 dias; os hospitais distritais, 6,9 dias; os hospitais de nível 1, 7,5 dias; os IPO, 9,9 dias; e os serviços psiquiátricos[133] 74,9 dias (Departamento de Gestão Financeira, 2002), o que indicia a utilização dos hospitais de nível 1 como uma alternativa institucional às inexistentes *nursing homes*.

Dois estudos publicados no final da década de noventa demonstraram que os hospitais privados, em Portugal, apresentam demoras médias ponderadas mais baixas do que os hospitais públicos. No primeiro documento comparam-se vinte e dois hospitais da Região de Lisboa e Vale do Tejo e um hospital privado com fins lucrativos [134] (Vieira, 1997) e no segundo estudo dois hospitais privados[135] e um hospital público (Simões e Lourenço, 1999)[136].

---

[132] A revisão de utilização é uma técnica que permite identificar as situações e as razões por que os doentes foram admitidos ou permaneceram no hospital, quando poderiam ter sido tratados em meio mais adequado, ou utilizado menos dias de internamento. Os resultados conhecidos em Portugal de um primeiro estudo levado a efeito em hospitais públicos portugueses concluíam pela existência de elevadas percentagens de dias de internamento inapropriados (entre 34,4% e 55,6%), significativamente maiores do que as relativas a admissões inapropriadas (entre 11,9% e 32,7%) (Urbano et al., 1985).

[133] Integram esta categoria seis hospitais psiquiátricos, três centros regionais de alcoologia e dois centros psiquiátricos de recuperação.

[134] Trata-se do Hospital CUF, em Lisboa.

[135] Um dos hospitais privados está integrado numa instituição particular de solidariedade social e o outro é um hospital privado com fins lucrativos.

[136] Os resultados foram os seguintes: no GDH 209, a demora média no hospital público era de 23,3 dias e nos hospitais privados de 12 e 12,6 dias; no GDH 231, a demora média no hospital público era de 6,8 dias e nos hospitais privados de 6,8 e de 3,3 dias; no GDH 219, a demora média no hospital público era de 19 dias e nos hospitais privados de 4,4 e de 11,4 dias; no GDH 215, a demora média no hospital público era de 21,4 dias e nos hospitais privados de 6,5 e 7,2 dias; no GDH 222, a demora média no hospital público era de 11,6 dias e nos hospitais privados de 4,2 e 4,8 dias; no GDH 198, a demora média no hospital público era de 8,8 dias e nos hospitais privados de 5,3 e 5,5 dias; no GDH 162, a demora média no hospital público era de 5,4 dias e nos hospitais privados de 4,1 e 3,2 dias; no GDH 158, a demora média no hospital público era de 5 dias e nos hospitais privados de 4,1 e 2,5 dias; no GDH 119, a demora média no hospital público era de 3,4 dias e nos

Em outro indicador de eficiência utilizado – a taxa de ocupação – Portugal apresenta um valor inferior à média comunitária (*vide* quadro 57).

QUADRO 57
Taxa de ocupação em hospitais de agudos
dos países da União Europeia, entre 1970 e 1998

	1970	1980	1990	1998
Grécia		66,0	63,2	65,6
Holanda	89,8	83,5	73,3	70,1
Itália	74,9	69,0	69,3	73,3
Finlândia			74,2	
Áustria			78,2	75,4
Portugal	68,7		66,7	75,5
Espanha			73,5	76,1
França		80,4	78,2	78,8
Luxemburgo		76,2	79,4	
Bélgica		77,7	81,9	79,9
Reino Unido		75,1		81,0
Dinamarca		75,3	78,5	81,2
Alemanha	86,8	83,3	86,4	81,6
Suécia		72,1	72,2	
Irlanda		83,2	84,5	84,5
Média :	80,1	76,4	75,7	76,9

Fonte: OECD Health Data 2003

Quando se estudam as estatísticas nacionais, verifica-se, em relação ao ano de 2000, que os diferentes tipos de hospitais apresentam valores

---

hospitais privados de 2,9 e 2,7 dias; no GDH 270, a demora média no hospital público era de 2,8 dias e nos hospitais privados de 3,7 e 2,6 dias; no GDH 211, a demora média no hospital público era de 19,2 dias e nos hospitais privados de 14 e 10,3 dias; no GDH 6, a demora média no hospital público era de 5,2 dias e nos hospitais privados de 2,9 e 2,4 dias; finalmente, no GDH 225, a demora média no hospital público era de 8,7 dias e nos hospitais privados de 3,3 e 4,1 dias (Simões e Lourenço, 1999).

diversos: os hospitais de nível 1 com taxas de ocupação de 68%; os hospitais distritais com 73,7%; os hospitais centrais com 77%; os IPO com 79,5% e os serviços psiquiátricos com 77,7% (Departamento de Gestão Financeira, 2002).

Esta situação indicia, em relação aos hospitais de nível 1, uma duplicação de recursos face a hospitais distritais da sua área de influência e uma dificuldade na fixação de profissionais de saúde[137]; em relação aos hospitais distritais, é legítimo supor que existirá uma distribuição de camas ao longo do território nacional que não tem em consideração a densidade populacional, as acessibilidades geográficas, a capacidade de fixar os técnicos de saúde e os diferentes graus de confiança das populações na sua relação com os hospitais[138] [139].

O terceiro indicador de eficiência utilizado – o número de doentes tratados por cama de agudos – mostra, na União Europeia, um crescente valor ao longo do período estudado, com Portugal ocupando um lugar intermédio, próximo da média comunitária (*vide* quadro 58).

---

[137] No ano 2000, a taxa de ocupação nos hospitais de nível 1 da zona Norte variou entre 50,6% no Hospital da Régua e 77,6% no Centro Hospitalar de Varzim – Vila do Conde; nos hospitais da zona Centro, entre 54,5% no Hospital de Peniche e 94,5% no Hospital de Pombal; nos hospitais da zona de LVT, entre 56,0% no Hospital de Montijo e 87,0% no Hospital de Santiago de Cacem; na zona do Alentejo, o Hospital de Serpa apresentou 61,8% e na zona do Algarve, o Hospital de Lagos teve uma taxa de ocupação de 82,3% (Departamento de Gestão Financeira, 2002).

[138] Por vezes, as pressões locais para novos investimentos são dificilmente controláveis e conduzem a erros graves de planeamento, como aconteceu com a excessiva concentração de hospitais novos no distrito de Santarém, o que levou à recusa da União Europeia em financiar dois deles (Campos, 2000*a*).

[139] No ano 2000, a taxa de ocupação nos hospitais distritais da zona Norte variou entre 55% no Hospital de Barcelos e 85,2% no Hospital de Guimarães; nos hospitais da zona Centro, entre 59,4% no Hospital de Lamego e 92,2% no Hospital de Leiria; nos hospitais da zona de LVT, entre 64,4% no Hospital de Tomar e 79,8% no Hospital de Cascais; nos hospitais da zona do Alentejo, entre 68,8% no Hospital de Évora e 77,3% no Hospital de Beja; nos hospitais da zona do Algarve, entre 77,5% no Hospital do Barlavento Algarvio e 79,6% no Hospital de Faro (Departamento de Gestão Financeira, 2002).

QUADRO 58
Número de doentes tratados por cama de agudos, nos hospitais de países da União Europeia, entre 1970 e 1998

	1970	1980	1990	1998
França		5,1	7,4	9,0
Suécia	15,0	13,0	17,0	
Bélgica	22,0	26,0	23,0	
Finlândia	19,0	20,0	24,2	
Holanda	17,5	21,7	23,8	27,3
Alemanha	17,9	21,1	24,6	29,2
Luxemburgo	19,0			30,5
Reino Unido	20,0	27,8	44,7	33,0
Itália	17,4	20,7	21,9	36,2
Espanha		17,3	28,4	37,3
Portugal	13,7	21,0	30,1	37,8
Grécia	21,0	23,4	30,7	38,1
Áustria	16,1	19,1	30,8	40,7
Irlanda		35,7	44,3	47,0
Dinamarca	24,0	32,2	44,1	54,9
Média:	18,6	21,7	28,2	35,1

Fonte: OECD Health Data 2003

Quando se consideram as estatísticas nacionais, verifica-se também neste indicador que os diferentes tipos de hospitais apresentam valores diversos. Assim, e em relação ao ano de 2000, nos hospitais centrais o número de doentes saídos[140] por cama foi de 30,8; nos hospitais distritais de 39,0; nos hospitais de nível 1 de 33,0; nos IPO de 29,3; e nos serviços psiquiátricos de 3,8.

---

[140] O número de doentes saídos do internamento corresponde ao total anual de doentes que deixaram de permanecer no respectivo serviço, de acordo com as seguintes situações: alta ou transferência para outro hospital; óbito; e transferência para outro serviço do mesmo hospital (Direcção-Geral da Saúde, 1997).

Ainda sobre eficiência[141], o Relatório do Grupo de Trabalho para a Elaboração da Carta de Equipamentos de Saúde dedica a segunda de duas partes aos meios complementares de diagnóstico e terapêutica[142]. Ao analisar, referente ao ano de 1995, a capacidade nominal[143] dos equipamentos instalados em cada hospital público, relacionando-a com a produção para necessidades internas e externas e com as aquisições ao exterior, o Relatório permite retirar significativas conclusões sobre a eficiência hospitalar nesta área, das quais se destaca:

- De um modo geral, uma subprodução[144] dos equipamentos instalados no SNS;
- Apenas em dois casos se constatou sobreprodução[145][146] significativa dos equipamentos a funcionar para o SNS;
- No caso da ressonância magnética, a média nacional do número de exames por aparelho representa apenas 27% da capacidade do equipamento;
- Na angiografia digital, apenas 25% da capacidade dos equipamentos é utilizada (Ministério da Saúde, 1998*b*).

---

[141] A actividade cirúrgica constitui um exemplo da baixa eficiência e produtividade dos hospitais: em 1996, cada cirurgião realizou, nos hospitais centrais, em média cinco operações e cada sala foi utilizada cerca de 2 a 3 horas por dia útil (INA, 1999).

[142] O estudo analisou detalhadamente os seguintes equipamentos: radiologia convencional, tomografia axial computorizada, ressonância magnética, angiografia digital de subtracção, hemodiálise, radioterapia oncológica, medicina nuclear e litotrícia.

[143] Os autores consideraram capacidade nominal de um equipamento "o número de exames ou tratamentos que o mesmo tem possibilidade de realizar, dentro das suas condições normais de funcionamento, e com os recursos humanos e materiais necessários, no período de um ano, considerando 240 dias úteis por ano (atendendo aos períodos de paragem médios para manutenção ou outros fins) e um período de trabalho diário médio de 10 horas".

[144] Os autores consideraram subprodução "o déficit de produção em relação à capacidade nominal".

[145] Os autores consideraram sobreprodução "a produção acima da capacidade nominal".

[146] Esta situação foi verificada na região Centro em relação à medicina nuclear (câmara gama) e na região do Algarve em relação à radiologia convencional.

Equidade[147]

Existe a convicção de que o SNS desenvolveu de uma forma satisfatória a sua implantação no território nacional, mas sofre de sérios problemas de falta de equidade[148], constituindo as listas de espera um adequado indicador de avaliação da qualidade do sistema mas também da sua equidade[149]. Existe, ainda, a convicção de que as listas de espera penalizam, em especial os mais pobres e os menos instruídos[150].

A necessidade de conhecer as listas de espera nos hospitais foi pela primeira vez referida em lei pelo Regulamento Geral dos Hospitais, de 1968, que, no seu artigo 71º mandava que "em cada serviço hospitalar de internamento deve existir uma lista de espera, na qual serão inscritos os doentes que aguardam admissão ordinária".

Porém, só na década de noventa é que o problema adquire uma dimensão política visível e, em 1992, a Direcção-Geral dos Hospitais afirmava, como linha estratégica para o triénio 1992-94, a necessidade de "aniquilar as listas de espera, criando níveis de atendimento compatíveis com o conforto, segurança e direitos dos nossos doentes, aumentando por esta via a acessibilidade ao sistema". Em 1994, o último governo do PSD aprovou o Programa Específico de Recuperação das Listas de Espera

---

[147] Utiliza-se o conceito de equidade como distribuição *justa* de determinado atributo populacional e que envolve na prestação de saúde duas dimensões: a equidade horizontal – tratamento igual de indivíduos que se encontram numa situação de saúde igual; e a equidade vertical – tratamento apropriadamente desigual de indivíduos em situações de saúde distintas (Pereira, 1992).

[148] "O estatuto social, os conhecimentos e a informação são factores determinantes no acesso ao SNS [...], em que a permissividade dos agentes se sobrepõe, com frequência, às prioridades clínicas dos doentes. É mais um elemento [...] de iniquidade no acesso" (Conselho de Reflexão sobre a Saúde, 1998).

[149] "Existem hoje, ainda que de forma desigual, no seio das organizações hospitalares, importantes barreiras ao acesso dos cidadãos aos serviços de saúde, quantificadas em longas listas de espera, que não têm a ver directamente com deficientes condições económicas ou físicas, dada a quase gratuitidade dos serviços prestados e localização próxima, mas com "distância social" do hospital e dos seus profissionais a esses grupos" (Gonçalves, 1996).

[150] "É natural que os menos afluentes, mais humildes e menos vocais vejam o seu lugar ser ultrapassado por aqueles que têm "relações" ou que conheçam melhor os meandros do sistema para serem servidos ou tratados antes dos restantes" (Campos, 1997*a*).

(PERLE) para intervenções cirúrgicas, que promovia a utilização, para esse efeito, de unidades privadas de hospitalização[151] [152].

A este programa não foi dada, porém, continuidade pelo governo do Partido Socialista, que inicia em 1996 um programa próprio de melhoria do acesso orientado para a recuperação das listas de espera, gerido pelas Agências de Contratualização. Em 1998 é criado o programa para a promoção do acesso (PPA), com uma dotação financeira anual própria, havendo a convicção de que a reforma dos hospitais públicos permitiria que a recuperação das listas de espera fosse internalizada pelos hospitais, ou seja que os próprios hospitais públicos poderiam protagonizar esse processo[153]. Em 1999 a Assembleia da República votou uma lei[154] que atribuiu ao programa uma dotação orçamental própria que globalmente não devia ser inferior a 1% do orçamento anual do SNS.

Em Maio de 2002[155], é aprovado pelo XV Governo Constitucional o Programa Especial de Combate às Listas de Espera Cirúrgicas que

---

[151] A justificação técnica e política do modelo pode ser encontrado neste texto publicado em 1996: "uma solução possível para diminuir as listas de espera cirúrgicas, seria criar um financiamento específico, para resolver o problema dentro do sector público [...]. Sê-lo-ia, com efeito se não houvesse ineficiências. Mas, como estas existem, é legítimo temer que a injecção de mais recursos financeiros resulte em pura perda, caso não seja acompanhada de mudanças de estrutura e do processo de produção de cuidados. Por isso nos parece que a compra de serviços ao sector privado tem virtualidades..." (Alves, Cardoso e Correia, 1996). A crítica política pode ler-se neste outro texto: "tomar uma decisão destas sem instrumentos de gestão que a sustentem e sem um projecto de inovação da administração das instituições públicas que as reforcem, foi iniciar um processo que fazia do Serviço Nacional de Saúde uma grande repartição de finanças que ia pagando as facturas que os prestadores privados lhe iam apresentando" (Justo, 2000).

[152] Este programa, que vigorou durante um curto espaço de tempo permitiu, porém, na falta de programas de acreditação das unidades privadas de hospitalização, definir instrumentos de avaliação da sua qualidade, sendo a notação de cada concorrente efectuada com base nas propostas apresentadas, nas respostas a inquéritos complementares e nas visitas às próprias instalações.

[153] O Decreto-lei n.º 285/99, de 26 de Julho fixou as condições em que podiam ser atribuídos suplementos remuneratórios a funcionários do Ministério da Saúde, no âmbito do programa de promoção do acesso e as Portarias n.ºs 787/99, de 2 de Setembro, 177/2000, de 23 de Março e 163-A/2001, de 6 de Março, estabeleceram as verbas e as tabelas a atribuir aos estabelecimentos e aos profissionais envolvidos no PPA.

[154] A Lei n.º 27/99, de 3 de Maio.

[155] Através da Resolução do Conselho de Ministros n.º 100/2002, de 25 de Maio.

reintroduz explicitamente as unidades de saúde privadas "ou do sector social" como co-executantes deste programa[156].

O conhecimento da dimensão do problema, a nível nacional, só existe a partir de 1992, e nesse ano por defeito, devido à falta de fornecimento de dados por parte de alguns hospitais[157]. Em relação a anos posteriores não existe a divulgação pública e sistemática desta informação ao contrário do que é prática corrente em outros países[158].

Em documento do Ministério da Saúde, do início de 2002, anunciava-se a existência, em 31 de Dezembro de 2001, de 90 451 "registos não expurgados, de doentes que passaram pela lista de espera, acima dos tempos clinicamente aceitáveis". No ano 2000 o Governo anunciara a realização de cerca de 17 000 cirurgias e no ano seguinte de 23 791 intervenções cirúrgicas[159] [160], com um gasto de 7,2 milhões de contos.

Embora os programas de recuperação de listas de espera se centrem nas intervenções cirúrgicas, as preocupações com a equidade do SNS estendem-se, também, às consultas externas. Não sendo conhecida a dimensão nacional do problema, a relação entre o número de consultas externas e o número de doentes socorridos nos serviços de urgência suscita natural preocupação. A Comissão Nacional de Reestruturação das Urgências, em 1996, estimava em apenas 20% de atendimentos efectuados nos serviços de urgência hospitalar como correspondendo a verdadeiras situações clínicas requerendo o acesso a este nível de

---

[156] O n.º 17 do anexo a esta Resolução inclui a possibilidade de os doentes em lista de espera, que não recebam no prazo de 120 dias a comunicação da marcação da data da intervenção cirúrgica, poderem realizá-la em qualquer dos estabelecimentos de saúde admitidos na qualificação prévia ao concurso.

[157] Calculava-se que, em Junho de 1992, os hospitais públicos comportavam em lista de espera para intervenções cirúrgicas, cerca de 92 000 doentes, com uma média global de 223 dias de espera. Um só hospital apresentava mais de 10 000 doentes, com uma espera média de 401 dias (Alves, Cardoso e Correia, 1996).

[158] Na Grã-Bretanha, o *NHS Executive* apresenta uma página electrónica exclusivamente destinada às listas de espera, por região, por hospital, por especialidade, com o número total de doentes em espera em cada um dos trimestres do ano, e por períodos de espera: menos de 3 meses; entre 3 e 5 meses; entre 6 e 11 meses; entre 12 e 17 meses; e mais de 18 meses.

[159] As patologias mais frequentes eram as hérnias, as varizes e as cataratas.

[160] Nesse documento verifica-se a não redução da produção corrente programada que, de 2000 para 2001, cresce, em todo o País, 2,6%.

cuidados[161]. E indiciando esta situação problemas de equidade, referia-se que "a simples análise em valor absoluto e comparativo dos dados relativos à actividade anual do ambulatório dos hospitais, programado e urgente, e o estudo da sua evolução [...] revelam-nos [...] aspectos verdadeiramente inquietantes da forma como o trabalho hospitalar se vem processando" (Ministério da Saúde, 1996). Ou seja, o grande volume de atendimentos nos serviços de urgência deve-se, em grande parte, à incapacidade de resposta da actividade programada nas consultas externas dos hospitais.

Qualidade[162]

A preocupação com a qualidade em saúde, em Portugal, começa a conhecer visibilidade apenas nos anos oitenta do século passado e tem na Escola Nacional de Saúde Pública a entidade pioneira e mais dinâmica no estudo e debate deste tema. Em 1985, esta Escola promove duas importantes iniciativas: um Seminário Internacional sobre a avaliação dos cuidados de saúde primários, em colaboração com a OMS e as Escolas de Saúde Pública das Universidades Livre de Bruxelas e Hebraica de Jerusalém e as VI Jornadas de Administração Hospitalar, que estudam o tema da garantia de qualidade[163] dos cuidados hospitalares. As atenções estavam então centradas nos cuidados prestados pelos médicos e nos hospitais, "origem e sede privilegiada de avaliação e correcção da qualidade" (Silva, 1986).

Porém, as normas criadas no início da década de noventa já atendem a uma realidade mais ampla[164] e a melhoria da qualidade dos serviços

---

[161] Um estudo apresentado nas VII Jornadas de Administração Hospitalar, em 1987, concluía que apenas 22% dos doentes que recorreram ao Serviço de Urgência dos Hospitais Civis de Lisboa justificavam cuidados médicos diferenciados (Veloso e Costa, 1987).

[162] Utiliza-se o conceito de qualidade na saúde de Heater Palmer: "um conjunto de actividades destinadas a garantir serviços acessíveis e equitativos, com prestações profissionais óptimas, tendo em conta os recursos disponíveis e conseguindo a adesão e satisfação dos utentes para os cuidados recebidos" (Pisco e Biscaia, 2001).

[163] Trata-se da tradução portuguesa para a designação britânica *quality assurance*.

[164] O despacho do Ministro da Saúde, de 8 de Outubro de 1992, aprova o Programa Nacional para a Humanização e Qualidade dos Serviços de Saúde, com a incumbência

passou a ser também uma obrigação normativa através da constituição de comissões em todos os hospitais e centros de saúde,[165] [166] culminando com a criação, em 1997, de uma subdirecção-geral da saúde para a área da qualidade e, em 1999, do Instituto da Qualidade em Saúde[167], na dependência da Direcção-Geral da Saúde[168].

A própria acreditação passou a ser um objectivo de muitos hospitais com a assinatura, em 1999, de um protocolo de colaboração entre o Ministério da Saúde e o *King's Fund Health Quality Service*, da Grã-Bretanha. Em 1999 cinco hospitais[169] aderiram a este programa de acreditação, seguidos, em 2000, por mais de uma dezena. Outro projecto nesta área é o *Portuguese Quality Indicator Project*, desenvolvido pelo *Center for Performance Sciences*, da Associação dos Hospitais do Estado de Maryland, nos EUA, e que colabora com oito hospitais portugueses.

Na avaliação da qualidade dos serviços de saúde, a percepção dos doentes constitui uma das mais acessíveis e práticas fontes de informação: "não há outra forma de incorporar as percepções, as preferências, os direitos e os quereres dos indivíduos senão captando as suas opiniões relativamente ao seu estado de saúde, à sua qualidade de vida, à forma

---

de promover a melhoria da qualidade assistencial e humana das instituições e serviços do SNS e o despacho do Secretário de Estado da Saúde, de 15 de Dezembro de 1992, cria a Comissão Nacional para a Humanização e Qualidade dos Serviços de Saúde que deveria, nomeadamente, acompanhar e avaliar a acção das comissões que localmente eram responsáveis pela implementação de acções para a qualidade global do atendimento.

[165] Por força do despacho, já citado, do Secretário de Estado da Saúde de 15 de Dezembro de 1992.

[166] Embora sem referir o termo qualidade, a criação pelo despacho ministerial n.º 26/86, de 30 de Junho, do Gabinete do Utente, com vastas atribuições, de que se destaca "receber as sugestões formuladas pelos utentes no que se refere à organização e funcionamento dos serviços", antecipava já um importante meio para a qualidade – a avaliação dos utilizadores.

[167] O Instituto da Qualidade em Saúde é criado pela Portaria n.º 288/99 de 27 de Abril.

[168] Portugal acompanhou o processo internacional do desenvolvimento de instituições vocacionadas para a qualidade em Saúde, como é o caso da criação nos EUA, em 1991, do *Institute for Healthcare Improvement*, em França, em 1996, da *Agence Nationale d' Accréditation et d' Évaluation en Santé* e na Grã-Bretanha, em 1999, do *National Institute for Clinical Excellence*.

[169] Os hospitais de Amadora-Sintra, de Viseu, de Portalegre, do Barlavento Algarvio e de Santa Marta, em Lisboa.

como sentem que foram tratados, quer técnica quer humanamente pelos serviços de saúde, bem como aquilo que esperam desses mesmos serviços. (Ferreira, 2000).

Em 2002 é publicado o resultado de um inquérito aos comportamentos e atitudes da população portuguesa perante o sistema nacional de saúde (Cabral, Silva e Mendes, 2002), que permite retirar, em relação aos hospitais, as seguintes conclusões:

- o nível de satisfação da população inquirida com as consultas externas dos hospitais públicos, avaliado pela sua última consulta, é de cerca de 90%;
- a avaliação global dos cuidados durante o internamento hospitalar é positiva para cerca de 80% dos inquiridos;
- a avaliação do último tratamento recebido nas urgências hospitalares foi considerado positivo para cerca de 71% dos inquiridos.

Este resultado não é contrariado pelo estudo realizado pela Ordem dos Farmacêuticos, também publicado em 2002, e do qual se conclui que a avaliação global dos hospitais públicos é boa ou muito boa para 50,5% dos inquiridos e má ou muito má para 18% (Ordem dos Farmacêuticos, 2002) e com os resultados do Inquérito Nacional de Saúde de 1995/96, que mostra que em todas as regiões do país a percentagem de satisfação dos utentes com os hospitais públicos, considerada boa ou muito boa, é superior a 60% (Giraldes, 2001).

Ainda em 2002, o Ministério da Reforma do Estado e da Administração Pública publicou um estudo sobre a Imagem dos Serviços Públicos em Portugal, referente ao ano de 2001, que, em relação a hospitais e centros de saúde, apresenta, também, resultados semelhantes, como se infere do quadro 59[170].

---

[170] Os hospitais e os centros de saúde são os serviços a que os inquiridos mais recorreram: apenas 18,1% dizem não ter utilizado o Serviço Nacional de Saúde.

A evolução do hospital público em Portugal desde 1968   199

QUADRO 59
Taxas de utilização e nível de satisfação,
em percentagem, com Hospitais e Centros de Saúde, em 2001

Recorreu	Muito satisfeito	Satisfeito	Nada satisfeito
81,9	14,3	52,3	33,4

Fonte: Ministério da Reforma do Estado e da Administração Pública, 2002

Uma sondagem nacional realizada e publicada pela Fundação Antero de Quental em 1999, sobre a apreciação decorrente da experiência dos portugueses que recorreram no ano anterior aos serviços de saúde, mostrava, também, uma apreciação global positiva dos hospitais. Porém, a avaliação positiva centrava-se na qualidade das instalações, na simpatia dos funcionários, na capacidade técnica dos especialistas, na personalização do atendimento e na organização dos serviços, enquanto os aspectos referentes ao tempo de espera recolhiam nota negativa (*vide* quadro 60).

QUADRO 60
Apreciação pelos utilizadores do atendimento
nos hospitais públicos, em 1999

	Muito Bom	Bom	+/- Bom	Mau	Muito Mau
Qualidade das instalações	8%	27%	38%	17%	10%
Simpatia dos funcionários	8%	24%	36%	19%	12%
Capacidade técnica dos especialistas	11%	36%	37%	10%	6%
Personalização do atendimento	6%	21%	36%	21%	15%
Tempo de espera	2%	10%	17%	26%	44%
Organização dos serviços	5%	16%	34%	23%	20%

Fonte: Fundação Antero de Quental, 1999

Estas avaliações aparentemente muito positivas reportam-se, todavia, à utilização efectiva dos serviços de saúde e não à percepção que a opinião pública tem sobre a qualidade global ou sobre a eficiência dos serviços. Ou seja, parece legítimo afirmar que "ultrapassada a barreira do acesso, os portugueses revelam um elevado nível de satisfação com os serviços públicos de saúde" (OPSS, 2002).

Esta deve ser uma das razões que explicará os resultados de um inquérito à opinião pública apresentado pelo "Eurobarómetro" e que mostra que, em Portugal, cerca de 60% dos cidadãos mostram-se insatisfeitos com o seu sistema de saúde (*vide* quadro 61)[171].

QUADRO 61
Grau de satisfação dos cidadãos com os serviços de saúde
nos países da União Europeia, em 1996

	Muito satisfeito	Bastante satisfeito	Nem satisfeito nem insatisfeito	Bastante insatisfeito	Muito insatisfeito	Outras opiniões
Bélgica	10,9	59,2	19,9	7,2	1,1	1,6
Dinamarca	54,2	35,8	3,8	4,5	1,2	0,5
Alemanha	12,8	53,2	21,4	9,8	1,1	1,7
Grécia	1,5	16,9	27,0	29,7	24,2	0,6
Espanha	3,7	31,9	34,0	20,4	8,2	1,8
França	10,0	55,1	18,7	12,8	1,8	1,6
Irlanda	9,4	40,5	17,4	18,2	10,9	3,6
Itália	0,8	15,5	23,1	33,5	25,9	1,3
Luxemburgo	13,6	57,5	16,1	7,5	1,4	3,9
Holanda	14,2	58,6	8,8	13,6	3,8	1,0
Áustria	17,0	46,3	27,6	4,1	0,6	4,5
Portugal	**0,8**	**19,1**	**19,2**	**37,4**	**21,9**	**1,5**
Finlândia	15,1	71,3	7,0	5,3	0,7	0,6
Suécia	13,1	54,2	16,7	11,4	2,8	1,9
Reino Unido	7,6	40,5	10,0	25,7	15,2	1,0
UE (15)	8,8	41,5	19,9	18,8	9,5	1,5

Fonte: Mossialos, 1997

---

[171] Em outro inquérito, de 1992, os resultados mostravam que em Portugal, apenas

Um segundo aspecto relevante, que se pode retirar de um outro grupo de questões constantes do inquérito do "Eurobarómetro", consiste na relação entre os resultados da insatisfação e a disponibilidade para mudanças importantes ou mesmo a completa transformação do sistema (vide quadro 62) e que permite concluir que um grau elevado de insatisfação está sempre associado ao desejo de mudanças significativas. É o caso dos portugueses, que em percentagem muito elevada – cerca de 70% –, se mostram adeptos de reformas fundamentais do seu sistema de saúde.

Finalmente, a avaliação dos portugueses sobre os serviços de saúde não deve ser dissociada da percepção do seu estado de saúde, que é destacadamente a pior, quando comparada com a de nacionais de outros países da OCDE[172].

Em suma, o sentimento de insatisfação dos cidadãos, dos investigadores e dos governos face ao desempenho dos hospitais públicos radica, em especial, nos problemas detectados e estudados nas áreas da equidade, da eficiência, da economia e da qualidade. E, progressivamente, o consenso construiu-se em grande parte por força dos resultados da investigação, em especial das ciências política e económica, ao longo das últimas décadas.

7. O sistema de financiamento: do incrementalismo histórico à contratualização

O sistema de financiamento dos hospitais passou por fases distintas.

Até 1981, os hospitais eram financiados de acordo com os custos de exploração, com base em tabelas pré-definidas, sistema que não promovia o controlo dos níveis de consumo de recursos, nem penalizava a utilização desnecessária de actos ou de serviços. Ou seja, atribuíam-se subsídios baseados nas despesas de exploração do ano anterior acrescidas das verbas atribuídas pelo OGE para os hospitais e de subsídios eventuais ao longo do exercício, de acordo com a avaliação da situação financeira dos hospitais.

43% dos cidadãos avaliavam positivamente a qualidade dos cuidados de saúde e 80% tinham a percepção de que os serviços eram ineficientes (Abel-Smith, 1996).

[172] Um estudo da OCDE de 2001 mostrava que apenas 27,1% das mulheres portuguesas e 38,5% dos homens portugueses consideravam a sua saúde como "boa ou melhor", enquanto o segundo pior resultado era, respectivamente, de 38% – referente às mulheres húngaras – e 41,2% – referente aos homens japoneses (OCDE, 2001b).

QUADRO 62
Opinião dos cidadãos dos países da União Europeia sobre reformas nos seus sistemas de saúde, em 1996

	O sistema de saúde funciona muito bem (1)	O sistema de saúde necessita de pequenas alterações (2)	O sistema de saúde necessita de alterações fundamentais (3)	O sistema de saúde necessita de ser refeito completamente (4)	Outras opiniões
Bélgica	41,7	34,0	16,5	2,9	4,9
Dinamarca	54,4	37,2	5,7	1,8	1,0
Alemanha	36,9	38,5	16,7	2,2	5,7
Grécia	3,8	25,5	44,2	25,0	1,6
Espanha	14,1	30,4	34,0	13,5	7,9
França	25,6	40,9	24,6	5,0	3,9
Irlanda	19,4	30,7	25,6	16,9	7,4
Itália	3,4	15,1	43,8	33,1	4,5
Luxemburgo	31,9	43,9	13,3	2,5	8,4
Holanda	31,0	46,0	17,6	3,5	1,9
Áustria	40,2	33,5	18,0	3,3	5,0
Portugal	**3,6**	**19,4**	**38,3**	**31,8**	**6,9**
Finlândia	38,9	51,6	7,7	0,6	1,2
Suécia	28,5	44,1	21,8	3,4	2,2
Reino Unido	14,6	27,4	42,0	14,0	2,0
UE (15)	22,1	32,0	29,2	12,2	4,4

(1) A questão colocada tinha a seguinte formulação: "O sistema de saúde, no seu conjunto, funciona muito bem".
(2) A questão colocada tinha a seguinte formulação: "Há coisas boas [...] e pequenas alterações podiam permitir que ele funcionasse melhor".
(3) A questão colocada tinha a seguinte formulação: "Há coisas boas [...] mas só alterações fundamentais permitirão que ele funcione melhor".
(4) A questão colocada tinha a seguinte formulação: "O sistema de saúde funciona tão mal que é necessário refazê-lo completamente".

Fonte: Mossialos, 1997

A partir de 1981 inicia-se um sistema de pagamento de base prospectiva, considerando grupos homogéneos de hospitais, com a definição de preços baseados nos custos médios ajustados pela demora média e pela taxa de ocupação[173]; as urgências, as consultas externas e os meios complementares de diagnóstico e terapêutica eram pagos através de um preço médio.

Este sistema provocou um impacto positivo no número de admissões, na demora média e nas taxas de ocupação (Mantas, Costa e Ramos, 1989)[174], e os hospitais puderam conhecer, com razoável clareza, os critérios de financiamento a que estavam sujeitos. Porém, embora já diferenciasse os hospitais de acordo com a produção, ao classificar os doentes por valências não tomava ainda em consideração os diferentes recursos consumidos por doentes com diversas patologias, a gravidade da doença e as complicações associadas às patologias.

Em 1984 inicia-se o processo de adaptação a Portugal dos *Diagnostic Related Groups* (DRG), modelo desenvolvido na Universidade de Yale, nos EUA, inicialmente com o objectivo de apoiar os sistemas de revisão da utilização, identificando casos excepcionais de demora média nos internamentos hospitalares, face a um tempo médio esperado e, posteriormente utilizado no financiamento dos doentes da responsabilidade do *Medicare* norte-americano[175]; em 1989 estudava-se a forma de aplicação ao SNS português (Ministério da Saúde, 1990)[176].

---

[173] Daqui resultava, para o dia de internamento, um preço mais elevado para demoras médias mais baixas.

[174] Entre 1981 e 1987 a demora média diminui 22,2% nos hospitais centrais (de 16,2 para 12,6 dias) e 18,5% nos hospitais distritais (de 10,8 para 8,8 dias) e o número de doentes tratados cresceu 22,7% e 28,7%, respectivamente nos hospitais centrais e distritais.

[175] Este projecto contou com a assistência técnica de uma equipa da Universidade de Yale, coordenada por Robert Fetter, responsável pelo desenvolvimento deste sistema de classificação de doentes e que teve em João Urbano e Margarida Bentes os principais interlocutores portugueses.

[176] Esta época mostrou-se muito rica na tentativa de modernizar a administração dos hospitais, com especiais preocupações na melhoria da eficiência. Um dos projectos mais importantes, para além naturalmente dos GDH, foi a revisão de utilização que permitiria identificar as situações e as razões por que os doentes foram admitidos ou permaneceram no internamento hospitalar, quando poderiam ter sido tratados em meio menos diferenciado, ou utilizado um menor número de dias de internamento (Bentes, Gonçalves, Teodoro, e Urbano, 1988).

Este novo sistema de classificação dos doentes[177] em Grupos de Diagnósticos Homogéneos[178] (GDH), aplicado apenas aos doentes internados, permite que o pagamento se faça por preços que reflectem os custos médios reais dos hospitais, ao classificarem-se os doentes em grupos clinicamente coerentes e similares do ponto de vista do consumo de recursos. Os doentes são agrupados de acordo com o diagnóstico numa das (então) 477 categorias de GDH, com base em várias características: a parte do sistema orgânico afectada, a existência ou não de intervenção cirúrgica, o diagnóstico principal, a idade do doente, as patologias secundárias e o estado no momento da alta.

O hospital recebe, por doente, um preço correspondente a todo o episódio de internamento e não a intervenções atomizadas recebidas durante a hospitalização.

Este sistema de classificação de doentes passou a vigorar, em Portugal, para a facturação aos cuidados prestados a doentes internados da responsabilidade dos subsistemas, mas nunca foi aplicado como um processo único de financiamento dos hospitais do SNS; as razões foram, desde logo apontadas em 1990: "aplicar o sistema, com esta formulação, logo no primeiro ano a todos os hospitais, quando estudos já realizados mostram que há grande variabilidade nos custos de produção, por factores que não se prendem, apenas, com o *case-mix*, resultaria em que alguns veriam as suas receitas diminuídas drasticamente, enquanto que outros as veriam enormemente aumentadas. A consequência seria uma ameaça à estabilidade do sistema público hospitalar, ou mesmo à sua ruptura, com inaceitáveis implicações negativas na prestação de cuidados de saúde às populações [...]. Para responder a todos estes problemas, a implementação do sistema de financiamento será faseada ao longo de um período de transição, durante o qual o preço por GDH a pagar a cada hospital será, de início, grandemente influenciado pelos seus próprios custos, embora a contribuição dos custos médios nacionais deva crescer, ao longo dos anos" (Ministério da Saúde, 1990).

---

[177] "Um sistema de classificação de doentes é aquele em que os objectos que se pretendem agrupar são doentes, ou episódios de doença, e em que o objectivo é tornar compreensíveis as suas semelhanças e diferenças, e permitir que, os que pertençam à mesma classe, sejam tratados de modo semelhante" (Urbano e Bentes, 1990).

[178] Tradução para português de *Diagnostic Related Groups*.

As especificidades do sistema de saúde português face ao modelo em que foi criado – o norte-americano – conduziram ao objectivo de "... racionalizar o processo de distribuição pelas instituições das verbas existentes, cujo montante global é determinado por um processo político e social, em grande parte exterior ao próprio Ministério da Saúde. Porque se trata de um modelo redistributivo, em que é imposta a neutralidade orçamental de todo o sistema, os preços definidos para os GDH reflectem, *grosso modo*, os custos médios praticados nos hospitais do SNS" (Bentes et al., 1996).

Porém, a investigação de Carlos Costa questiona a metodologia para a definição dos produtos dos hospitais subjacente a este sistema de classificação de doentes, por não existir qualquer mecanismo para a sua ponderação e enquanto sistema de identificação de produtos identifica, também, diversas limitações: a determinação do consumo de recursos exerce-se em termos de cuidados efectivamente prestados e não em função dos recursos previsionalmente necessários; não se baseia em nenhum tipo de avaliação sobre a apropriação da forma de tratamento escolhido ou efectuado; a duração do internamento não constitui uma variável correcta para se medir o consumo de recursos; não apresenta significância clínica, no sentido de que não permite ao médico estabelecer o prognóstico nem o padrão de tratamento; não pode ser utilizado para efeitos de garantia de qualidade, pois baseia-se no que foi realizado e não no que deveria ter sido realizado; só pode ser aplicado retrospectivamente, ou seja, durante a estadia do doente não pode avaliar a correcção dos padrões de tratamento estabelecidos (Costa, 1994).

Embora o sistema de GDH não tenha sido adoptado em pleno[179] – em 1996 apenas 20% do orçamento dos hospitais era dependente deste esquema de preços – o resultado da investigação vai, embora com prudência, no sentido da sua contribuição, em Portugal, para a melhoria da eficiência (Gouveia e Pereira, 1997 e Barros, 1997), através da diminuição das despesas totais de internamento (Lima, 2000) e do tempo médio de

---

[179] Com excepção do pagamento dos cuidados prestados a beneficiários dos subsistemas e a outras entidades, públicas ou privadas, responsáveis pelos respectivos encargos, no qual é utilizado plenamente o sistema dos GDH. O valor das prestações de saúde realizadas pelas instituições do SNS consta de um tabela de preços, aprovada por portaria do Ministro da Saúde, de acordo com o artigo 25.º do Estatuto do SNS constante do Decreto-lei n.º 11/93, de 15 de Janeiro.

internamento (Dismuke, 1996). Estudos empíricos têm também demonstrado o interesse deste sistema de classificação para a avaliação de problemas de qualidade nos hospitais de agudos do SNS, que dispõem de uma poderosa base de dados dos doentes saídos, agrupados em GDH (Bentes, Gonçalves, Pina e Santos, 1996) e para a avaliação económica de problemas e programas de saúde (Gonçalves, Simões, Gonçalves e Cunha, 1996).

A avaliação global da investigação sobre este tema permite, pois, concluir que "a análise das potenciais limitações do modelo de pagamento prospectivo por doente tratado, classificados por GDH, não anula as suas potencialidades, em particular relativamente aos ganhos de eficiência económica passíveis de serem conseguidos a curto prazo [...]. Todas as actividades relacionadas com a implementação do sistema aumentaram o conhecimento e a capacidade de regulação do sector hospitalar [...]. O contributo do sistema de classificação por GDH é hoje insubstituível, não se dispondo de qualquer outro sistema mais perfeito e operacional de classificação de doentes tratados, considerados em última instância o principal produto final do hospital" (Gonçalves, 1999).

Na segunda metade dos anos noventa, as Agências de Contratualização dos Serviços de Saúde procuraram adequar os recursos públicos para os hospitais à efectiva prestação de cuidados, através de negociações e de compromissos com os hospitais. Pretendia-se desenvolver "...uma nova relação entre o cidadão contribuinte, o financiamento das instituições e os prestadores de cuidados de saúde, visando garantir não só uma base de financiamento das instituições e dos prestadores de cuidados de saúde, como também de financiamento estável, de investimento em saúde e de redução de gastos desnecessários, promovendo atitudes e comportamentos, no sentido da garantia da qualidade dos cuidados de saúde prestados à comunidade" (Sakellarides, 1999).

Esta diferente responsabilização e forma de financiamento, em especial dos hospitais, pretendia substituir o existente modelo público integrado por um modelo contratual, que combinaria o financiamento essencialmente público com um sistema de contratos entre os pagadores e os prestadores que se encontrariam institucional e funcionalmente separados.

O modelo recolheu apoios de entidades que analisaram, nesta época, o funcionamento do SNS (Tribunal de Contas, 1999 e OCDE, 1998), em especial porque permitiria ajustar o financiamento à produção e obter um maior grau de eficiência no desempenho dos hospitais apesar de as Agências não disporem de um estrutura orgânica definida[180].

Tratou-se, pois, de um processo, pioneiro em Portugal, que visava a separação entre entidades prestadoras e pagadoras, diferenciando-as do ponto de vista operacional, e a criação de uma intermediação entre os cidadãos e a prestação de cuidados.

As Agências deveriam atender, no funcionamento, a quatro atributos centrais: a determinação das necessidades, a aquisição de cuidados, a afectação orçamental e a integração e participação dos cidadãos. Seria necessário, desde logo, o conhecimento de informação histórica fiável que permitisse projecções de tendência para melhor compreender a actividade dos hospitais e centros de saúde e que permitisse influenciá-los na obtenção de ganhos em saúde; na aquisição de cuidados seriam explorados caminhos de negociação, de monitorização e de avaliação de projectos específicos, com vista a reduzir tempos de espera e a aumentar a produção dos serviços, através de contratos-programa a celebrar entre os prestadores e as Agências, enquanto entidades compradoras; a contratualização seria, então, o processo pelo qual se estabeleciam mecanismos de negociação para a atribuição de recursos, traduzidos em orçamentos e planos de cuidados; por fim, as Agências funcionariam como entidades de representação dos cidadãos, com base num mecanismo de participação social e de prestação de contas à sociedade (Ferreira, Simões e Gonçalves, 2000).

Tratava-se, pois, de um processo gradualista, limitado, num primeiro momento, à contratualização com unidades públicas, que, não esquecendo as dificuldades[181], permitiria descentralizar a administração,[182] melhorar

---

[180] A legislação sobre esta matéria consta de dois diplomas: o Despacho Normativo n.º 46/97, de 8 de Agosto, determina a instalação e funcionamento das agências de acompanhamento dos serviços de saúde junto das administrações regionais de saúde e define algumas orientações e o Despacho Normativo n.º 61/99, de 12 de Novembro, altera a sua designação para agências de contratualização e cria uma coordenação nacional.

[181] As principais dificuldades apontadas, nesta altura, reportavam-se à limitada autonomia da gestão das unidades de saúde, em especial na área dos recursos humanos, à ausência de mecanismos de controlo orçamental e à diminuta responsabilização de prestadores e gestores pelo seu desempenho (Ferreira, Simões e Gonçalves, 2000).

[182] A contratualização permitiria uma delegação de responsabilidades, para um nível regional ou sub-regional, na relação entre prestadores e pagadores.

o desempenho dos prestadores[183], aperfeiçoar o planeamento das escolhas e das prioridades em Saúde[184] e melhorar a gestão de cuidados[185] (WHO, 1996).

8. O ordenamento hospitalar

Tem sido preocupação dos governos procurar trazer racionalidade à oferta de serviços públicos, de forma a concentrar os equipamentos e os recursos humanos, caros e escassos, a garantir a qualidade dos cuidados e a assegurar a acessibilidade das populações. Tal acontece em relação às grandes instalações – centros de saúde, mas, em particular, os hospitais – e em relação à inovação tecnológica. Esta última preocupação que surge, em especial, na década de oitenta do século passado, resulta de duas características até então pouco estudadas: as novas tecnologias apenas parcialmente são substitutivas das tecnologias convencionais e a disponibilidade de um novo meio de diagnóstico determina a criação de uma procura até então inexistente ou não declarada (Vaz, Simões e Pinto, 1991).

A procura da racionalidade e da eficiência tem conduzido, ao longo dos anos, a diversos modelos de coordenação dos hospitais ou de regionalização hospitalar.

Desde logo a publicação da Lei n.º 2011, de 2 de Abril de 1946, permitiu estabelecer as bases da organização hospitalar, ao dividir o território nacional em zonas, regiões e sub-regiões, definindo as responsabilidades de cada nível de organização e o elenco do tipo de hospitais que deveria existir em cada zona[186]. Em 1959 são criados os órgãos de adminis-

---

[183] Hospitais e prestadores singulares tornar-se-iam financeiramente responsáveis pela provisão de um determinado volume, qualidade e combinação de serviços, de acordo com os preços negociados.

[184] Os prestadores passariam a ter um incentivo económico para acompanhar uma estratégia, que presidira ao processo de contratualização.

[185] A melhoria prender-se-ia com a escolha das intervenções mais custo-efectivas, nomeadamente com o desenvolvimento de alternativas à hospitalização.

[186] A assistência hospitalar de cada zona deveria ser assegurada por: a) hospitais centrais, regionais e sub-regionais; b) postos de consulta e socorros; c) centros de convalescença e de readaptação; d) hospícios; e) brigadas móveis de assistência, socorro e colocação de doentes.

tração regional que faltavam na legislação de 1946 – as comissões inter-hospitalares de Lisboa e do Porto – e, em 1961, a de Coimbra (Ferreira, 1986).

A actual organização e planeamento da rede hospitalar é, nas suas linhas fundamentais, a que foi definida pelo Estatuto Hospital de 1968[187] e as iniciativas posteriormente surgidas não passaram de tentativas que não conseguiram ultrapassar a inércia do Ministério da Saúde e, em particular, a pressão de estruturas locais, partidárias e autárquicas, contrárias à perda de valências do hospital local ou da sua diferenciação em comparação com a de outros municípios[188].

As tentativas foram várias.

Em 1986, a Ministra Leonor Beleza publicou quatro despachos com as regras sobre a hierarquização e o dimensionamento dos hospitais públicos.

O Despacho n.º 10/86, de 5 de Maio, anunciava o estabelecimento de uma Carta Hospitalar Portuguesa, com a definição das regiões hospitalares, da hierarquização dos serviços em cada região e a publicação de normas definidoras de valências básicas, não básicas, intermédias, complementares e altamente diferenciadas, que acompanhariam a classificação dos hospitais. Pretendia-se que a Carta Hospitalar permitisse que as únicas influências válidas para planificação, construção e apetrechamento em recursos humanos e materiais fossem as derivadas dos critérios

---

[187] De facto, o Estatuto Hospitalar dedica o primeiro capítulo à organização hospitalar, reafirmando as disposições gerais contidas no diploma de 1946, mas conferindo à organização hospitalar uma diferente tipologia: a) hospitais gerais e especializados; b) centros médicos especializados; c) centros de reabilitação; d) hospitais de convalescentes e de internamento prolongado; e) postos de consulta e de socorros (art.º 5.º, n.º 1). O segundo capítulo é dedicado ao planeamento hospitalar, conferindo competência à Direcção-Geral dos Hospitais para estudar e preparar os planos nacionais e regionais de cobertura hospitalar destinados a ocorrer às necessidades da população em serviços hospitalares (cf. alíneas a) e b) do art.º 23.º).

[188] Esta situação observa-se, também, em outros países, como, por exemplo, em França: "quando duas cidades de 25 000 habitantes, separadas por apenas 30 quilómetros com um fácil acesso por auto-estrada, procuram obter a totalidade dos meios ultra-sofisticados de diagnóstico e de tratamento para cada um dos seus hospitais, é possível medir o impacto financeiro desta ausência de política coerente de coordenação da saúde no território (Vallencien, 2002).

técnico-científicos aceites na comunidade internacional e adaptados à realidade portuguesa por técnicos qualificados de planeamento.

Este Despacho definia o hospital de nível 1, que correspondia ao conjunto de 23 hospitais distritais antes designados por concelhios, que deveria reduzir a quatro o leque de valências a incluir no internamento: medicina, cirurgia geral, obstetrícia/ginecologia e pediatria, e com uma unidade de urgência baseada no esquema de Serviço de Atendimento Permanente da responsabilidade de clínicos gerais.

Foi publicada, depois, uma lista de hospitais que passaram a ser classificados no nível 1 e o Despacho n.º 23/86, de 16 de Julho, caracterizava e definia o seu âmbito, estabelecia o *ratio* de camas/habitantes, apontava os limites da dimensão do respectivo internamento e definia o número de médicos necessários por serviço, para cada uma das quatro valências, bem como para as duas que lhes são complementares – a neonatologia e a anestesiologia.

O Despacho n.º 32/86, de 5 de Setembro, definia a organização dos hospitais de nível 2, 3 e 4, no que respeita ao internamento, à consulta externa, à urgência e aos meios complementares de diagnóstico e terapêutica.

Finalmente, o Despacho n.º 36/86, de 3 de Novembro, caracterizava as valências intermédias, diferenciadas e altamente diferenciadas, utilizando-se processo idêntico ao utilizado para as valências básicas.

Trata-se de um estudo da maior importância que limitou, porém, o seu impacto aos hospitais de nível 1: em relação a estes não se colocavam dúvidas ou não se suscitavam polémicas quanto à sua classificação. O mesmo se passaria em relação aos hospitais de nível 4, os centrais; porém, para os restantes, as administrações dos hospitais, as autarquias, as forças partidárias e as associações locais cedo reivindicaram para cada um dos seus hospitais o nível 3 – o mais diferenciado e aquele que, aparentemente, conferiria maior prestígio e estatuto social e profissional aos seus técnicos.

Decorridos doze anos, publicou o Governo, em 1998, a "Carta de Equipamentos de Saúde", documento mais vasto que os diplomas da Ministra Leonor Beleza, pois incluía a definição e caracterização dos serviços de cuidados de saúde primários e para os hospitais a definição, caracterização, níveis de implantação, hierarquização técnica e área de atracção e classificação das valências/especialidades. Adiantava ainda o documento, normas para o internamento, para o ambulatório e para os serviços complementares de diagnóstico e terapêutica.

Para os hospitais previam-se quatro níveis:

- O hospital local, destinado fundamentalmente a convalescentes e doentes de doença prolongada deveria integrar-se no hospital de agudos da sua área;
- O hospital distrital, localizado, em princípio, na sede do distrito, servindo todo o distrito ou um grupo de concelhos no caso da população ser muito superior à que está na base deste tipo de hospital – cerca de 150 000 habitantes – deveria dispor de todas as valências básicas[189] e, eventualmente, de algumas das intermédias[190];
- O hospital regional, a criar nas sedes das regiões de saúde, para uma população de cerca de 800 000 habitantes, deveria dispor de todas as valências básicas e intermédias e poderia manter as valências diferenciadas[191] que a sua área de influência justificasse;
- O hospital central localizar-se-ia em Lisboa, Porto e Coimbra, com todas as valências que um hospital de referência deveria dispor.

Mas também este estudo não provocou qualquer alteração no ordenamento hospitalar, apesar de abarcar, também, os meios complementares de diagnóstico e terapêutica e destacando a baixa produtividade observada na utilização dos equipamentos instalados no SNS.

---

[189] As valências básicas propostas eram as seguintes: medicina interna, cirurgia geral, pediatria e neonatalogia, obstetrícia e ginecologia, ortopedia, medicina física e de reabilitação, imagiologia, imuno-hemoterapia, patologia clínica, anatomia patológica, estomatologia e psiquiatria.

[190] As valências intermédias eram as seguintes: gastrenterologia, urologia, cardiologia, oftalmologia, otorrinolaringologia, dermatologia e venereologia, pneumologia, infecciologia, neurologia, nefrologia, endocrinologia, imuno-alergologia, oncologia médica, pedopsiquiatria e reumatologia.

[191] As valências diferenciadas eram as seguintes: cardiologia de intervenção, cardiologia pediátrica, cirurgia cardiotorácica, cirurgia maxilofacial, cirurgia pediátrica, cirurgia plástica, cirurgia vascular, genética médica, hematologia clínica, medicina nuclear, neurocirurgia, neurorradiologia e radioterapia.

A preocupação de regular a instalação de "equipamento médico pesado" surgira já em 1988, com a publicação do Decreto-lei n.º 445/88, de 5 de Dezembro, que pretendia, em especial, controlar a expansão do sector privado nesta área, impondo a todos os agentes – públicos e privados – a aplicação de *ratios* de habitantes por equipamento. Esta solução não deixou de ser criticada porque a inovação tecnológica rapidamente banaliza a utilização de certos equipamentos, porque aplicando-se cegamente os *ratios*, não se tomam em consideração aspectos de acessibilidade e de articulação de serviços e, também – aspecto menos referido – porque se tratava de um condicionamento administrativo, limitador do desenvolvimento do sector privado, da concorrência entre serviços públicos e privados, e entre estes, e da própria liberdade de estabelecimento e de prestação de serviços.

A publicação deste diploma fez-se num contexto de acesa polémica no relacionamento entre o Ministério da Saúde e os profissionais do sector, em especial os médicos, e no âmbito de um debate internacional entre os defensores de uma maior intervenção do Estado no mercado dos cuidados de saúde e os que preconizavam a liberalização do sistema.

Após a tentativa frustrada de aplicação de uma carta hospitalar, também esta "liberdade vigiada" na instalação de equipamentos médicos pesados não teve melhor sorte, porque não existiu efectivo controlo para a aplicar e porque o Estado se constituiu no primeiro transgressor dos princípios que enunciara (Vaz, Simões e Pinto, 1991).

Em 1995, o Decreto-lei n.º 95/95, de 9 de Maio, sensível a alguns daqueles argumentos, revoga o diploma de 1988 e sujeita a instalação do equipamento médico pesado a autorização do Ministro da Saúde, de acordo com critérios de programação e de distribuição territorial fixados em resolução do Conselho de Ministros. No mês seguinte, a Resolução do Conselho de Ministros n.º 61/95, de 28 de Junho, elimina as restrições à instalação de parte dos equipamentos constantes da lista de 1988.

A mesma preocupação de definir, caracterizar, hierarquizar tecnicamente e clarificar áreas de atracção conduziu a um projecto de restruturação das urgências. Um relatório publicado em 1996, da autoria de uma comissão coordenada por António Baptista Pereira, partia da constatação de que cada português recorria uma vez por ano a um serviço de urgência, e que em cada dois portugueses, um utilizava um serviço de urgência hospitalar. Esta situação provocou um crescimento de 23% dos atendimentos na década estudada (1985-1994) e afirmava-se que apenas 20%

da situações de utilização dos serviços de urgência hospitalar correspondiam a verdadeiros problemas clínicos requerendo o acesso a este nível de cuidados.

De entre os factores que poderiam explicar esta situação, adiantava a comissão os seguintes:

- os serviços de urgência são fruto da evolução de um modelo em que a estrutura e a organização dos serviços de urgência se encontravam intimamente ligados à estrutura e organização dos serviços de acção médica hospitalares e estes estavam pouco e mal diferenciados, mal articulados, mal hierarquizados e não tinham médico próprio durante longos períodos do dia. A assistência hospitalar ficava, assim, reduzida aos médicos escalados para o "Banco";
- existe uma atracção da população pelo hospital e, dentro do hospital, pelo serviço de urgência;
- a proximidade e a facilidade de horários acentuam a ideia de que o serviço de urgência é o local ideal para uma consulta médica desburocratizada, sem marcação e sem horário;
- "com pretextos descabidos e variados", médicos de família, médicos de outros hospitais ou do próprio hospital, médicos de clínica livre, enviam doentes para os serviços de urgência hospitalar, provocando factos consumados;
- o serviço de urgência é, também, o local onde se abandonam velhos, sem abrigo, doentes crónicos e sós e é, ainda, o espaço onde se resolvem os mais variados problemas sociais.

A comissão recomendou, então, que a reestruturação das urgências tomasse em consideração três eixos fundamentais:

1. Os cuidados de saúde primários e o ambulatório não urgente dos cuidados hospitalares, propondo:
   - a ampliação da oferta e da capacidade das consultas diárias dos centros de saúde;
   - a ampliação da oferta e da capacidade das consultas externas dos hospitais;
2. A hierarquização dos serviços de urgência, com:
   - A concentração da urgência básica num menor número de hospitais;

- A identificação de 23 serviços de urgência médico-cirúrgicas e de 13 polivalentes. Os primeiros constituiriam o primeiro nível de acolhimento de situações de emergência, devendo estar situadas em hospitais gerais de tipo 2 e 3. Os segundos assegurariam o mais sofisticado nível de acolhimento, funcionando como unidades de referência dos hospitais com urgência médico-cirúrgica.
3. A medicalização da emergência médica, com a existência de uma rede de telecomunicações para a saúde, a implementação dos centros de orientação de doentes urgentes, o redimensionamento dos meios de socorro e transporte e a participação dos hospitais na medicalização do sistema (Ministério da Saúde, 1996).

Este estudo teve, a exemplo dos anteriores, uma aplicação quase nula. A título de exemplo, a proposta gerou controvérsia, porque hospitais, como os de Bragança, Chaves, Centro Hospitalar de Coimbra, Aveiro, Leiria ou Santarém disporiam apenas de urgências médico-cirúrgicas, enquanto os de Vila Real, Viseu e Évora teriam urgências polivalentes.

9. Conclusão

A estrutura do hospital público resulta de vários conjuntos normativos, com origem na legislação de 1968 e que se prolongam, em relação a importantes princípios estruturantes, até ao ano de 2002, numa evidente linha de continuidade.

O aspecto mais relevante no modelo de estrutura hospitalar que se desenha a partir de 1968, e que atesta a sua modernidade, é a aproximação a uma matriz empresarial, princípio que não deixou de ser reafirmado em diplomas posteriores; porém, este enunciado não teve continuidade em normas executivas, em aspectos nucleares como são a gestão financeira e a gestão de recursos humanos.

A história do hospital público português, desde 1968, faz-se através de um diagnóstico, progressivamente aceite, que não esconde a insatisfação da opinião pública e o olhar severo de investigadores perante matérias significativas referentes à economia, eficácia, eficiência, equidade e qualidade do seu desempenho. Palco de disputas de grupos profissionais, agravadas por conflitos de interesses, a liderança institucional nos hospitais foi-se libertando, com diversas oscilações, do poder médico, disputado, progressivamente, por enfermeiros e paramédicos e confrontado com o fortalecimento progressivo de uma cultura gestionária. As melhorias na eficácia e na qualidade dos cuidados prestados andaram a par de tentativas de modernização do sistema de financiamento e do ordenamento hospitalar; mas o tema principal do debate e da decisão política centrou-se nos modelos de gestão dos hospitais e no estatuto dos que neles trabalham.

CAPÍTULO 4

A evolução da administração pública e sua influência nos modelos de hospital público em Portugal

1. Introdução

Relembra-se a tese da continuidade ideológica que se analisa. Tal significa que, se não houve rupturas significativas entre 1971 e os anos que se seguiram à Revolução de 1974, também se constatou, após a afirmação política e normativa do Serviço Nacional de Saúde, em 1979, a progressiva aceitação, nas suas linhas gerais, do modelo beveridgeano pelas forças políticas e sociais mais relevantes na sociedade portuguesa.

A evolução do hospital público português, no quadro da progressiva consensualização do SNS como matriz do sistema de saúde em Portugal, dá-se, por seu lado, no âmbito do processo de modernização da administração pública portuguesa e do debate sobre as funções do Estado.

As funções políticas, económicas e sociais que o Estado deve assumir (ou não) e o modo como se deve estruturar para responder às várias necessidades e procuras colectivas têm constituído um tema de intenso debate nas sociedades mais desenvolvidas. Ao longo deste capítulo ir--se-á estudar a forma como o modelo de hospital público em Portugal foi influenciado pelos modelos mais gerais de toda a administração pública.

2. O debate sobre as funções do Estado

De uma forma esquemática pode referir-se que se assistiu nos últimos dois séculos a uma evolução do Estado liberal[192] para o Estado-

---

[192] O Estado liberal caracteriza-se pelo existência de instituições representativas e de liberdades individuais e pela proclamação da centralidade do mercado e a abstenção do

-Providência[193], a que se seguiu o apogeu da tendência neoliberal com a crise do Estado-Providência[194].

Posta a questão na actualidade, podem ser consideradas três maneiras de a enfrentar: 1) defender as formas antigas de intervenção do Estado; 2) adoptar uma política liberal que limite o mais possível o papel do Estado; 3) desenvolver novas formas de controlo da economia pela política e novas formas de intervenção do Estado.

A defesa do sector público tradicional em nome do interesse público corresponde, ainda, às expectativas de diversas categorias sociais, mas perde progressivamente adeptos em face dos resultados insatisfatórios de diversos serviços públicos.

Estado, que se devia limitar a garantir a segurança e a propriedade dos cidadãos, deixando a vida económica entregue á dinâmica do mercado (Sá, 2000).

[193] A intervenção económica do Estado aparece em força após a I Guerra Mundial, não só para regular o funcionamento da economia, mas também para garantir a satisfação de determinados objectivos sociais, mesmo em países com diferentes graus de desenvolvimento: na Rússia, a revolução bolchevique de 1917 promove a substituição do capitalismo por uma nova ordem económica assente na propriedade colectiva dos meios de produção; na Alemanha, em 1919, a economia é considerada uma questão básica do Estado; na Itália fascista do começo da década de vinte, o Estado dirige também a economia; nos EUA, a crise de 1929 obriga o Estado a intervir fortemente, com a doutrina keynesiana a legitimar essa intervenção no controlo e no desenvolvimento da economia (Moreira, V., 1997 e Bilhim, 2000). A distinção entre Estado e sociedade civil iria sofrer, ao longo desta fase, um processo de transformação gradual devido à necessidade de uma gestão económica pública imposta pela crescente complexidade da economia capitalista e à intervenção do Estado na relação salarial e no consumo colectivo, nomeadamente no emprego, nos salários, nos fundos de pensões, na educação, na saúde, na habitação, no ordenamento do território, no planeamento urbanístico (Santos, 2000).

[194] As transformações mais decisivas "...parecem estar a ocorrer sob a égide do princípio do mercado, que se afigura mais hegemónico que nunca no seio do pilar da regulação, dado que produz um excesso de sentido que invade o princípio do Estado e o princípio da comunidade, tendendo a dominá-los de forma muito mais profunda do que nos dois períodos anteriores" (Santos, 2000). Porém, apesar da participação directa do Estado enquanto empresário se reduzir, por efeito de extensos programas de privatização do sector público, não se reduz o seu papel de regulador público na economia (Moreira, V., 1997). Mas o Estado de Bem Estar não foi só condenado "à direita" por inibir o livre funcionamento do mercado, mas também "à esquerda", acusado de constituir "...o instrumento por excelência da defesa e perpetuação dos interesses da classe dominante" (Pinto, 2002). Tem sido, porém, desenvolvida a tese de que Portugal nunca teve um verdadeiro Estado-providência, não só por causa dos seus reduzidos padrões de provisão social, mas também porque sempre faltou um entendimento da cidadania social como um conjunto de direitos dos cidadãos que o Estado estava obrigado a garantir (Hespanha, 2001).

Por outro lado, a defesa de um liberalismo extremo é irrealista em países com uma tradição de presença do Estado na economia e nos sectores sociais.

Alain Touraine identificou, a propósito da última campanha eleitoral para a eleição presidencial em França, três princípios que deveriam animar as novas formas de intervenção do Estado:

- As intervenções públicas devem contribuir para a diminuição das desigualdades;
- Os objectivos sociais e as finalidades económicas do Estado são interdependentes e numa sociedade avançada crescem os factores não económicos do crescimento económico;
- Não existe nenhuma razão necessária para que o Estado seja o gestor de todos os recursos públicos.

E concluía com a urgência de resposta às seguintes questões:

- O que é necessário conservar das antigas intervenções do Estado?
- Quais são os domínios da vida colectiva e individual que não devem ser geridos pelo mercado?
- Quais são as novas prioridades para as intervenções públicas? (Touraine, 2002).

De forma semelhante, interroga-se Gomes Canotilho:

- Deve o próprio Estado assumir a produção autónoma de bens e serviços?
- Deve uma tarefa erguida a tarefa pública ser obrigatoriamente prosseguida de forma directa, pela própria administração pública? (Canotilho, 2000).

Em Portugal, para alguns investigadores assistimos a uma "explosão de direitos sociais", havendo inúmeros bens que são prometidos ou dispensados com carácter incondicional e com utilização oportunista dos recursos em ambiente pré-eleitoral, provocando aumento da despesa pública, dos impostos e da dívida pública e levando, em última análise, à própria deslegitimação do Estado. E é defendido que, com base no princípio da subsidiariedade, uma das funções do Estado – mais pequeno e mais forte – seria a de permitir aos cidadãos a obtenção dos seus próprios fins, no quadro do bem comum: "...o princípio da subsidiariedade supõe tanta liberdade quanta seja possível e tanta intervenção estatal quanta seja imprescindível [...]. A crise do *welfare state* tem também as suas vantagens. Uma delas é mostrar que a crise não é só económica, social e cultural: é também do próprio modelo de Estado que reduziu o público ao estatal" (Moreira, J., 2000 e 2002).

Para outros, pelo contrário, o Estado português fica muito aquém de um Estado-providência, é um semi-Estado-providência ou um lumpen--Estado-providência. Estará mais próximo de um Estado-providência relativamente à variedade de serviços, à forma de os fornecer e aos mecanismos de financiamento, mas muito distante, quer quanto à extensão, quer quanto à qualidade dos serviços. Mas, "talvez o que mais inequivocamente distinga o Estado português de um Estado-providência seja o facto da administração pública ainda não ter interiorizado inteiramente a segurança social como um direito, continuando em alguns aspectos a considerar que se trata de um favor concedido pelo Estado..." (Santos, 1993*a*) e de que o fundamento principal da crise do Estado "...não é de ordem financeira, mas sim de ordem político-cultural, e tem a ver com a incapacidade de o modelo de solidariedade orgânica instituído envolver todos os cidadãos na resolução dos problemas sociais" (Hespanha, 1999). Neste mesmo sentido, também é defendido que o mercado e o sector privado estão longe de serem necessariamente mais eficientes, se se considerar a qualidade dos seus produtos, a rentabilidade das suas operações, a qualificação dos recursos humanos e a investigação industrial e profissional (Mozzicafreddo, 2000) e que num contexto marcado pelo agravamento do risco social "...com a emergência de novos factores de incerteza e de imprevisibilidade que reduzem inelutavelmente a capacidade de resposta no quadro dos sistemas institucionalizados" (Hespanha, 2001), "...o recuo da presença do Estado na vida dos cidadãos dificilmente pode ter justificação – a não ser, claro, para os que estejam disponíveis para reactualizar o conhecido preconceito segundo o qual o esforço colectivo de criação de igualdade de oportunidades conduz inevitavelmente ao desperdício de recursos e a uma injusta recompensa para os menos dotados" (Pinto, 2002).

Às ciências política e da administração[195] competirá aproveitar e sistematizar, também, as contribuições da teoria das organizações, beneficiando da experiência e dos avanços no domínio da gestão empresarial e

---

[195] "À ciência política interessa essencialmente o poder, enquanto a ciência da administração se ocupa da administração como instrumento do poder" (Caupers, 1994).

integrando conhecimentos com outras origens para proceder à sua utilização, com as necessárias adaptações, neste domínio das funções do Estado, tendo o interesse comum como objectivo essencial (Sá, 2000).

Ou seja, apesar de grupos de pressão ou de interesse e de movimentos sociais terem como objectivo essencial obter acções ou abstenções do Estado nas matérias que lhes dizem respeito e de persistirem, ainda, diferenças significativas na doutrina, é patente uma expressiva aproximação na criação de soluções que permitam uma resposta mais eficiente do Estado e da sociedade às necessidades dos cidadãos.

3. O desenvolvimento dos modelos de administração do Estado em Portugal

Em Portugal, o desenvolvimento das funções do Estado, em especial a partir da segunda metade da década de setenta do século passado, provocou um aumento significativo dos efectivos da Administração Central e Local[196] e uma profunda alteração na estrutura da Administração Pública[197].

Os serviços do Estado, quer os centrais, quer os locais e periféricos, aumentaram e especializaram-se, para ensaiar uma resposta às novas exigências. O primeiro impacto atingiu a própria administração directa do Estado, aquela que é exercida por serviços e organismos integrados na pessoa colectiva Estado, sob a direcção hierárquica do Governo. Porém, a máquina administrativa interna não estava apta a fornecer respostas eficientes e qualificadas face à complexidade e à multiplicidade das novas tarefas administrativas e desenvolveu-se, mais intensamente, a administração indirecta do Estado[198], formada por um conjunto de entidades públicas com personalidade jurídica e autonomia administrativa e financeira. Multiplicaram-se, então, os institutos públicos.

---

[196] Em 1968, o seu número era de 196 000; em 1983, de 516 000; em 2001, de 716 000 (Barreto, 2002).

[197] Todo este processo se desenvolveu em contra-ciclo em relação aos outros países da OCDE: enquanto em Portugal se construía o *welfare state*, ele era, em países com regimes democráticos e políticas sociais consolidados, profundamente reformado.

[198] Em Portugal, terá sido Marcello Caetano quem primeiro utilizou o conceito de administração indirecta do Estado (Caupers, 1994).

A Administração de hoje nada tem de homogénea e podem identificar-se os seguintes traços mais significativos:

1º A inexistência de uma única Administração, mas sim a sua pluralidade: a Administração do Estado, das Regiões Autónomas, das Autarquias Locais, várias administrações independentes.

2º A descentralização funcional, exercida através das corporações profissionais e de outras associações públicas e através da auto--administração de certos estabelecimentos públicos, como acontece com as universidades.

3º A desconcentração territorial, com a multiplicação de extensões periféricas de cada departamento do Estado, territorialmente dispersas.

4º A proliferação de agências públicas, através da desagregação funcional de certos serviços administrativos que são destacados da organização administrativa departamental hierárquica e que são dotados de um governo próprio com gestão própria, com serviços próprios e com certa autonomia – são os institutos públicos.

5º As autoridades administrativas independentes, que representam uma "revolução administrativa" porque violam todos os parâmetros antigos da organização administrativa. Em Portugal, a sua criação é recente – anos 80 e 90 do século passado – e de que constituem exemplos a Comissão do Mercado de Valores Mobiliários, a Alta Autoridade para a Comunicação Social e a Entidade Reguladora do Sector Eléctrico.

6º A especialização organizatória de certas funções administrativas, sendo a função sancionatória a que está, entre nós, mais desenvolvida, de que são exemplos duas comissões de aplicação de coimas, uma em matéria de publicidade, outra em matéria de infracções económicas.

7º A multiplicação das estruturas *ad hoc* ou transitórias na Administração, como são o caso dos grupos de missão, das comissões eventuais, não apenas de estudo mas de administração activa.

8º A criação autónoma de estruturas de observação, de acompanhamento e estudo, como acontece com os observatórios.

9º O crescimento da participação administrativa dos particulares nos conselhos consultivos e na própria administração activa, que resulta na delegação administrativa nos próprios interessados.

10º A empresarialização da Administração Pública, que começou pelos serviços comerciais e industriais do Estado e que abrangeu serviços públicos tradicionais, como os hospitais, e institutos públicos empresarializados, em que deixou de ter sentido a distinção entre instituto público e empresa pública.

11º A privatização da Administração Pública, desde a alienação ao *contracting-out*, ou seja, o abandono por parte do Estado de certos serviços de que anteriormente a própria Administração se encarregava e a sua contratação a privados.

12º A contratualização, defendendo-se hoje a liberdade contratual da Administração Pública, quer quanto aos contratos de direito público, quer de direito privado. A Administração desenvolve uma componente contratual, como se negociasse em pé de igualdade com os administrados.

13º A utilização progressiva das parcerias público-privadas.

14º A tentativa de integração de serviços públicos multifuncionais que tentam recuperar alguma unidade que a administração foi perdendo, como é o caso da Loja do Cidadão (Moreira, V., 2000).

4. Os institutos públicos

As circunstâncias que envolveram e justificaram o aparecimento da figura dos institutos públicos[199] prendem-se, como já ficou dito, com o acréscimo significativo que a função administrativa sofreu no século vinte, por força da passagem de um modelo de Estado liberal para um Estado social. A diversidade e a complexidade dos processos decorrentes desses novos ou diferentes objectivos não permitiam que a administração directa do Estado estivesse em condições de os concretizar. Ou seja, é fundamentalmente em nome da eficiência que se desenvolve a administração indirecta do Estado, onde se integram os institutos públicos[200].

---

[199] "Instrumentos organizatórios personalizados, isto é distintos do Estado, não integrados nele, com órgãos, património, pessoal e orçamento próprios, a quem o Estado atribui a prossecução de determinadas atribuições administrativas" (Oliveira e Moreira, 2001).

[200] Para além dos institutos públicos, integram-se neste tipo de administração as entidades públicas empresariais, fazendo parte, os primeiros do sector público administra-

Em Portugal, até 1926, um dos poucos institutos públicos existentes eram os Hospitais Civis de Lisboa, criados em 1918. A partir, sobretudo, de 1933 aumenta consideravelmente o seu número, com a crescente intervenção do Estado na vida económica e social.

Podem considerar-se quatro tipos de institutos públicos:

a) Os Serviços Públicos Personalizados, que são serviços administrativos aos quais a lei confere personalidade jurídica e autonomia administrativa e financeira;

b) As Fundações Públicas, que se destinam a gerir um património destinado à prossecução de fins públicos especiais;

c) Os Estabelecimentos Públicos, de carácter social e cultural, como são as universidades e os hospitais públicos;

d) As Empresas Públicas, que se destinam a produzir bens e serviços para venda no mercado (Rocha, 1991).

Porém, surgiu em momento posterior o entendimento, não consensual entre os administrativistas, da autonomização das empresas públicas do âmbito dos institutos públicos, por exercerem uma actividade regulada predominantemente pelo direito privado e por pertencerem ao sector público empresarial (Oliveira e Moreira, 2001).

De entre as razões que podem justificar a proliferação actual[201] de institutos públicos destacam-se as seguintes:

a) A autonomização relativa de certos serviços, estabelecimentos ou funções e em especial de patrimónios, em relação à administração directa e hierárquica;

b) A flexibilização e agilização da actuação no comércio jurídico e autonomia técnica;

---

tivo, e as segundas do sector público empresarial. Porém, "as entidades públicas empresariais constituem, hoje, uma figura em vias de extinção, subsistindo apenas quatro [...] e quase todas as restantes, quando não foram pura e simplesmente privatizadas [...], foram substituídas pelas novas empresas públicas, isto é, por sociedades anónimas de capital exclusiva ou maioritariamente público (Oliveira e Moreira, 2001).

[201] Em 31 de Dezembro de 2000 foram identificados 330 institutos públicos, dos quais 43,3% (143) pertenciam ao Ministério da Saúde e 11,5% (38) ao Ministério da Educação, os dois ministérios com maior número de institutos. 78,5% (262) dos institutos fixavam-se em seis dos dezoito departamentos ministeriais (Tomé, Amorim e Moreira, 2001).

c) A especialização face à crescente complexidade técnica;
d) A procura de certo distanciamento face aos diversos ciclos político-partidários;
e) A alternativa à descentralização territorial;
f) A procura de agilidade financeira;
g) A fuga ao controlo parlamentar;
h) A fuga ao regime administrativo geral e a possibilidade de adopção de um direito administrativo singular;
i) A possibilidade de promover formas de autogestão do pessoal em certos serviços;
j) O incentivo à participação externa;
k) O incentivo à cooperação entre várias entidades públicas;
l) A possibilidade de facilitar o recrutamento e gestão de pessoal (Oliveira e Moreira, 2001).

A necessidade de uma lei-quadro para os institutos públicos não deixou de se sentir face a essa proliferação, à ausência de justificação para a sua criação, à falta de homogeneidade na adopção de soluções institucionais para situações idênticas, à instabilidade mas também à eternização das soluções. Uma lei-quadro[202] "...que por um lado racionalize em termos materiais e procedimentais a criação dos institutos públicos, refreando a sua proliferação e banalização, e que, por outro lado, estabeleça um quadro de referência quanto ao seu regime jurídico, que limite a deriva para a singularidade de regimes sem justificação razoável" (Moreira, V., 2001). Não deixava de ser referido, porém, que essa racionalização que se pretendia para os actuais e para os futuros institutos públicos, não fazia esquecer a necessidade de outras reformas, em especial na administração directa do Estado. Ou seja, a adopção crescente de regimes de direito privado devia-se, em grande parte, ao modelo da gestão pública necessitada de maior autonomia para os organismos administrativos, da diminuição dos formalismos procedimentais, de incentivos ao desempenho profissional, de sistemas de avaliação dos resultados e da percepção do grau de satisfação dos utilizadores.

---

[202] Esta lei-quadro não chegou a ser aprovada na legislatura que terminou em 2002.

5. A desintervenção do Estado

No modelo que progressivamente se desenha, o Estado deixa de ser produtor e empresário e principal prestador de serviços públicos, os quais passam a ser dirigidos por empresas privadas ou por organizações não lucrativas[203], por delegação do Estado ou em parcerias público-privadas. O Estado assume, assim, sobretudo um papel de regulador e de organizador e comprador de serviços públicos.

As razões para esta redução do papel do Estado empresário podem resumir-se a quatro: em primeiro lugar, a ineficiência das empresas públicas; em segundo lugar, a necessidade de diminuir o desequilíbrio das contas públicas através da alienação de património e da eliminação dos défices das unidades privatizadas; em terceiro lugar, a redução do peso político dos sindicatos e das clientelas partidárias; em quarto lugar, a promoção do acesso à propriedade directa do capital das empresas pela generalidade dos agentes, incluindo os trabalhadores das empresas a privatizar (Bilhim, 2000). As principais razões para a forte onda de privatizações ocorrida na Grã-Bretanha a partir de 1979, e que teve em 1992/3, já com John Major como Primeiro-ministro, o seu auge, não são substancialmente diferentes: revitalizar a economia, reduzindo os impostos e recentrando as decisões sobre investimentos dos políticos para os gestores e proprietários das empresas, e melhorar a eficiência. Aliás, em meados dos anos noventa, o pensamento do Partido Trabalhista sobre o sector público era semelhante ao dos Conservadores, com ênfase na necessidade de controlo da despesa pública, na importância de uma economia mista e na procura da eficiência, como se veio a provar com o seu desempenho efectivo após a vitória nas eleições de 1997: "um novo consenso parece ter emergido, que parece ser tão forte ou mais forte ainda do que o ocorrido no pós-guerra" (Flynn, 1997).

---

[203] Há modelos híbridos que vêm ganhando corpo doutrinário, não pressupondo a hegemonia do mercado nem a destruição do "velho" espaço público, com o ressurgimento do chamado terceiro sector, que contribuiria para a reforma solidária do Estado. A comunidade seria, então, chamada a protagonizar uma nova proposta de espaço público não estatal, como o designa Boaventura de Sousa Santos (Afonso, 2001). Em Portugal, o peso do terceiro sector – o cooperativo e social, previsto no artigo 82.º da Constituição – é importante, dando emprego a cerca de 100 000 pessoas, divididas em partes iguais pelas cooperativas e pelas IPSS, representando cerca de 2,2% da população empregada em Portugal (Nunes, Reto e Carneiro, 2001 e Quelhas, 2001).

A desintervenção abrange, pois, todos os mecanismos pelos quais o Estado deixa total ou parcialmente de ser produtor de bens e serviços, gestor e fornecedor de serviços públicos, confiando tais tarefas ao sector privado (Marques e Moreira, 1999).

A privatização é um dos principais mecanismos deste processo de redução da intervenção do Estado.

O termo privatização pode, porém, assumir diversos significados:

1) A transferência total ou parcial da propriedade de empresas e/ou bens públicos para entidades privadas;
2) A concessão a entidades privadas, mediante contrato, da gestão de empresas públicas ou de serviços públicos. Através do contrato de concessão, a concessionária passa a exercer uma actividade de interesse geral, que está reservada por lei à entidade que concessiona. A entidade concessionária assume o papel de colaborador permanente da Administração, em virtude de este tipo de contrato possuir uma vigência de longo prazo;
3) A contratação de serviços por entidades públicas a entidades privadas (*contracting-out*);
4) A abertura à iniciativa privada de sectores anteriormente explorados pelo sector público, em regime de monopólio;
5) A desregulamentação do modo de produção ou de distribuição de um bem ou serviço por as entidades públicas o deixarem de regulamentar na totalidade ou em parte;
6) A submissão dos serviços ou das empresas públicas a regras de gestão de natureza privada. É a privatização formal, que se traduz no mero recurso a formas organizacionais ou regimes jurídicos de direito privado (Bilhim, 2000).

Dito de outra forma, a privatização da Administração Pública teve a sua expressão em dois quadros principais: em primeiro lugar, a privatização incidiu sobre a estrutura empresarial pública, em três fases: numa primeira fase, a privatização significou a transformação das empresas públicas em sociedades de capitais integralmente públicos; numa segunda fase, permitiu-se a abertura do capital à participação de entidades privadas; numa terceira fase, a privatização pôde alcançar a totalidade do capital. Em segundo lugar, a privatização incidiu também sobre o sector público administrativo, verificando-se uma utilização progressiva do direito privado pelas entidades públicas (Otero, 2000).

Detenhamo-nos agora apenas na troca dos instrumentos típicos do direito administrativo pelos instrumentos próprios do direito privado. Quais são as mais típicas expressões desta privatização?

a) A "empresarialização" dos estabelecimentos e serviços públicos

Trata-se de uma forma mínima de privatização que não retira ao sector público a produção do serviço público, mas submete tal produção a regras essencialmente privadas.

Até aos anos trinta os estabelecimentos e os serviços públicos eram geridos em administração directa pelas próprias entidades públicas, sem personalidade jurídica. Seguiram-se os estabelecimentos e serviços públicos personalizados – os institutos públicos –, mas ainda submetidos às regras próprias do direito público. Depois surgiu a figura da empresa pública em sentido próprio, ou seja uma entidade ainda dotada de personalidade pública, mas já submetida predominantemente ao direito privado[204]. A partir de certo momento as iniciativas empresariais do Estado começaram a adoptar a forma de sociedades comerciais por acções (sociedades de capitais públicos), que permitiam alcançar três objectivos distintos:

- Uma forma de transição para a privatização;
- Uma forma de permitir a titularidade do capital por várias entidades públicas, funcionando em parceria no mesmo empreendimento;
- Uma forma de permitir maior flexibilidade e rapidez na construção e gestão de certos empreendimentos, como o Centro Cultural de Belém e a Expo 98.

b) Outros organismos públicos de direito privado

As associações de direito privado têm um papel de relevo na sociedade portuguesa, em especial na área da investigação científica, e constituem entidades públicas financiadas predominantemente com fundos públicos, mas decorrendo a sua actividade no âmbito do direito privado: é o caso da Fundação das Descobertas, que constitui uma fundação pública de direito privado.

---

[204] Em Portugal, essa figura só faria o seu aparecimento no final dos anos 60, tendo sido adoptada para as numerosas empresas nacionalizadas depois de 1974.

c) *Os organismos públicos empresarializados*

São organismos públicos dotados de estrutura e gestão empresarial fora do âmbito dos serviços públicos, como eram os casos, até 2002, do Hospital de Santa Maria da Feira e do Instituto Nacional de Estatística.

d) *A contratualização*

Actualmente o financiamento de certas instituições públicas depende de contratos-programa, que implicam um compromisso quanto à realização de certos objectivos ou resultados pelos organismos financiados.

No domínio da administração de saúde foram ensaiadas, em especial no final da década de noventa, intervenções exemplares, introduzindo práticas de contratualização no financiamento e no desempenho dos hospitais, através do estabelecimento de contratos-programa (Marques e Moreira, 1998).

Porém, a desintervenção do Estado tem obstáculos, riscos e adversários. É forte o medo da mudança, "medo do desconhecido, medo de insegurança no emprego, medo de ser avaliado pela lógica do mercado [...]. A agregação de vários medos combinada com a gestão dos privilégios gera o corporativismo [...]. O quotidiano da nossa sociedade traz-nos exemplos da força que os corporativismos podem assumir, provocando entorses nas políticas públicas a favor de grupos instalados, em vez de beneficiar os destinatários finais dessas políticas" (Campos, 1997a)[205].

E se, com o final da segunda guerra mundial, os regimes corporativos foram abolidos e com eles a ideia da auto-regulação profissional como solução global da ordem económica, não tardaram a reaparecer através da participação de grupos sociais organizados na definição e execução da política e da administração económica e social. O neocorporativismo surge, então, como "...uma transacção entre o Estado e as organizações

---

[205] "A cobardia que os liberais criticam é a que se traduz na falta de vontade política de sucessivos governos para levar por diante as prometidas e sempre adiadas reformas estruturais, entre as quais se conta a da reforma da Administração Pública. Uma cobardia que convive com as cedências aos interesses dos diversos grupos e parceiros sociais que vivem à custa do orçamento e que se reflecte no insustentável crescimento das despesas públicas globais" (Moreira, J., 2000).

sociais, pela qual aquele abdica do poder de decisão política unilateral em troca de um comprometimento das organizações sociais na adopção e implementação das medidas acordadas, ao mesmo tempo que as segundas trocam esse comprometimento por um *status* oficial como "parceiros sociais" reconhecidos, além de outras vantagens recebidas do poder político..." (Moreira, V.,1997a)[206].

6. A nova gestão pública

Assiste-se, pois, ao ressurgimento de fortes dúvidas sobre a efectividade das "velhas" políticas públicas[207]. A linha de separação entre a política e a gestão[208] é permeável nos dois sentidos e as administrações são vítimas de fortes pesos burocráticos, mas, por vezes transformam-se em actores fortemente interessados numa certa decisão[209]. Do lado dos

---

[206] O que caracteriza o neocorporativismo em face do antigo corporativismo é, em especial, o facto de não existir um desígnio e uma ideologia corporativista e se restringir ao campo económico e social sem se apresentar como forma alternativa de representação política e de os grupos sociais manterem a sua autonomia sem se constituírem em corpos internos do Estado, baseados na liberdade de organização profissional (Moreira, V., 1997a).

[207] "Não será tempo de partir dos problemas para as soluções – privadas, públicas, associativas ou em parceria –, de perceber que os problemas públicos não têm (nem devem ter) necessariamente soluções estatais?" (Moreira, J., 2002).

[208] Nas sociedades democráticas, a administração pública tem de ser vista basicamente como um instrumento da função política, porque não tendo a administração legitimidade própria, a sua legitimação decorre do poder político, das sua legítimas opções e objectivos políticos. Portanto, quando se fala da neutralidade da Administração, o entendimento mais adequado será o da neutralidade partidária dos administradores e não o de uma administração desligada do poder político (Caupers, 1994).

[209] O peso que os funcionários públicos detêm no processo de decisão política é variável. Utilizando como indicador a profissão anterior dos detentores de cargos políticos, em 1997 estavam ligados à função pública: 64,7% dos membros do Governo em França; 61,1% em Portugal; 38,8% na Alemanha; na Grã-Bretanha e nos EUA este número era reduzido por haver restrições à actividade política dos funcionários públicos (Cruz, 2002). Diferente é o exercício pelos (ou através dos) políticos de cargos de direcção na Administração Pública: nos EUA, por exemplo, os vencedores das eleições distribuem estes lugares aos seus adeptos, em particular os *under secretaries, assistant secretaries,* e *assistants to the secretary,* trabalhando lado a lado com técnicos especialistas e universitários (Sá, 2000).

políticos, a racionalidade política, as considerações eleitorais, a pressão de grupos de interesse confundem-se em diversos momentos prévios à decisão: "o exemplo mais espectacular das cenas ocultas é o processo orçamental [...]. Os grupos e os interesses organizam-se para ter acesso à decisão. Existe a política barulhenta e também a política silenciosa. Neste contexto, certos organismos encarregados, em princípio, de administrar, passam a exercer uma outra função que é a de dar corpo aos interesses de sectores de que têm a tutela e de se transformarem em seus porta-vozes" (Thoenig, 1985).

Em Portugal, era possível a um alto responsável político identificar, no ano 2000, vários "pecados" da administração pública:

- A violação insensível e quotidiana das normas, boas e más: nas escolas, universidades e hospitais, pelo incumprimento dos deveres funcionais dos agentes ou pela violação das exigências estatutárias. E algumas destas questões colocam ao administrador público um conflito de deveres: entre cumprir formalmente a lei e não prestar o serviço público, ou prestar o serviço e violar quotidianamente a lei;
- A fuga às regras e disciplina da gestão pública por via legislativa: a proliferação de institutos e instituições com autonomias diversas, apenas por ser mais fácil a gestão. Criaram-se mecanismos que escapam aos controlos contabilísticos e facultaram-se remunerações diferenciadas das praticadas na Função Pública, por vezes acumulando o melhor dos dois mundos: um ordenado competitivo com o sector privado e um regime de estabilidade e aposentação com os privilégios do sector público;
- A insensibilidade a uma gestão financeira administrante não aferida pelos resultados: as regras estatutárias criaram no gestor uma insensibilidade aos custos do pessoal, uma vez que quase nada pode aí fazer;
- O regresso ao centralismo, doença das administrações arcaicas ou ineficientes: qualquer recém-chegado à administração pública sonharia com a criação do seu império de poder (Martins, 2000).

E a avaliação realizada por investigadores e académicos não era mais favorável: a Administração continua a preferir prestar serviços em vez de regular a sua prestação; a integração europeia foi uma grande ocasião perdida de modernização da Administração e mais de 400 directivas comunitárias foram introduzidas de forma mecanicista na ordem jurídica nacional, sem se conhecer o seu grau de cumprimento; a Administração não tem o hábito de usar os instrumentos de análise económica para se conhecer melhor, não se preparando cada lei com o estudo dos incentivos que a ajudarão a ser respeitada (Campos, 1997c); ainda não se incorporou a ideia de que a Administração existe para servir os cidadãos; a formação dos funcionários deveria constituir uma preocupação permanente e dirigir--se para a relação com o público; existem factores potenciadores de comportamentos desviantes e concretamente de corrupção; existe uma cultura de desconfiança que multiplica sistemas de verificação, provocando o alongamento dos processos, a insatisfação e o crescimento dos custos; não existe uma avaliação permanente, e a sua publicitação, do desempenho das organizações; existe falta de coordenação dos serviços; existe ainda uma acentuada centralização da administração; está-se longe de alcançar a neutralidade partidária dos quadros da administração (Oliveira, 1999); constata-se a dificuldade de utilização eficiente do pessoal mais experiente e mais dispendioso; a ineficácia do sistema de classificação de serviço; a ausência de prémios e sanções de desempenho; o automatismo das melhorias remuneratórias; a demissão gestionária de muitas chefias; a rigidez e a escassez remuneratória (Campos, 2002b).

Assistiu-se, então, em quase todo o mundo desenvolvido, ao incremento de uma nova filosofia administrativa, que se pode designar como a Administração Pública de tipo Empresarial (*New Public Management*).

No âmbito desta nova filosofia administrativista, ao sector público não deverá ser pedido que seja um grande empregador mas sim de promover um bom serviço a um preço ou taxa baixa, isto é, disponibilizar ao cliente maior qualidade ao menor custo.

O conceito de *New Public Management* aparecido na década de oitenta do século vinte[210] procura substituir a gestão pública tradicional por processos e técnicas de gestão empresarial e caracteriza-se pela profissionalização e autonomia da gestão, pela explicitação das medidas de desempenho, pelo ênfase nos resultados e na eficiência, pela liberdade de escolha do consumidor, pela fragmentação das grandes unidades administrativas, pela competição entre unidades, pela adopção de estilos de gestão empresarial.

---

[210] Esta nova abordagem da administração pública remonta à vitória do Partido Conservador, na Grã-Bretanha, em 1979 e à eleição de Ronald Reagan nos EUA, em 1981.

Os resultados da adopção da "administração empresarial" agrupam-se em três dimensões fundamentais:

1. *O mercado interno*

Relativamente a sectores não privatizáveis procura-se introduzir a concorrência e o uso imaginativo do mercado através do que a OCDE definiu como mecanismos de tipo mercado[211][212], cabendo ao Estado gerir esta competição interna[213].

---

[211] Na sua primeira reunião, em Junho de 1990, o comité de Administração Pública da OCDE (o comité PUMA) preparou um estudo sobre a utilização de mecanismos de tipo mercado (MTM) no sector público. O comité pretendia, naquela altura, responder a duas questões: em primeiro lugar, saber como responder à necessidade de contenção de custos; em segundo lugar, como preencher a falta de conhecimento técnico que existe sobre estes mecanismos. Enquanto a privatização foi estudada e praticada de uma forma extensiva, havia um menor conhecimento acerca dos mecanismos que se podem introduzir num modelo distinto da privatização e do sector público tradicional. Portanto, o trabalho do comité PUMA foi o de avaliar a contribuição dos MTM para melhorar a eficiência e a efectividade do sector público, estimulando a produtividade, o controlo de custos, a flexibilidade da gestão e a capacidade de mudança.

Podem identificar-se, na literatura, dois tipos de MTM: as práticas empresariais e o entendimento do mercado como um sistema de incentivos e de contratos.

Na primeira categoria inclui-se a utilização de modelos de centros de custo e de contabilidade analítica, a formulação de planos estratégicos e o abandono do controlo centralizado a favor da responsabilização da gestão interna pelos resultados.

Na segunda categoria sublinha-se a vantagem de introduzir competição, nomeadamente entre hospitais, como um mecanismo descentralizado de reafectação de recursos, transformando, neste caso, as autoridades locais e os grupos de clínicos gerais em compradores de serviços dos hospitais, em nome dos seus doentes, criando-se um mercado interno dentro do próprio serviço público de saúde (OCDE, 1993).

Em suma, a administração não é hoje mais do que um actor entre outros, que procura representar e servir o público e esta perda do monopólio dos serviços públicos colocou o sector público em face de uma concorrência mais viva (OCDE, 2001).

[212] A Nova Zelândia terá sido o país a ir mais longe no desenvolvimento de mercados internos, recorrendo a um conjunto de contratos entre financiadores e prestadores internos. Mas não deixa de se referir, apesar de toda a criatividade colocada na criação e acompanhamento desta figura, que estes mercados internos são uma pálida imagem de um verdadeiro mercado, pois neste último a possibilidade de pôr em causa um contrato é real e dá lugar a uma reparação, existe o conhecimento rigoroso dos custos unitários, utilizam-se os prestadores externos mais eficientes e retiram-se consequências da insatisfação dos utilizadores. Estas possibilidades nem sempre são utilizadas quando é o Estado a dinamizar o mercado interno (OCDE, 2001).

[213] Em Portugal, a atribuição de maior autonomia a hospitais e centros de saúde

2. *Diferentes estruturas organizativas*

A utilização de agências como unidades executivas que prestam um serviço ao governo, fragmentando os serviços públicos, fazendo-os competir entre si, promovendo maior liberdade de escolha e maior satisfação para os utilizadores e avaliando a actividade através dos resultados.

3. *A avaliação com base em indicadores de desempenho*

A avaliação das organizações públicas faz-se através de indicadores que permitam medir a sua eficiência, eficácia e qualidade, obrigando a uma definição clara dos objectivos e à criação de sistemas de informação.

A adopção do *New Public Management* não significa que o Estado tenha abandonado as políticas sociais, mas que estas não sejam prestadas necessariamente pelos serviços públicos e se o são estabelece-se uma separação entre o Estado que paga e o Estado que fornece.

O *New Public Management* terá trazido benefícios para os serviços públicos, ajudando a racionalizar as despesas, sem perdas para os utilizadores; as organizações viram-se forçadas a adoptar estratégias, clarificando a sua missão e definindo os seus objectivos; os serviços públicos tornaram-se mais responsáveis perante os seus clientes e perante os gestores e estes passaram a responder de acordo com o desempenho dos seus organismos; finalmente aumentou a flexibilidade de gestão, promovendo-se, também, a capacidade de inovação.[214]

As críticas a este modelo não deixaram de ser colocadas: em primeiro lugar, por não estar demonstrado que a gestão empresarial é superior à gestão pública e que o papel dos cidadãos possa ser reduzido ao de consumidores. Depois, os governos alijam as responsabilidades de funcionamento dos serviços públicos e pretendem simultaneamente controlar o seu funcionamento. Finalmente, muitos serviços públicos são difíceis de serem medidos em termos de eficiência e de desempenho. Um dos

---

anunciada em finais da década de noventa, com a responsabilidade de gerir orçamentos globais para uma população previamente definida, constituiria um esboço de mercado interno, no sector da Saúde.

[214] Este conceito aplica-se também à modernização da administração local, que tenderá para um modelo de empresa de serviços: "os serviços municipais logram efectividade, eficiência e economicidade se adoptarem o modelo empresarial e de mercado" (Canotilho, 2000), substituindo o peso burocrático dos serviços camarários e promovendo maior satisfação dos munícipes enquanto clientes dos serviços.

problemas que mais polémica tem levantado é o da responsabilidade dos gestores. Será que os novos gestores são responsáveis perante o poder político ou perante os consumidores? O problema da forma de *accountability* não terá sido ainda resolvido pela nova gestão pública (Rocha, 2001).

7. As modalidades de parceria entre o público e o privado

Cresce, então, a participação do privado num espaço que tradicionalmente era público. Mas são antigas as modalidades mais importantes de conjugação entre os sectores público e privado na organização e prestação de serviços públicos, destacando-se, agora, o caso português:

1) *A concessão*

Trata-se de um contrato de direito público, pelo qual o Estado confia a um terceiro, quase sempre uma entidade privada, durante um certo prazo, a prestação de um serviço público, por sua conta e risco, sendo o concessionário remunerado essencialmente por meio de taxas ou tarifas a pagar pelos utentes ou consumidores do respectivo serviço público. É o caso dos CTT Correios de Portugal, sociedade anónima de capital exclusivamente público, a quem foi concessionado o serviço público de correio[215].

A figura clássica da concessão está ligada à construção das grandes infra-estruturas económicas no século XIX (caminhos de ferro, canais, portos, etc.), tendo depois perdido terreno a favor da gestão directa pela própria administração pública, mas sendo hoje o mais frequente meio de "desadministrativização" dos serviços públicos, fora da privatização pura e simples.

2) *O arrendamento de serviços públicos*

Aqui, a entidade pública cede a uma entidade privada a gestão e exploração de uma empresa, estabelecimento ou serviço público já instalados e em funcionamento. A entidade arrendatária é normalmente remunerada pelas tarifas cobradas aos utentes ou consumidores, pagando em

---

[215] Através do Decreto-lei n.º 448/99, de 4 de Novembro.

contrapartida uma renda à entidade pública. Exemplo desta figura encontra-se na concessão da electricidade, que tradicionalmente pertencia aos municípios, mas que se encontra "arrendada" à EDP.

3) *O contrato de gestão*

Através desta modalidade, o Estado transfere para uma entidade privada apenas as operações de gestão e manutenção do estabelecimento ou serviço público já em funcionamento, sem que aquela assuma o risco financeiro da operação, o qual continua a pertencer ao Estado (ao contrário do que acontece na concessão propriamente dita).

A remuneração do gestionário é fixada no contrato ficando a cargo da entidade pública cedente – o que a distingue do arrendamento – podendo aquela variar em função do número de operações realizadas.

Em Portugal esta figura está prevista na área da saúde, com a gestão de hospitais e centros de saúde públicos, como acontece com o Hospital Fernando da Fonseca, na Amadora.

4) *Os contratos de cooperação*

Outras formas, ainda, de associar os particulares no desempenho de tarefas públicas ou na gestão de serviços públicos traduzem-se nos contratos de cooperação, que podem assumir diferentes formatos:

- Os contratos de associação e os contratos de incentivo, estabelecidos entre as autoridades da administração escolar e as escolas privadas, para preencher lacunas do sistema escolar público;
- As convenções no domínio da administração da saúde, pelos quais o Estado contrata com instituições privadas a prestação de cuidados de saúde não disponíveis nos serviços públicos;
- Os acordos de cooperação, no domínio da acção social, pelas quais as IPSS são oficialmente reconhecidas e financiadas pelo Estado (Marques e Moreira, 1999).

O desenvolvimento das parcerias público-privadas evoluiu desde o início da década de noventa do século vinte na Grã-Bretanha, com o aparecimento do modelo de *Private Finance Initiative* (PFI), num quadro de limitação do crescimento da despesa pública e da constatação de ineficiências no funcionamento da administração pública.

Ou seja, pretende-se transferir do sector público para o sector privado a responsabilidade e os riscos do financiamento, constituindo uma forma de o Estado adquirir, a longo prazo, um serviço público ao sector privado, na expectativa que esse fornecimento seja realizado com superior qualidade e eficiência. E se este conceito nasce por iniciativa do Governo do Partido Conservador, ele desenvolve-se fortemente com o Governo do Partido Trabalhista saído das eleições de 1997[216].

Em Portugal, os primeiros projectos de tipo PFI nascem também no início da década de noventa nas áreas da energia, dos transportes e do ambiente[217].

Na área da saúde, a Grã-Bretanha iniciou na década de noventa a utilização do modelo PFI, no qual a entidade privada era responsável pela concepção, construção, financiamento, gestão e manutenção das infraestruturas logísticas, mas não pela prestação de cuidados de saúde, que se mantinham da responsabilidade dos *NHS Trusts*[218], que igualmente se mantém como o empregador do *staff* clínico. Mas apesar da controvérsia instalada nos meios políticos e académicos britânicos,[219] o seu desenvolvimento é patente com a extensão aos cuidados de saúde primários, anunciada em Abril de 2002, e com a afirmação de que, em 2008, a maioria dos novos 42 hospitais utilizarão financiamento privado para a sua construção[220].

As parcerias público-privadas na saúde tiveram, em Portugal, apenas uma tradução com significado – o contrato de gestão privada do Hospital Fernando da Fonseca, unidade construída e financiada pelo Estado e integrada no SNS.

---

[216] Em 1998, o número de projectos PFI na Grã-Bretanha já ultrapassava a centena, no âmbito de diversos ministérios (Simões, J. Abreu, 2002).

[217] Os primeiros projectos foram os seguintes: em 1993 a Central Termoeléctrica do Pego e a Rede de Gás Natural; em 1994 a Ponte Vasco da Gama, a Central Termoeléctrica da Tapada do Outeiro e as concessões municipais de abastecimento de água, saneamento e resíduos sólidos (Simões, J. Abreu, 2002).

[218] Mais amplo e compreensivo é o modelo PFI utilizado no Hospital público de La Ribera, em Alzira (Valência), construído e gerido integralmente por um operador privado, com pagamento público baseado na capitação, de acordo com o número de residentes na área de influência do Hospital (Simões, J. Abreu, 2002).

[219] Durante o ano de 2002, a revista *British Medical Journal* publicou dezoito artigos, contendo nos títulos a sigla PFI.

[220] Porém, o Governo britânico anunciou que o financiamento privado só será utilizado quando houver evidência de que a solução PFI se traduz em maior *value for money*.

Porém, em 2001 foi criada uma estrutura de missão Parcerias Saúde[221], na dependência directa do Ministro da Saúde, para desenvolver o processo de montagem de parcerias público-privadas e público-públicas e de definição das metodologias de apuramento dos ganhos de valor dos projectos em parceria.

As parcerias seriam, então, desenvolvidas com recurso ao contrato de gestão e às soluções do tipo DBFO (*Design, Built, Finance, Operate*), que, por sua vez, permitiam diferentes modelos: concepção e construção; concepção, construção e exploração; concessão[222][223]. Foi então deci-

---

[221] Através da Resolução do Conselho de Ministros n.º 162/2001.

[222] As vantagens genéricas do modelo DBFO podem ser assim sintetizadas:
- Integra os operadores privados desde o início do processo de programação e construção das unidades, com efeitos positivos nos custos e prazos de execução das obras;
- Permite a obtenção de sinergias, reduzindo os erros de desenho do projecto e da programação;
- Permite reduzir substancialmente o período de arranque de um novo hospital;
- Uma boa parte dos riscos é assumida pelo operador privado e o esforço financeiro do investimento do Estado é atenuado e distribuído pelos anos da operação contratada;
- A operação da unidade é contratualizada, com definição das condições de exploração e prestação dos cuidados de saúde a uma população pré-definida;
- Os custos de exploração são mais previsíveis e controláveis, face a uma unidade similar com gestão pública;
- Os custos de investimento na inovação encontram-se mais controlados, aliviando a pressão sobre os recursos públicos (INA, 1999*b*).

[223] Os riscos deste modelo podem ser assim sintetizados:
- Representa um modo tentador de os governos fazerem obra rapidamente, sem uma rigorosa avaliação do seu custo final para os contribuintes e com cláusulas de revisão dos custos que só posteriormente se podem revelar mais onerosas do que o previsto;
- O deferimento dos encargos para o futuro tem um efeito anestesiador na opinião pública, mas sobrecarregam mais os futuros contribuintes (Moreira, V., 2002);
- Pode representar uma perda do controlo público sobre a qualidade do serviço prestado, devido à insuficiência ou deficiência dos mecanismos de responsabilização do parceiro privado e à assimetria da informação;
- Há riscos políticos e sociais associados a uma eventual perda da confiança dos cidadãos no serviço prestado (por exemplo, a perda de confiança que actualmente existe nos serviços públicos de saúde) (Marques, 2003).

dido pelo Governo[224] o desenvolvimento de três parcerias público-
-privadas[225] e duas parcerias público-públicas[226] para a construção de
novos hospitais.

Posteriormente, já na vigência do XV Governo de coligação PSD/PP,
foi publicado um diploma enquadrador para as parcerias em saúde[227], em
regime de gestão e financiamento privados, contemplando-se os seguintes
instrumentos jurídicos: o contrato de gestão[228], o contrato de prestação de
serviços e o contrato de colaboração. A continuidade das opções políticas
e técnicas definidas pelo Governo anterior é patente, mas com uma alteração significativa: o lançamento dos projectos para os novos hospitais é
desenhado, agora, apenas em parceria público-privada[229].

Do ponto de vista do Direito Administrativo, o modelo PFI recon-
verte-se à clássica concessão de obras ou de serviços públicos, com a novi-
dade de ser agora utilizado na construção e gestão de serviços públicos não
onerosos (ou seja, não pagos pelos utilizadores) e que tradicionalmente
eram construídos e geridos pelo Estado, como é o caso da saúde. Como
o serviço público só em pequena parte é paga pelos utilizadores, a amor-
tização e a remuneração do capital privado deverá ser assegurado pelo
Estado, através de pagamentos regulares durante o período do contrato
(Moreira, V., 2002).

8. O Estado regulador

Existe, então, hoje, um progressivo consenso no sentido de que o
Estado não tem de ser um prestador directo de serviços públicos, mas sim
um garante da prestação desses serviços e um regulador das respectivas
actividades (Marques e Moreira, 1999).

O exercício de tarefas públicas por privados não significará sempre
uma verdadeira retirada do Estado, mas tão somente de escolha de uma

---

[224] De acordo com as Grandes Opções do Plano para 2002 e o Despacho do Ministro da Saúde n.º 1997/2002.
[225] Novos hospitais em Braga, Cascais e Sintra.
[226] Novos hospitais em Loures e Vila Franca de Xira.
[227] O Decreto-lei n.º 185/2002, de 20 de Agosto.
[228] Já previsto na Lei de Bases da Saúde, de 1990 e no Estatuto do Serviço Nacional de Saúde, de 1993.
[229] Despacho n.º 19 946/2002 (2ª série), de 10 de Setembro.

outra forma de prossecução de tarefas públicas. O Estado permanece "responsável", mas a tarefa pode ser prosseguida e executada com mais efectividade, eficiência e economicidade se se adoptarem novos padrões de organização. Estas sugestões encontram pleno acolhimento, como se viu, não apenas nos processos de privatização, mas também nas formas de cooperação-coordenação dos particulares com a administração. Se a isto acrescentarmos a crescente preferência do Estado por esquemas reguladores, ou seja, pela imposição de regras públicas sobre actividades privadas de especial sensibilidade comunitária, facilmente chegamos à conclusão de que os papéis e funções do Estado sofreram importantes deslocações nos últimos trinta anos. Se a década de oitenta se pode considerar a década da privatização, a de noventa é a da regulação, ou seja, do controlo das escolhas privadas por imposição de regras públicas, precisamente em domínios dos quais o Estado se havia retirado[230][231].

Por isso, a primeira razão da regulação está ligada à própria garantia dos mecanismos do mercado e da concorrência, surgindo depois as situações em que o mercado não pode normalmente funcionar, como é o caso dos "monopólios naturais", as "externalidades negativas" no funcionamento da economia, como é o caso dos custos sociais associados a danos ambientais ou para a saúde pública, a necessidade de proteger os consumidores, em especial nos casos de assimetria de informação e, finalmente, a garantia das obrigações de serviço público que se devem manter mesmo depois da privatização e que eram inerentes à antiga responsabilidade do Estado pelos serviços públicos, como é o caso da electricidade ou da água (Marques e Moreira, 2003).

---

[230] A redução do papel do Estado prestador implica, em regra, o desenvolvimento da sua capacidade reguladora, pois "...a propriedade e gestão públicas dispensavam a regulação, dado que os objectivos desta, em qualquer das suas variantes, era obtida directamente pela economia pública" (Moreira, V., 1997*b*).

[231] A doutrina distingue diversas modalidades de regulação: a regulação económica, que tem por objecto a regulação dessa actividade – entrada na actividade, mercados, preços, quantidade e natureza dos produtos – e a regulação social, que tem finalidades distintas da actividade económica, como a protecção do ambiente e outros interesses dos consumidores. Quanto ao critério do escopo, distingue-se a regulação que visa proteger a própria actividade regulada – a regulação proteccionista – e a regulação que visa proteger interesses de outras actividades. Quanto à sua intensidade, distinguem-se três graus de regulação: fraca, média e forte. (Moreira, V., 1997*b*).

Este fenómeno de regulação incide, então, em especial sobre os mercados emergentes, como resultado dos referidos processos de privatização e de liberalização (Bilhim, 2000),[232] mas não conseguindo o Estado, frequentemente, acompanhar o ritmo da privatização[233] ou da reestruturação dos serviços e mercados, e desviando-se da sua finalidade por captura pelos grupos de interesses[234] [235], por laxismo ou por excesso de intervencionismo.

Em conclusão: a fuga para o direito privado e o abandono dos institutos clássicos do direito público, a diluição da fronteira entre o direito público e o direito privado, entre entes públicos e privados, entre contratos administrativos e contratos de direito privado, fez abalar os limites e os

---

[232] Esta preocupação pode ir mais além com a defesa do Estado enquanto regulador, mas também enquanto estratega. Regulador "porque, perante mutações tecnológicas constantes, sistemas financeiros eminentemente voláteis, mercados hipercompetitivos e redes empresariais globais instáveis, se impõe redefinir e garantir a aplicação de regras de jogo básicas, proteger empresas e sectores produtivos ameaçados, corrigir assimetrias territoriais decorrentes da lógica de mercado, conter agressões ambientais, etc. Estratega [...] porque, no quadro da nova economia global, a competitividade depende muito da capacidade política das instituições nacionais para anteciparem, com rigor, cenários de evolução credíveis e criarem condições para o desenvolvimento de infraestruturas básicas relacionadas com a inovação tecnológica e organizacional e a formação de recursos humanos que garanta aprendizagens sustentáveis e flexíveis (Pinto, 2002).

[233] "Em vez de, como na Grã-Bretanha ou na França, fazermos privatização e regulação ao mesmo tempo ou, até, preferivelmente, prever a regulação e, depois, fazer-se a privatização, entre nós, fizemos a privatização e deixámos a regulação para depois" (Moreira, V., 2000).

[234] "As instituições reguladoras têm, na tradição portuguesa, a lógica de servir os interesses do sector que regulam e não a lógica de servir os interesses globais da sociedade e, nomeadamente, os interesses dos utentes dos serviços prestadores pelos sectores que regulam" (Guterres, 1999).

[235] A auto-regulação, como processo no qual os regulados são também os reguladores, funciona frequentemente como uma forma de captura do Estado pelos grupos de interesses. Embora possa trazer vantagens para o Estado (a desoneração política, administrativa e financeira, a maior eficácia da regulação derivada da sua aceitabilidade e menor litigiosidade, o distanciamento da legitimidade do Estado) e para as profissões (evita a regulação estadual directa, promovendo maior liberdade, autonomia e estatuto social para os profissionais), a auto-regulação acarreta um conjunto vasto de riscos: o desvio da função regulatória para proveito próprio, com restrições ao acesso à profissão, a desresponsabilização profissional, visto que os fiscalizados são, em simultâneo, os fiscalizadores, o fomento dos privilégios sociais por serem os mais poderosos a terem acesso à auto-regulação (Moreira, V., 1997*b*).

alicerces do direito administrativo e do próprio entendimento das missões do Estado.

O facto da actividade da administração poder ser exercida por entidades privadas e entes públicos poderem ser regidos pelo direito privado, não deve ter por efeito "...uma fuga às garantias constitucionais dos cidadãos contra a Administração, nomeadamente o respeito dos direitos fundamentais [...], pois estes não podem estar dependentes de o Estado optar pelo regime de direito privado [...] e nas suas relações contratuais privadas a Administração não pode beneficiar de plena liberdade de escolha dos seus contratantes (trabalhadores, prestadores de serviços, fornecedores, etc.) [e deve respeitar as] regras essenciais do procedimento administrativo, bem como as regras que garantem o respeito dos princípios da igualdade e da imparcialidade da administração" (Moreira, V.,1997*b*).

Em Portugal, a Comissão do Mercado dos Valores Mobiliários, criada em 1991, constituiu a primeira entidade independente especificamente dedicada a tarefas reguladoras sectoriais, seguindo-se, em 1995, a Entidade Reguladora do Sector Eléctrico[236].

"No limite da desintervenção pública poderemos imaginar as autoridades públicas [...] reduzidas aos órgãos representativos e a uma administração regulatória[237], dedicadas somente às suas funções de governo, despojadas de todas as funções na área dos serviços públicos, todos eles confiados à gestão privada. Restaria nas mãos das entidades públicas somente o *hard core* governativo, a "célula de decisão" (Marques e Moreira,

---

[236] Na Saúde, o Decreto-lei n.º 60/2003 de 1 de Abril, que cria a rede de cuidados de saúde primários, embora promulgado, só entrou em vigor em simultâneo com o Decreto-lei n.º 309/2003, de 10 de Dezembro, que aprovou a criação de uma entidade reguladora da saúde que enquadra a participação e actuação dos operadores privados e sociais no âmbito da prestação de serviços públicos de saúde.

[237] Ganha, também, cada vez mais adeptos a "desgovernamentalização" da actividade regulatória, de forma a acentuar a separação entre a política e a economia, a assegurar a estabilidade e segurança do quadro regulatório, a favorecer o profissionalismo e a neutralidade política, a separar o Estado-empresário do Estado regulador, a assegurar a blindagem contra a captura regulatória, a facilitar o auto-financiamento. Não é esquecida, porém, a necessidade de se assegurar, também, a independência em relação aos interesses regulados, através do processo de selecção dos reguladores, dos mecanismos de inegibilidades, incompatibilidades e impedimentos, das garantias de transparência e participação procedimental pública e da participação dos utentes/consumidores (Centro de Estudos de Direito Público e Regulação, 2002).

1999).[238] Esta situação limite não está seguramente no horizonte das actuais sociedades democráticas, que não dispensam um modelo de Estado regulador que não perca de vista as suas missões enquanto "Estado-
-estratega"[239].

9. A empresarialização dos hospitais e a fuga para o direito privado

A estrutura do hospital público português resulta, como se referiu no capítulo anterior, de vários conjuntos legislativos, que têm a sua origem na legislação de 1968[240], e que se prolongaram, em relação a importantes princípios estruturantes, até ao ano de 2002, numa evidente linha de continuidade.

A maioria dos hospitais passou a integrar a administração indirecta do Estado após a Revolução de 1974, através do Decreto-lei n.º 707/74, de 7 de Dezembro, que determinou a integração dos hospitais centrais e distritais pertencentes a pessoas colectivas de utilidade pública administrativa na rede nacional hospitalar e, depois, pelo Decreto-lei n.º 618/75, de 11 de Novembro, que veio tornar extensiva aos hospitais concelhios pertencentes às pessoas colectivas de utilidade pública administrativa a aplicação das disposições do primeiro diploma.

Até final de 2002, os hospitais constituíam institutos públicos sob tutela do Ministério da Saúde e regiam-se pelo Decreto-lei n.º 19/88, de 21 de Janeiro e pelo Decreto-regulamentar n.º 3/88, de 22 de Janeiro.

Os hospitais gozavam, portanto, de autonomia administrativa, financeira e patrimonial e a organização interna de cada hospital devia constar

---

[238] Outros defendem um Estado mais pequeno e mais forte e o princípio da subsidiariedade, pelo qual uma das funções essenciais do Estado é pôr em marcha instituições que tornem possível aos indivíduos a obtenção autorresponsável dos seus próprios fins no quadro do bem comum, o que não só limita a operatividade do poder estatal como responsabiliza os indivíduos no cumprimento dos seus fins vitais e sociais (Moreira, J. M., 2000).

[239] A intervenção reguladora do Estado não dispensa uma reflexão de fundo "...quer sobre as exigências impostas pelo reposicionamento da economia nacional nas redes económico-empresariais globais, quer sobre o modo de proteger os cidadãos mais vulneráveis aos novos riscos e incertezas decorrentes de um modelo de desenvolvimento fortemente desregulado à escala internacional" (Sampaio, 2003).

[240] Decreto n.º 48357, de 27 de Abril de 1968 (Estatuto Hospitalar) e Decreto n.º 48358, de 27 de Abril de 1968 (Regulamento Geral dos Hospitais).

de regulamento, aprovado por portaria do Ministro da Saúde e deveriam ser administrados em termos de gestão empresarial, de acordo com o artigo 7.º do Decreto-lei n.º 19/88, de 21 de Janeiro.

O quadro de pessoal de cada hospital era aprovado por portaria conjunta dos Ministros das Finanças e da Saúde e o regime de pessoal coincidia com o da Administração Pública, com as especialidades estabelecidas no Estatuto do SNS.

Porém, entre 1994 e 1999, três diferentes modelos consagraram o abandono dos institutos clássicos do direito público.

Desde logo, em 1994 o Governo deu corpo normativo à figura do contrato de gestão previsto no artigo 29.º do Estatuto do SNS, de 1993, tendo como objecto a gestão do Hospital Fernando da Fonseca (HFF)[241].

O modelo de gestão do Hospital Fernando da Fonseca, na Amadora

O contrato é claro quanto à garantia de acesso aos cuidados de saúde prestados no HFF de todos os utentes do SNS, residentes nos concelhos da Amadora e de Sintra, nos mesmos termos dos demais estabelecimentos integrados no SNS.

O contrato é válido pelo prazo de um ano, renovável por iguais períodos, não sendo denunciável nos primeiros cinco anos, salvo existindo justa causa, e entrou em vigor no dia 1 de Novembro de 1995. Porém, só no dia 1 de Janeiro de 1996 a Sociedade Gestora veio a assumir plenamente a gestão do Hospital.

Porque se tratava de uma inovação que apareceu no fim de um ciclo político – o do PSD – mas, em rigor, iniciado no início de um outro ciclo – o do PS – o ambiente social e político que rodeou o aparecimento da gestão privada no HFF não foi preparado, de forma a traduzir esta inovação como um benefício para a sociedade.

---

[241] Primeiro com a publicação da Portaria n.º 704/94, de 25 de Julho, que aprovou o Programa do Concurso e o Caderno de Encargos Tipo para o contrato de gestão de instituições e partes funcionalmente autónomas e serviços do SNS e, depois, em Setembro, com o anúncio do Concurso Público n.º 8/94, da ARSLVT. Em 30 de Março de 1995 é despachada favoravelmente pelo Ministro da Saúde a proposta da Comissão de Avaliação e comunicada, no dia seguinte, ao concorrente vencedor. A "Hospital Amadora/Sintra, Sociedade Gestora, S.A." só veio a ser constituída em 11 de Setembro de 1995 e a assinatura do contrato de gestão com a ARSLVT teve lugar no dia 10 de Outubro de 1995.

Este novo modelo de gestão foi, portanto, concebido por um Governo em fim de ciclo político, mas tutelado, desde o início da sua actividade, por um Ministério, dirigido então por Maria de Belém Roseira, que não o considerava oportuno, por razões ideológicas, mas também pela dificuldade do seu acompanhamento ser efectuado através das estruturas tradicionais da administração pública.

Por isso, a necessidade de dinamizar a intervenção reguladora do Estado, nesta área, fez surgir no âmbito da ARSLVT a função agência, mesmo antes da sua criação em outras regiões de saúde, com um grupo específico para acompanhar a actividade do HFF.

Ou seja, o entendimento de então era o de que não faria sentido recuar, extinguindo o modelo nascente, mas sim aproveitar esta circunstância, embora não desejada, para dotar a administração pública da saúde com novos meios de regulação e controlo do sistema.

A situação agravou-se no período da abertura do hospital, com a obrigatoriedade do Estado disponibilizar os recursos humanos necessários ao funcionamento do hospital. Tal era interpretado como um excesso de protecção ou de debilidade do próprio enquadramento normativo e tinha a oposição da generalidade dos outros hospitais da Área Metropolitana de Lisboa, que viam fugir para o HFF alguns dos seus melhores profissionais.

As dificuldades no relacionamento com os outros hospitais radicavam, em especial, na ausência da definição clara da competência e da capacidade instalada de cada hospital em relação a cada uma das especialidades médicas. Esta questão, embora comum a todos os hospitais, agravava-se, neste caso, pela responsabilidade contratual existente. O Conselho de Reflexão sobre a Saúde refere-se a este modelo como "uma solução pouco estudada", não se tendo elaborado "estudos económicos e financeiros suficientemente demonstrativos das vantagens dessa solução" e acreditando que as potencialidades de sucesso desta experiência diminuem substancialmente devido à envolvente externa ao hospital público, a montante e a juzante da fileira de produção (Conselho de Reflexão da Saúde, 1998).

Muito crítica ou mesmo hostil foi a reacção dos sindicatos da CGTP e desta própria Central Sindical em relação ao modelo e à sua aplicação, quer por razões ideológicas – discordância, de princípio, da gestão de uma unidade do SNS ser realizada por uma entidade privada –, quer pela utilização de regras privadas na regulação contratual com os trabalhadores, quer pela própria percepção negativa dos resultados financeiros, quer, ainda, pelo impacto considerado também como negativo do funcionamento do Hospital na comunidade.

A hierarquia da gestão no HFF é clara: o órgão máximo é o Conselho de Administração (CA), sendo assegurada por um director-geral a gestão de todas as actividades, em subordinação às políticas definidas pelo CA.

A direcção clínica constitui uma direcção técnica de primeira linha, directamente dependente do director-geral, constituída por um director clínico e um adjunto. Desenho semelhante existe na direcção de enfermagem.

A gestão intermédia é assegurada pelos directores de departamentos clínicos, pelos gestores departamentais e pelos directores de segunda linha.

Os departamentos clínicos possuem um director e um gestor próprios, os quais devem articular e integrar a sua actividade, em conjunto com a supervisão de enfermagem respectiva, de forma a criar as condições necessárias ao efectivo estabelecimento de um modelo de gestão e direcção desconcentradas.

Em Novembro de 2000 foram introduzidas alterações ao regulamento geral, em consequência da reflexão produzida pelo processo de acreditação conduzida pelo *King's Fund*[242].

O modelo de gestão, foi sendo desenhado ao longo dos três primeiros anos de actividade, utilizando um *mix* de soluções e instrumentos retirados da experiência da gestão privada, mas também da gestão pública donde, aliás, muitos dos profissionais de saúde eram originários. Trata-se, por isso, de uma cultura de transição, mista, em que se cruzam características dominantes dos dois modelos.

As diferenças em relação ao modelo de gestão do hospital público tradicional são patentes: maior clareza na atribuição de responsabilidades aos diversos órgãos; separação entre as funções de administração e as de direcção técnica; intervenção profissional confinada às áreas técnicas; ausência de conselho geral ou de outro órgão interno de acompanhamento por representantes da comunidade e dos sindicatos; e utilização de regras

---

[242] Foram, assim, criados novos órgãos ou introduzidas alterações em órgãos já existentes: a Direcção de Qualidade e a Comissão de Garantia de Qualidade, a Comissão de Controlo da Higiene e da Infecção Hospitalar, a Direcção de Admissão e Apoio a Doentes, o Gabinete do Utente/Gabinete de Informação e Orientação, o Serviço de Relações Públicas e Marketing, a Comissão de Gestão de Riscos, a Comissão de *Audit* e Risco Clínico e a Comissão de Riscos Não Clínicos.

de direito privado, quer na contratação de pessoas, quer na aquisição de bens e serviços.

Porém, a liberdade de gestão na contratação de pessoas deparou com algumas dificuldades:

- As carências de enfermeiros e de médicos de algumas especialidades;
- A preferência pelo emprego público;
- A dificuldade em se obter concordância dos serviços (ARSLVT e hospitais) para a requisição ou para a licença sem vencimento dos funcionários públicos que a pretendiam;
- A saída de dezenas de profissionais, em situações pontuais, em busca do vínculo à função pública;
- Os custos adicionais pela contratação de profissionais estrangeiros;
- O processo negocial com os sindicatos.

Até 1995, o HFF funcionou em regime de instalação o que, em termos de recursos humanos, significa não possuir um quadro de pessoal, mas sim um mapa de pessoal e os respectivos profissionais, ou possuíam vínculo a um outro quadro e exerciam funções em comissão de serviço extraordinário ou com contrato administrativo de provimento ou, se não possuíssem vínculo público, exerciam funções com contrato a termo certo.

Com a celebração do contrato de gestão, a entidade gestora privada assumiu-se como entidade patronal, livre, portanto, de celebrar contratos individuais de trabalho, com e sem termo, bem como de recorrer aos mecanismos de mobilidade previstos nos art. 21.º e 22.º do Estatuto do SNS (requisição e licença de longa duração), para garantir o concurso de funcionários públicos, quer estivessem ou não em funções na instituição.

Importa, porém, referir que, apesar de a gestão ser exercida por entidades privadas, o HFF não deixava de exercer uma missão de serviço público, o que constituía para a entidade gestora uma limitação à sua capacidade negocial, longe, portanto, da liberdade de intervenção de uma outra entidade no sector privado de saúde.

Outra questão é a que se prende com o processo de recrutamento pela entidade gestora, sendo que a base de recrutamento são os próprios quadros da Administração Pública. Colocaram-se, pois, problemas de "desnatação" dos quadros do Estado, os quais foram tanto mais evidentes quanto maior foi a capacidade de fixação do HFF e as garantias de manutenção das regalias profissionais do sector público[243].

Questão complexa é a da intercomunicabilidade de carreiras, ou o reconhecimento das carreiras, para efeitos de acesso, do sector privado para o sector público, o que pressupõe similitude de estruturas e requisitos.

Como se infere dos acordos de empresa, as carreiras da função pública têm genericamente relevância no HFF, mas o contrário não se verifica. Com os acordos de empresa celebrados pela entidade gestora e pelos sindicatos, manteve-se também essencialmente idêntico a base do sistema remuneratório das carreiras públicas, pelo menos das mais especializadas.

Ao contrário do previsto em 1998 para o Hospital de São Sebastião, no HFF não foi equacionada inicialmente a existência de um quadro de pessoal destinado a garantir os vínculos do pessoal em funções na data da entrega da gestão. Só depois de três anos de gestão privada, o Decreto--lei n.º 64/99, de 4 de Março, tentaria garantir o funcionamento do hospital sem rupturas, uma vez que esse funcionamento era assegurado, na sua maioria – em especial o corpo clínico e o de enfermagem – por funcionários públicos com vínculo a outros hospitais[244].

Os sindicatos não deixaram de celebrar acordos de empresa com a sociedade gestora do HFF: desde logo, o SIM em 1999, e, ainda nesse ano, a Federação dos Sindicatos da Alimentação, Bebidas, Hotelaria e Turismo de Portugal e outros, e, em 2001, o Sindicato dos Quadros Técnicos do Estado.

O modelo de acompanhamento e de fiscalização consta da cláusula 30.º do contrato de gestão e traduz-se na designação pela ARSLVT de um delegado que a representa, a título permanente, junto da Sociedade Gestora[245].

---

[243] O n.º 4 da cláusula 16ª do contrato reconhece o interesse público à contratação, parecendo significar que não existem limites à selecção dos técnicos do Estado.

[244] A especificidade do mercado de trabalho na saúde não permitiu à entidade gestora recrutar pessoal especializado em número suficiente para assegurar a prestação de cuidados de saúde, nem as condições de trabalho oferecidas foram suficientes para atrair e fixar profissionais de saúde com uma carreira pública já consolidada, mesmo com as garantias de regresso decorrentes da licença de longa duração.

[245] Porém, este modelo foi considerado insuficiente pelo Ministério da Saúde, sendo Ministra Maria de Belém Roseira, que dinamizou a criação de uma comissão de acompanhamento externo (constituída por um representante da ARSLVT, representantes

A avaliação geral do modelo decorre, em larga medida, dos pontos de partida ideológicos[246], da compatibilidade deste novo modelo com o desenho mais geral do SNS, da percepção do contributo do modelo para uma estratégia mais lata de reforma do sistema, da avaliação decorrente de contactos pessoais com o Hospital ou de testemunhos de pessoas próximas[247].

Em 1999, a ARSLVT solicitou ao INA a realização de um estudo de avaliação comparada dos hospitais Garcia de Orta, em Almada, e Fernando da Fonseca.

Em síntese, as recomendações do estudo são as seguintes:
Relativamente ao contrato do HFF:

- A aplicação das regras de acompanhamento estipuladas no contrato (as funções efectivamente desempenhadas ficaram aquém do exigido);
- A redefinição da actividade esperada, por forma a reflectir o volume real da população da área de influência (constaram-se

---

das câmaras municipais da Amadora e de Sintra e um representante da DECO), no âmbito da Agência de Contratualização, para, de forma mais consistente e integradora, acompanhar o desenvolvimento da actividade do HFF. Porém, em Junho de 1999, foi designado um delegado e, em Junho de 2001, a ARSLVT nomeou uma nova equipa de acompanhamento, constituída por um médico, dois administradores hospitalares e um técnico superior.

Quanto ao modelo de negociação das estruturas regionais com o HFF, é curioso notar que a Agência de Contratualização dos Serviços de Saúde de Lisboa e de Vale do Tejo não intervinha no processo negocial com o HFF; limitava-se a solicitar ao Hospital a informação constante dos orçamentos-programa para manter uma base de dados de todos os hospitais da região de saúde.

[246] Diz Correia de Campos que "não era difícil encontrar por detrás do activismo contra o Hospital Amadora-Sintra o puro preconceito ideológico de alguma esquerda conservadora, contra o mercado, os empresários e a sua dinâmica" (Campos, 2002c).

[247] No seu Relatório da Primavera de 2001, o Observatório Português dos Sistemas de Saúde faz uma referência à reforma do sistema hospitalar público, defendendo que os modelos de empresarialização exigem a revisão do estatuto dos hospitais, sem prejuízo dos valores e princípios fundamentais do SNS. Pode ler-se no mesmo relatório que "a privatização global da gestão de hospitais públicos é uma solução muito mais exigente. Impõe uma contratualização mais complexa, por ser do foro do direito privado, uma vez que se trata de um financiador público e de um prestador privado e, além disso, obriga a uma gestão rigorosa da fronteira artificial e permeável entre cuidados de saúde primários de gestão pública e cuidados de saúde hospitalares de gestão privada para a mesma área populacional" (OPSS, 2001).

diferenças muito significativas entre os valores subjacentes ao contrato e os que realmente ocorreram);
- A alteração do mecanismo de revisão da actividade esperada determinado pelo concurso (o objectivo seria o de evitar enviezamentos positivos, face ao verdadeiro valor da actividade esperada);
- A clarificação da situação dos regimes jurídicos de prestação do trabalho (a diversidade de regimes jurídicos existentes e a sua sobreposição geravam incertezas e impasses);
- A clarificação da faculdade de referenciação definida na cláusula 7ª, no que concerne às instituições e serviços do SNS, que concretizarão os mecanismos previstos nesta cláusula (o mecanismo de referenciação indicado no contrato era demasiado genérico);
- A clarificação da cláusula 38.º, de modo a introduzir maior objectividade nas causas de eventuais modificações objectivas do contrato (a ambiguidade da expressão "excesso significativo" poderia representar uma ameaça para o equilíbrio financeiro);
- A clarificação do sistema de amortizações utilizado (constataram-se dificuldades em distinguir investimento de substituição de investimento de inovação e poderiam suscitar-se dúvidas em situação de rescisão contratual);
- A introdução de uma componente de reembolso (no caso de ser significativo o peso das readmissões);
- A melhor articulação do HFF com os centros de saúde da área de referência (sugeria-se a utilização das cláusulas contratuais como forma de incentivar um melhor desempenho do hospital, nesta área, favorecendo a remuneração relativa da actividade de consultas externas).

Relativamente a futuros contratos de gestão do HFF:
- Aumentar a valorização relativa, em percentagem do financiamento, da consulta externa, reduzir a da urgência e do internamento e criar um estímulo à cirurgia em ambulatório;
- Criar um condicionante contratual com três indicadores de rendimento: demora média, ocupação média e protocolos de revisão de utilização;
- Criar indicadores e associar-lhes incentivos para as actividades de hospital de dia e cirurgia em ambulatório;

- Clarificar a natureza das "camas de retaguarda", no sentido de as considerar da responsabilidade do concessionário e como tal afectas ao desempenho do hospital;
- Introduzir indicadores de garantia de qualidade;
- Rever a área de influência normativa do HFF e clarificar as relações com a área de atracção do Hospital de Cascais;
- Preparar legislação que permitiria tornar legalmente idêntico o trabalho em hospitais públicos, independentemente da sua gestão ser pública ou privada.

Do estudo do INA, de 1999 pode, ainda, retirar-se a seguinte avaliação:

Pontos fortes:

- A autonomia empresarial e a maleabilidade organizativa e de gestão;
- A distinção entre direcção técnica e administração;
- Os incentivos à produtividade;
- A desburocratização da gestão dos recursos humanos e do processo de aquisições;
- A maior sensibilidade ao desempenho do hospital.

Pontos fracos:

- O modelo de financiamento pode levar à distorção dos *outputs* pretendidos;
- A constatação de problemas de recrutamento e de estabilidade na carreira de bons profissionais;
- A existência de pessoal de menor qualificação e a ausência de incentivos à diferenciação podem propiciar menor qualidade nos cuidados prestados;
- A precarização do vínculo jurídico do pessoal dificulta a hierarquização técnica e o espírito de corpo;
- A limitação do contrato de gestão a cinco anos pode limitar medidas estratégicas, em especial na área dos investimentos (INA, 1999c).

A execução do contrato conheceu diversos problemas, que se agudizaram nos últimos anos. Em 2001 o conselho de administração da ARSLVT produziu uma informação para o Ministro da Saúde sobre a execução do contrato, que pareceu a este erradamente fundamentada[248], mas que foi remetida à Inspecção-Geral de Finanças. O relatório elaborado por esta entidade retomou os argumentos aduzidos naquela informação e tendo sido enviado ao Tribunal de Contas conduziu à abertura de um processo cível contra vinte e seis dirigentes da ARSLVT, acusados de falta de diligência no acompanhamento do contrato entre o Estado e o Hospital. Em simultâneo, a mesma matéria de facto estava a ser analisada no tribunal arbitral, previsto no contrato, onde as duas partes convencionaram dirimir o contencioso financeiro que as dividia. Em Agosto de 2003 o tribunal arbitral deu razão à entidade privada que gere o HFF e obrigou o Estado ao pagamento de mais de 31 milhões de euros relativos aos cuidados prestados aos doentes do SNS e a juros de mora[249].

O modelo de gestão do Hospital de São Sebastião, em Santa Maria da Feira

O HSS foi criado pelo Decreto-lei n.º 218/96, de 20 de Novembro, mas só em 1998, com o Decreto-lei n.º 151/98, de 5 de Junho, foi dotado com um modelo jurídico inovador.

Em Outubro de 1996, a Comissão de Acompanhamento do HSS elaborara já uma "Proposta de Organização e Gestão do Hospital", considerando que o hospital constituía uma oportunidade única de experimentação de um novo modelo, que seria de empresa pública, a constituir em asso-

---

[248] O conselho de administração considerava existirem diferenças nos valores referentes à execução do contrato e comparava o desempenho do HFF com o do Hospital Garcia de Orta (HGO). Dizia a informação que a despesa pública feita no HFF tinha crescido, entre 1995/96 e o ano 2000, ao ritmo médio anual de 19,7%, enquanto que o crescimento no HGO teria sido de 7,8%. Porém, estariam a comparar-se diferentes momentos de desenvolvimento dos dois hospitais – com acréscimos significativos mas aceitáveis no primeiro ano de funcionamento do HFF, como em qualquer outro hospital; diferentes dotações orçamentais – totais no HFF e parciais no HGO, pois não se incluíam os reforços e o endividamento acumulado; diferentes desempenhos quantitativos – o HFF, relativamente ao HGO, no ano 2000, tratou mais 7 460 doentes no internamento, praticou mais 5 283 intervenções cirúrgicas, prestou mais 24 064 consultas externas, atendeu mais 71 209 urgências e realizou mais 1 489 partos (Campos, 2002c).

[249] Diz Constantino Sakellarides: "A situação passa a ser a seguinte: 26 pessoas estão notificadas para repor quantias astronómicas, enquanto o órgão legítimo para avaliar a execução do contrato decidiu terem estas sido pagas correctamente, não havendo portanto lugar a reposição. Absurdo? Seguramente que sim" (Sakellarides, 2003b).

ciação entre o Estado (com 51% do capital), a Misericórdia, médicos e outros interessados, ou, em alternativa, a empresa pública a constituir deter apenas a concessão de exploração. O estatuto do pessoal seria o da função pública para quem detivesse esse estatuto e o regime de contratação privada para todos os restantes. Defendia-se, ainda, a exclusividade do vínculo e a incompatibilidade com o exercício de funções noutras instituições, cuja actividade fosse concorrente do Hospital.

Anteriormente, em Maio de 1996, um grupo de trabalho coordenado por Vasco Reis havia sido nomeado pela Ministra Maria de Belém Roseira, com o encargo de identificar os constrangimentos à autonomia do hospital público, definir as condicionantes e os requisitos necessários à superação dos bloqueios e equacionar um novo modelo e o correspondente estatuto jurídico.

Do relatório final, publicado em Janeiro de 1997, destaca-se, na área dos recursos humanos, a constatação de "...um conjunto de factores fortemente negativos, decorrentes da inadequação do quadro legal em que se move a função pública, em geral, a um tipo de organização que exige prontidão de resposta...". Estima o grupo que a tramitação de um concurso externo possa ocupar 357 dias úteis, resultando num encargo de cerca de € 10 000.

O entendimento do grupo era o de que o regime do contrato individual de trabalho "...pode funcionar como um muito importante contributo para obviar aos constrangimentos detectados e às ineficiências deles decorrentes, sendo, no entanto, essencial que se previnam efeitos preversos[250] [...] que acabariam por contrariar a lógica de funcionamento dos hospitais do SNS, prejudicando a missão que lhes está atribuída".

Também ao nível do processo de aquisições se constatou "a inadequação do regime jurídico aplicável actualmente ao hospital público português" e em matéria de organização interna, "uma situação de dupla linha de autoridade em que o poder de origem técnico assume ou procura assumir uma expressão dominante relativamente ao formal ou de origem gestionária..." (Grupo de Trabalho sobre o Estatuto Jurídico do Hospital, 1997).

Ponderadas diferentes alternativas, admitiu-se que o estabelecimento público de natureza empresarial poderia preencher os requisitos definidos,

---

[250] Os efeitos preversos seriam, em especial, o entendimento do regime do contrato individual de trabalho como processo de "flexibilizar os despedimentos e como forma de pressionar comportamentos produtivos".

bem como o modelo fundação, quando fosse adequada uma maior participação da comunidade.

Mas a reacção sindical foi adversa[251], e o Ministério da Saúde aceitou circunscrever o modelo, numa primeira fase, a um só hospital e a unidade que estava em condições de iniciar essa experiência era a de Santa Maria da Feira. Os resultados seriam avaliados e o modelo seria corrigido, se fosse caso disso, e replicado nas outras unidades do SNS[252].

Inicia-se, portanto, uma experiência que não foi rejeitada pelos sindicatos da CGTP e que não apresentava alguns dos aspectos que eram fortemente criticados pelos sindicatos no modelo do HFF[253].

No preâmbulo do diploma de 1998 descortina-se, naturalmente, o desconforto do Governo com o modelo de gestão do hospital público tradicional, ao referir que "... o actual modelo de gestão, determinando a sujeição dos hospitais às normas convencionais da Administração Pública, pensadas para o desempenho de funções de tipo administrativo, revela-se incompatível com a verdadeira natureza dos hospitais, ou seja, com a sua natureza de estabelecimentos de carácter social, orientados e abertos para o público e para a prestação de cuidados diferenciados de saúde".

E continua a ler-se no preâmbulo que "esta natureza exige a utilização de instrumentos, técnicas e métodos flexíveis e ágeis, próprios de uma gestão de tipo empresarial, a que os hospitais devem obedecer para a optimização da sua actividade, conforme determinado já na Lei de Bases da Saúde, que igualmente previu a realização de experiências inovadoras de gestão".

Diz, ainda o preâmbulo: "é a experimentação de uma dessas formas inovadoras de gestão que se pretende criar no Hospital de São Sebastião, possibilitando-lhe, como hospital público, gerido em nome e na lógica

---

[251] Como atesta o parecer do Sindicato dos Enfermeiros Portugueses e do Sindicato dos Enfermeiros da R. A. da Madeira, de 28 de Agosto de 1997, que defendia ser possível encontrar as soluções adequadas, no quadro do estatuto jurídico vigente, ou o parecer da Federação Nacional dos Sindicatos da Função Pública, que entendia, também em Agosto de 1997, que a admissibilidade da introdução de regras de natureza empresarial contrariava frontalmente a natureza de serviço público dos hospitais.

[252] O modelo seria replicado, mesmo antes da sua avaliação detalhada, em 1999 na Unidade Local de Saúde de Matosinhos e em 2001 no Hospital do Barlavento Algarvio.

[253] Embora lhe faltasse o sistema local de saúde, que permitiria atenuar o afastamento entre os centros de saúde e os hospitais, e que só um ano depois a Unidade Local de Saúde de Matosinhos iria considerar.

do interesse público [...] a utilização de meios de gestão maleáveis e adequados – que, paradoxalmente, o Estatuto do Serviço Nacional de Saúde apenas admitiu para o caso da gestão por outras entidades – como é o caso da contratualização do financiamento em função das actividades a prosseguir, do estabelecimento de incentivos aos profissionais de saúde e da agilização da contratação dos meios necessários ao seu funcionamento".

Esta doutrina é reafirmada, em 1999, ao afirmar-se que "o modelo futuro de hospital público deve respeitar um conjunto de valores e princípios fundamentais, conciliando instrumentos de desburocratização, de agilização e melhor uso de recursos, com a essência e os valores que o hospital público deve defender, sem perder de vista os princípios que orientam uma instituição pública [...]. As experiências em curso ou a iniciar brevemente seguem as seguintes orientações: a natureza experimental dos ensaios [...]; modelos de organização interna não rígidos [...]; acompanhamento e avaliação sistemática e apertada, no plano interno pelas Administrações Regionais de Saúde e por entidades externas ao Ministério da Saúde [...]; maior intervenção da comunidade na vida do hospital [...]; maior liberdade negocial, a nível institucional, entre as administrações e os profissionais, criando sistemas incentivadores no plano das remunerações, que privilegiem o desempenho e a qualidade [...]; maior flexibilidade das formas de intervenção no mercado, designadamente em matéria de aquisições" (Ministério da Saúde, 1999).

Trata-se, portanto, de uma leitura algo diferente do propósito enunciado no princípio da década de noventa pelos governos do PSD de reduzir o peso do Estado na provisão dos cuidados e de incentivar a privatização em áreas da prestação.

Este é agora um modelo que trava o afastamento do Estado na área da saúde e afirma como prioritário o investimento no potencial do Serviço Nacional de Saúde.

Portanto, nesta figura, não existe uma transferência para uma entidade privada da gestão do hospital público, como no contrato de gestão do HFF.

Trata-se, agora, de uma modalidade de privatização da forma de gestão, que consiste no abandono dos meios tradicionais do direito administrativo, utilizando-se instrumentos do direito privado e, concretamente, os mecanismos de tipo mercado, que o Comité PUMA da OCDE há muito sugeria para a modernização da administração pública.

Maria Manuel Leitão Marques e Vital Moreira, referindo-se aos organismos públicos empresarializados, citam "o caso exemplar do novo Hospital de S. Sebastião, da Feira, que pode de algum modo prefigurar o possível formato futuro dos estabelecimentos de saúde públicos" (Marques e Moreira, 1999).

A diferente natureza jurídica deste Hospital tem tradução em diversos aspectos do modelo interno e do relacionamento com outras entidades.

Desde logo em relação à tipologia e à competência dos órgãos.

Assim, o Conselho Geral apresenta uma composição tripartida: Governo (três membros indicados pelo Ministro da Saúde e um pelo Ministro das Finanças), autarquias (três membros indicados pelas assembleias municipais dos municípios com maior número de utentes) e profissionais (três vogais designados pelo pessoal hospitalar, sendo obrigatoriamente um médico e um enfermeiro).

Ainda em relação ao Conselho Geral, ele deve reunir ordinariamente quatro vezes por ano e não apenas duas, como acontece nos hospitais públicos tradicionais.

O Conselho de Administração (CA), composto por dois membros executivos – director e administrador-delegado e por dois membros não executivos – director clínico e enfermeiro-director – pode ser dissolvido por desvio substancial entre os orçamentos e a respectiva execução ou por deterioração dos resultados da actividade, incluindo a qualidade dos serviços prestados e os seus membros são livremente exonerados, com fundamento em mera conveniência de serviço. Este aspecto é determinante para uma maior responsabilização dos gestores.

O director clínico e o enfermeiro-director têm uma forma de nomeação mais expedita – é da competência do Ministro da Saúde, sob proposta do director do Hospital – quando nos hospitais públicos tradicionais a nomeação foi precedida – entre 1996 e 2002 – pela votação dos pares.

Portanto, neste modelo existe uma clara distinção entre funções de administração e de direcção técnica, sendo a gestão baseada num contrato--programa negociado com a ARS, que engloba planos de actividade, orçamento e dotação de pessoal, o que reforça a responsabilização da gestão perante o Ministério da Saúde.

A unidade base é o serviço de acção médica (SAM), sendo médico o director, como em qualquer outro hospital, mas integrado em níveis intermédios de gestão – os centros de responsabilidade (CR)[254]. Assim, o director de cada SAM negoceia e responsabiliza-se perante a direcção do CR[255] por um programa anual de actividades. Por sua vez, a direcção de cada CR elabora um programa anual de actividade e o respectivo orçamento que, após aprovação pelo CA, vão dar origem, no seu conjunto, ao contrato programa do Hospital.

Diferente é também a relação com as entidades tutelares. Para além das funções do Ministro da Saúde, que se podem resumir à definição das "linhas orientadoras a que deve obedecer a preparação dos planos de actividade e dos orçamentos", existe agora, claramente, uma dupla tutela, dos Ministros das Finanças e da Saúde, quanto a matéria de natureza económica e financeira.

Depois, existe uma diferente responsabilização perante o Ministério da Saúde: a actividade do Hospital é desenvolvida com base em contratos-programa aprovados pela Administração Regional de Saúde do Centro.

No primeiro contrato-programa, celebrado para o ano de 1999, afirmava-se que "está em causa, essencialmente, contratualizar o mecanismo de alocação de recursos de modo a que a transferência dos fundos do lado financeiro para o da produção represente para o hospital o dever de prestar determinado nível quantitativo e qualitativo de cuidados de saúde, obtendo-se, assim, uma correlação entre a actividade desenvolvida e o orçamento atribuído".

O contrato-programa é válido por um período de três anos, podendo ser sucessivamente renovado por iguais períodos de tempo e obriga a ARS a atribuir um subsídio de exploração anual e o Hospital a prestar os cuidados de saúde, de acordo com as metas definidas anualmente, aos doentes dos concelhos definidos como pertencentes à área de atracção, nas valências definidas e só nestas.

Tal significa, de acordo com a administração do Hospital, que "a partir do momento em que é assinado o contrato-programa com a ARS, o grau de autonomia do hospital é muito grande, permitindo exercer em pleno o sistema de gestão empresarial".

Diferente é, ainda, o processo de fiscalização e acompanhamento da actividade do hospital.

---

[254] Os quatro CR são: o CR Médico, o CR Cirúrgico, o CR dos Meios Complementares de Diagnóstico e Terapêutica e o CR de Anestesia, Emergência e Cuidados Intensivos.

[255] Composto por um médico e um administrador hospitalar, designados pelo CA.

Desde logo pela existência de uma comissão de fiscalização, formada por três membros – dois designados pelo Ministro das Finanças e um pelo Ministro da Saúde – e que deve "velar pelo cumprimento das normas estatuídas, legais, regulamentares e contratuais".

Nas disposições finais e transitórias do Decreto-lei n.º 151/98, de 5 de Junho, no artigo referente ao regime experimental, está prevista a criação, no âmbito da Agência de Acompanhamento dos Serviços de Saúde, de uma comissão, cujos membros seriam designados pelo conselho de administração da ARS, pelos municípios, pelas organizações sindicais e pelas organizações de utentes. Às organizações sindicais estava ainda expressamente atribuída a capacidade de acompanhamento da política de pessoal.

A empresarialização deste serviço público tem maior visibilidade no regime de pessoal e no regime de contratação de bens e serviços, com a utilização de normas de direito privado.

O legislador fixou um período transitório que consubstancia uma limitação à vontade das partes, ou seja, até que a contratação colectiva se concretize[256], os contratos de trabalho têm de corresponder às carreiras e categorias da AP e o ingresso e o acesso devem respeitar as mesmas habilitações e qualificações profissionais.

O pessoal do Hospital rege-se pelas normas gerais aplicáveis aos contratos individuais de trabalho[257], mas os funcionários com relação jurídica de emprego público têm um regime próprio, bem como o do extinto Hospital de S. Paio de Oleiros. Ou seja, coexistem na mesma organização dois diferentes regimes: o do contrato individual de trabalho[258], típico do sector privado, e o do contrato público, aplicável aos funcionários públicos originários, que não optaram pelo outro regime[259].

---

[256] Porém, o Conselho de Administração do HSS deveria iniciar os procedimentos de negociação colectiva no prazo de três meses a contar da sua nomeação, mas não o fez porque o Ministro da Saúde não deu cumprimento à alínea c) do n.º 1 do artigo 2.º do Decreto-lei n.º 151/98, ou seja, a definição dos parâmetros da negociação colectiva.

[257] Os incentivos aos profissionais constituem um dos aspectos mais relevantes da aplicação deste modelo.

[258] No caso de pessoal com contratos individuais de trabalho, as categorias e carreiras são análogas às existentes no SNS.

[259] As carreiras profissionais não são directamente aplicáveis no Hospital e esta será uma razão para não se verificar um movimento claro de profissionais a optarem pelo contrato individual de trabalho.

A negociação colectiva é, de acordo com muitos dos sindicatos do sector, uma questão central[260], sendo preferível a celebração de um contrato colectivo vertical com o MS, a aplicar em todas as unidades com trabalhadores em regime de contrato individual de trabalho, do que uma negociação e um acordo em cada um dos hospitais.

O regime previsto para o HSS era experimental e seria revisto ao fim de três anos, "em função da avaliação sistemática dos resultados qualitativos e quantitativos [...] da mesma dependendo a decisão de prorrogação, cessação, alteração ou consolidação da atribuição deste estatuto"[261].

Em resumo:
- No HSS confrontamo-nos com uma modalidade de privatização da forma de gestão, que consiste no abandono dos meios tradicionais do direito administrativo por instrumentos do direito privado, tendo-lhe sido conferido expressamente natureza empresarial;
- A criação deste modelo resulta de uma reflexão promovida pelo Governo a partir de 1996, para se ponderar a aplicação aos hospitais do SNS de um diferente estatuto jurídico. Dificuldades na aceitação da proposta por parte de sindicatos conduziram o Governo a aplicá-lo a apenas a uma unidade;
- Neste modelo existe uma clara distinção entre funções de administração e de direcção técnica e a gestão é baseada num contrato-programa negociado com a ARS, que engloba planos de actividade, orçamento e dotação de pessoal, o que reforça a responsabilização da gestão perante o Ministério da Saúde;
- Constata-se a enorme importância atribuída na lei ao acompanhamento externo deste modelo;
- O HSS tem um regime misto de pessoal, coexistindo funcionários públicos que transitaram de outros serviços, sujeitos ao estatuto do funcionalismo público e pessoal com contrato individual de trabalho;

---

[260] Os sindicatos da CGTP reagem negativamente ao contrato individual de trabalho, sem negociação colectiva, porque, do seu ponto de vista, introduz desregulação, desresponsabiliza os profissionais que não sentem haver incentivos à sua formação, e não identificam uma clara hierarquia e enquadramento profissional.

[261] Cf. art.º 45º do Decreto-lei n.º 151/98.

- O processo de negociação colectiva deveria ter-se iniciado num prazo de três meses contados a partir da nomeação do conselho de administração do Hospital, o que não aconteceu.

O modelo de gestão na Unidade Local de Saúde de Matosinhos

A Unidade Local de Saúde de Matosinhos (ULSM) foi criada pelo Decreto-lei n.º 207/99, de 9 de Junho, que estabelece um modelo inovador de organização dos serviços prestadores de cuidados primários e hospitalares. Com efeito, um único órgão – o Conselho de Administração – dirige o Hospital Pedro Hispano e os centros de saúde existentes no concelho de Matosinhos – Matosinhos, Senhora da Hora, São Mamede de Infesta e Leça da Palmeira.

Este modelo de organização dos serviços foi inovador pelo carácter integrador dos serviços que são prestados aos cidadãos, não fraccionando, ao nível da gestão, os cuidados primários e hospitalares e replica, ainda, a natureza empresarial de organismo público que, cerca de um ano antes, fora atribuído ao HSS.

Quando a Administração Regional de Saúde do Norte estudou e propôs este modelo, tomou em consideração um conjunto de circunstâncias favoráveis:

- A área, que era geograficamente bem definida e maioritariamente urbana;
- A capacidade de resposta do conjunto formado pelo hospital e pelos centros de saúde para a generalidade das necessidades da população abrangida;
- As reduzidas dificuldades de fixação de pessoal, dada a proximidade da cidade do Porto;
- A existência, na área, de considerável número de serviços de saúde privados, nomeadamente de meios complementares de diagnóstico e terapêutica, possibilitando o estabelecimento de convenções, quanto a necessidades não satisfeitas pelos serviços públicos;
- A proximidade do Hospital de São João, permitindo o fácil recurso a um hospital central;
- A experiência do Hospital de São Sebastião, que vinha reforçar a necessidade de um maior estreitamento de relações com os centros de saúde da área;

- A disponibilidade e o entusiasmo por este modelo, por parte da equipa de gestão então existente no Hospital Pedro Hispano.

Era entendimento da então Ministra da Saúde, Maria de Belém Roseira, que uma das principais razões da insatisfação dos cidadãos e da repetição de actos desnecessários radicava na falta de articulação das diversas unidades públicas de saúde e o facto de existir um novo hospital, uma direcção muito motivada e centros de saúde disponíveis para assumir a integração, permitiria criar um novo modelo de gestão de cuidados.

Porém, desde o início da criação da ULSM, foram sentidas algumas dificuldades:

- Com a demora na publicação do diploma, o quadro do hospital foi sendo progressivamente preenchido com funcionários com um regime jurídico de função pública;
- A criação de um ambiente difícil entre a gestão do hospital, nessa época, e os médicos dos centros de saúde;
- As posições afirmadas por sindicatos, contrárias ao modelo jurídico de contratação de pessoal;
- O clima político e profissional que se criou à volta da nomeação da nova equipa de gestão, apesar da procura de equilíbrio entre os profissionais de cuidados primários e hospitalares no órgão de administração.

A mudança ministerial operada no final do ano de 1999 refreou algum entusiasmo e traduziu-se na não publicação do despacho, já elaborado pelo governo anterior, sobre a remuneração dos gestores, na alteração dos valores financeiros já acordados e na não aprovação do orçamento para o ano de 2000 como havia sido negociado.

O processo de arranque da ULSM foi, portanto, difícil e complexo e era aconselhável um acompanhamento atento do novo modelo.

Este era um dos formatos possíveis de integração de serviços, diferente do modelo de sistema local de saúde, no qual as diversas instituições do sistema de saúde mantêm os seus órgãos e competências próprias, limitados apenas pela existência de um órgão de definição estratégica (o conselho coordenador); na ULSM, o conselho de administração concentra as competências de gestão estratégica e executiva.

A composição do Conselho de Administração traduz, aliás, as duas componentes da prestação de cuidados. Na verdade, para além de uma comissão executiva, integrada pelo presidente do conselho de administração e por dois vogais executivos, existiam dois directores clínicos, um para os cuidados hospitalares e outro para os cuidados primários. Um representante da Câmara Municipal traduzia a intervenção excepcional da autarquia no quadro da administração de serviços públicos de saúde, o que, até então, acontecia apenas em órgãos consultivos e de acompanhamento, como os conselhos gerais dos hospitais.

A descentralização da gestão fazia-se pela criação de centros de responsabilidade agrupados em três grandes vectores – o hospitalar, o dos cuidados primários e o de saúde pública.

O Conselho Geral tinha, na ULSM, uma composição vasta – representantes das entidades públicas e privadas que, no município de Matosinhos, desenvolviam actividades directa ou indirectamente relacionadas com a saúde.

A exemplo do que acontecia no Hospital de São Sebastião, uma comissão de fiscalização, que integrava dois vogais designados pelo Ministério das Finanças e um vogal designado pelo Ministro da Saúde, devia zelar pelo cumprimento das normas a que estava sujeita a ULSM.

Do mesmo modo, a avaliação do desempenho da unidade far-se-ia através de uma comissão de acompanhamento, constituída por um corpo técnico designado pela ARSN e por representantes dos municípios, das organizações sindicais e das organizações de utentes.

Porém, a comissão de fiscalização não passou da letra da lei e a de acompanhamento reuniu, pela primeira vez, no dia 4 de Junho de 2001, dois anos após a criação da ULSM.

A responsabilização perante o Ministério da Saúde tinha uma especial tradução através do Orçamento Programa aprovado pela Administração Regional de Saúde.

Porém, lê-se no Relatório de Actividades da ULSM do ano de 2000 que "...a metodologia de negociação do contrato-programa não teve em conta a especificidade da Unidade Local de Saúde de Matosinhos. A uma experiência cujo cerne é precisamente a integração dos diferentes níveis de cuidados, contrapôs-se uma metodologia de programação, negociação e avaliação inspirada em critérios estanques aplicados aos cuidados primários e hospitalares, tendo sido ignoradas as áreas de interpenetração, assim como a vertente comunitária e de Saúde Pública".

Pela primeira vez para o ano de 2002 foi discutida a contratualização com a ULSM de uma forma concertada, pois, até aí, o hospital e os centros de saúde negociavam separadamente com a ARSN.

As dificuldades continuavam com as limitações na utilização do contrato individual de trabalho. Lia-se, ainda, no mesmo relatório da ULSM: "o arranque do projecto, com a quase totalidade do pessoal vinculado ao quadro da administração pública, tem constituído um obstáculo enorme à concretização do desiderato referido. Refira-se que a morosidade dos procedimentos inerentes à passagem para contrato individual de trabalho tem igualmente constituído um elemento de bloqueio. De facto, os processos administrativos necessários para que tal se concretize demoram por vezes mais de seis meses e nem sempre têm merecido parecer positivo por parte das instâncias superiores".

A exemplo do previsto para o HSS, o legislador também fixou para a ULSM um período transitório, até que a contratação colectiva se concretizasse, durante o qual os contratos de trabalho deviam corresponder às carreiras e categorias da administração pública e o ingresso e o acesso deviam respeitar as mesmas habilitações e qualificações profissionais[262][263][264].

Quer o regime previsto para o HSS, quer o regime previsto para a ULSM eram experimentais e seriam revistos ao fim de três anos, "em função da avaliação sistemática dos resultados qualitativos e quantitativos [...] da mesma, dependendo a decisão de prorrogação, cessação, alteração ou consolidação da atribuição deste estatuto" (cf. art.º 38.º do Decreto-lei n.º 207/99).

---

[262] O diploma que criou a ULSM fixava ao conselho de administração um prazo de seis meses a contar da sua nomeação para que desse início ao processo de negociação colectiva, o que não aconteceu. O mesmo diploma atribuía ao Ministro da Saúde a competência para definir os parâmetros dessa negociação colectiva, matéria que também não foi desenvolvida.

[263] O facto de não existir um acordo de empresa provocou dificuldades na relação com os sindicatos do sector, tendo o SIM, em especial por essa razão, promovido uma greve no final do ano de 2001 e uma outra no início de 2002.

[264] A política salarial da ULSM contemplava a atribuição de incentivos na forma de prémios de assiduidade, produtividade e qualidade do desempenho e atribuição de bolsas de formação, que se destinavam, no caso dos médicos, aos que tivessem optado pelo regime de contrato individual de trabalho por tempo indeterminado.

O já citado relatório da Administração da ULSM não deixava de referir algumas das omissões mais significativas, à luz dos preceitos do diploma criador da unidade:

- O regulamento da própria ULSM;
- A criação do quadro de pessoal da ULSM;
- A definição dos parâmetros da negociação colectiva;
- O despacho de fixação das remunerações dos membros do Conselho de Administração;
- A criação da Comissão de Fiscalização.

O Conselho de Administração da ULSM, em 2001, avaliou o modelo da seguinte forma:

Forças

- Enquadramento legal favorável;
- Representação adequada do Conselho de Administração;
- Possibilidade de incentivar os profissionais;
- Possibilidade de articulação efectiva de distintos cuidados de saúde;
- Adequadas instalações e equipamentos no Hospital e adequadas, ou com boas perspectivas de o serem, em todos os Centros de Saúde.

Fraquezas

- Precaridade do período experimental (3 anos);
- Existência de cerca de 25 000 utentes sem médico de família atribuído;
- Expectativas salariais elevadas dos profissionais;
- Carências de pessoal técnico, em especial de enfermeiros;
- Carências qualitativas do pessoal administrativo nos centros de saúde;
- Instalações deficientes no Centro de Saúde de Leça da Palmeira;
- Ausência de compatibilidade entre o sistema informático dos Centros de Saúde e do Hospital;
- Dificuldades de acesso em algumas especialidades hospitalares a consultas e a cirurgias;
- Cultura instalada desadequada à natureza empresarial do projecto.

Ameaças

- Alteração da política do Ministério da Saúde relativamente ao projecto;
- Poder negocial dos interesses profissionais instalados;
- Ausência de critérios de financiamento adequados à ULSM;
- Eventuais áreas de sobreposição na passagem de competências da Sub-região de Saúde do Porto para a ULSM, no que se reporta aos Centros de Saúde;
- Dificuldade de integração da organização específica dos regimes remuneratórios experimentais na organização dos cuidados primários pretendida pela ULSM.

Oportunidades

- Possibilidade de beneficiar de uma metodologia de financiamento própria;
- Possibilidade de utilização da rede de cuidados primários como uma verdadeira linha da frente junto das populações;
- Possibilidade de potenciar o acompanhamento dos utentes em cuidados de saúde após alta hospitalar;
- Integração vertical da prestação de cuidados, com ganhos de eficiência e de efectividade;
- Possibilidade de integração da saúde pública num contexto de cuidados mais vasto;
- Possibilidade de realizar protocolos e desenvolver parcerias com outros sectores sociais.

Em resumo:

- Neste modelo inovador, um único órgão gere um hospital – o Hospital de Pedro Hispano – e quatro centros de saúde – os de Matosinhos, Senhora da Hora, São Mamede de Infesta e Leça da Palmeira – e tem como atribuições a prestação global de cuidados de saúde à população da sua área de influência;
- Sendo, como o HSS, um estabelecimento público com natureza empresarial, o conselho de administração tem aqui uma composição diversa da existente naquele hospital, como consequência de um maior envolvimento da autarquia e do processo de integração do hospital e dos centros de saúde. Assim, um dos vogais não

executivos seria designado pela Câmara Municipal de Matosinhos e outros dois seriam, por inerência, o director clínico da área de cuidados de saúde primários e o director clínico da área hospitalar;
- O Governo sentiu a necessidade de transmitir confiança num espaço de elevada conflitualidade na saúde, como é o da relação com os sindicatos, mas também de acompanhar de perto um processo que, por ser inovador, exigia mais atenção e conhecimentos e ainda de dar coerência a um discurso de modernização do espaço de cidadania, promovendo a participação de vários actores sociais do concelho de Matosinhos;
- A enorme importância atribuída na lei ao acompanhamento deste modelo teve uma débil tradução prática. Aliás, o processo resultou numa participação social orgânica excessiva, para a qual não haveria nem capacidade, nem cultura para a resposta dos potenciais interessados – autarquias, sindicatos, organizações não governamentais – nem Estado para a cumprir;
- Tardiamente, a administração da saúde adaptou a sua metodologia de contratualização a uma nova realidade orgânica. Com efeito, só a partir do ano de 2002 a ULSM foi encarada como parceira única para o processo de programação, negociação e avaliação; até aí, hospital e centros de saúde, integrados na ULSM, negociavam separadamente na ARSN, com diferentes interlocutores;
- A ULSM tinha um regime misto de pessoal, coexistindo funcionários públicos que transitaram de outros serviços, sujeitos ao estatuto do funcionalismo público e pessoal em contrato individual de trabalho;
- O facto de não ter sido iniciado o processo de negociação colectiva, no prazo definido na lei – seis meses a contar da data de nomeação do conselho de administração – trouxe uma natural conflitualidade na relação com os sindicatos;
- Existia um entendimento largamente maioritário sobre as virtudes deste modelo integrador, que potencia a racionalidade na utilização dos recursos e a satisfação dos utilizadores.

Em Fevereiro de 2002, no último governo do Partido Socialista, o Ministro da Saúde, Correia de Campos, deu corpo, pela primeira vez, a um modelo hospitalar que abandonava a figura do instituto público para adoptar a tipologia de estabelecimento público de natureza empresarial, no contexto do sector empresarial do Estado. Com a aprovação da Resolução do Conselho de Ministros n.º 41/2002, de 7 de Março, estavam reunidas as condições para se dar início à criação de empresas públicas hospitalares[265].

Já na vigência do XV Governo, de aliança PSD/CDS-PP, a Lei n.º 27/2002, de 8 de Novembro, alterou a Lei n.º 48/90 (Lei de Bases da Saúde) e revogou o Decreto-lei n.º 19/88, prevendo expressamente, no estatuto dos profissionais de saúde do SNS, o regime do contrato individual de trabalho, o financiamento do SNS através do pagamento dos actos e actividades efectivamente realizados e a criação de unidades de saúde com a natureza de sociedades anónimas de capitais públicos.

Este mesmo diploma tipifica a natureza jurídica dos hospitais integrados na rede de prestação de cuidados de saúde da seguinte forma[266]:

- Estabelecimentos públicos, dotados de personalidade jurídica, autonomia administrativa e financeira, com ou sem autonomia patrimonial[267];
- Estabelecimentos públicos, dotados de personalidade jurídica, autonomia administrativa, financeira e patrimonial e natureza empresarial[268];
- Sociedades anónimas de capitais exclusivamente públicos;
- Estabelecimentos privados, com ou sem fins lucrativos, com quem sejam celebrados contratos;

---

[265] Ainda foi aprovado em Conselho de Ministros o diploma que criava o Hospital Padre Américo – Vale de Sousa, EPE, tomando em consideração "os patentes sinais de sucesso" da experiência de "empresarialização" do Hospital de São Sebastião e referindo que "...mesmo antes da publicação de um "estatuto-tipo" de aplicação gradual e não obrigatória [...] é imperioso em termos de eficiência e de racionalidade não permitir o início da actividade de novas unidades hospitalares sem lhes conferir condições para que a sua gestão possa ser prosseguida com a flexibilidade e elasticidade que a sua importância social e económica exigem". O capital estatutário foi fixado em € 2.500.000, integralmente realizado pelo Estado e o Hospital ficava sujeito à tutela dos Ministros da Saúde e das Finanças.

[266] Vide artigo 2.º, n.º 1.

[267] São os hospitais integrados no sector público administrativo.

[268] Seriam os hospitais EPE.

- Instituições do SNS geridas por entidades públicas ou privadas mediante contrato de gestão[269].

Em Dezembro de 2002 foram publicados 31 decretos-lei[270] que transformaram 31 unidades hospitalares em sociedades anónimas de capitais exclusivamente públicos, que dão tradução ao estatuído na Lei n.º 27/2002 e estabelecem, também, uma linha de continuidade em relação às intenções manifestadas em Fevereiro desse ano pelo Governo anterior[271].

Estes hospitais são agora regidos, para além da sua legislação própria, pelo regime jurídico do sector empresarial do Estado e pelo direito comercial; sofrem limites ao endividamento – não poderão, em caso algum, ultrapassar os 30% do capital social e acima dos 10% carecem de autorização da assembleia geral; apresentam diversas modalidades laborais, mas com o contrato individual de trabalho como regime regra para o novo pessoal a contratar; na política de pessoal é dada prioridade à utilização de incentivos, pecuniários ou de outra natureza; nos órgãos sociais destacam-se a assembleia geral, o conselho de administração e o fiscal único; o plano de actividades será traduzido em contratos-programa a celebrar com o Ministério da Saúde.

Nestes hospitais, afirmam duas docentes de direito da saúde, "... parece-nos que, tendo em conta a predominância do enquadramento legal de carácter privado, será difícil continuar a defender a aplicabilidade de regimes legais de natureza pública" (Faria e Campos, 2003), embora outros defendam que os hospitais S. A. ficam sujeitos a regras de contra-

---

[269] É o caso, único, do HFF.

[270] Trata-se dos Decretos-lei n.os 272/2002, 273/2002, 274/2002, 275/2002, 276/2002, 277/2002, 278/2002, 279/2002, 280/2002 e 281/2002, todos de 9 de Dezembro; 282/2002, 283/2002, 284/2002, 285/2002, 286/2002, 287/2002, 288/2002, 289/2002, 290/2002, 291/2002 e 292/2002, todos de 10 de Dezembro; e 293/2002, 294/2002, 295/2002, 296/2002, 297/2002, 298/2002, 299/2002, 300/2002, 301/2002 e 302/2002, todos de 11 de Dezembro.

[271] "A medida é de importância estratégica tamanha que transvaza do governo anterior e até está inscrita no Programa de Estabilidade e Crescimento (PEC) apresentado [...] em Fevereiro de 2002. Então, com mais modéstia nos recursos: menos de metade das dotações de capital e menos de um terço dos hospitais a atingir" (Campos, 2002d).

tação pública "pois são organismos criados especificamente para satisfazer necessidades de interesse geral, sem carácter industrial ou comercial, dotados de personalidade jurídica, financiados principalmente pelo Estado e por eles controlados..." (Abreu e Costa, 2003).

Só em momento posterior, em Agosto de 2003, foi publicado o diploma que regula os hospitais do Sector Público Administrativo[272], com um regime jurídico próximo do que em 1998 fora aplicado, então de forma inovadora, ao Hospital de São Sebastião, em Santa Maria da Feira, ou seja, distinção mais clara entre administração e direcção técnica, maior responsabilização interna e externa dos diversos órgãos, utilização de regras privadas, nomeadamente no regime jurídico do pessoal.

10. Conclusão

O debate sobre as funções do Estado e sobre os modelos de administração do Estado influenciou a discussão do modelo e do regime jurídico do hospital público português. A desintervenção do Estado, nas suas diversas expressões, e a nova gestão pública foram provocando alterações progressivas nos modelos de hospitais do SNS.

A empresarialização dos hospitais e a fuga para o direito privado foram ganhando terreno, em diversos momentos e com diferentes formatos, à concepção tradicional da administração pública da saúde.

Tendo cedo conquistado o estatuto de instituto público, apenas por uma vez, em 1994, foi celebrado um contrato para a gestão de um hospital do SNS por uma entidade privada, e, entre 1998 e 2001, foram criadas três unidades com um formato empresarial. Porém, em 2002 foi abandonada a figura do instituto público em relação a cerca de um terço dos hospitais públicos, que adoptaram o modelo de sociedade anónima de capitais exclusivamente públicos. Mas o Estado tem mostrado sentir dificuldades na passagem de um modelo de Estado prestador para um modelo de Estado regulador[273], não conseguindo encontrar os mecanismos técnicos de su-

---

[272] Através do Decreto-lei n.º 188/2003, de 20 de Agosto.
[273] Para além da dificuldade sentida pela administração da saúde em acompanhar o modelo inovador no HFF, só em 10 de Dezembro de 2003 foi publicado o Decreto--lei n.º 309/2003, que aprovou a criação de uma entidade reguladora da saúde.

pervisão que possibilitem acompanhar o desenvolvimento das novas formas de exercício das políticas de saúde. Em simultâneo, o Estado central e a administração directa não têm sofrido um idêntico processo de desenvolvimento, aumentando a diferença entre a modernidade das novas formas de gestão institucional e a burocracia e a centralização inerentes às tradicionais intervenções tutelares.

CAPÍTULO 5

A avaliação do desempenho dos hospitais

1. Introdução

Neste capítulo pretende-se estudar a forma como a avaliação nos serviços públicos passou a constituir uma exigência decorrente da necessidade de prestar contas na Administração Pública, constituindo a noção de desempenho um elemento chave no seu processo de modernização; as unidades de saúde não ficaram, naturalmente, excluídas desta necessidade de avaliação com a finalidade de melhorar o seu desempenho. A acreditação de unidades de saúde e em particular dos hospitais permite fazer testar por um organismo a capacidade de um hospital receber e tratar um conjunto de pessoas. Passar-se-á, pois, em revista o programa de acreditação dos hospitais em Portugal e as formas de avaliação externa, referindo-se as experiências realizadas nos hospitais portugueses e, em particular, o modelo desenvolvido pelo autor para a avaliação do desempenho de hospitais.

2. A avaliação do desempenho dos serviços públicos

A avaliação dos serviços da Administração Pública constitui uma exigência decorrente da responsabilização pela utilização de fundos estatais destinados a responder a necessidades públicas. Mas foi durante muito tempo "a componente amputada do processo de tomada de decisões nas administrações públicas [porque] o modelo institucional das administrações onde actuamos não incorpora a avaliação como rotina" (Campos, 1998).

Este princípio geral de prestar contas tem, porém, ganho espaço na vida política e na Administração Pública. Ele decorre de diferentes factores e exigências: do progressivo aumento da informação, do conhecimento e do sentido crítico dos cidadãos, particularmente dos utilizadores de um determinado serviço; do papel crescente das associações de consumidores e da utilização de instâncias de recurso em matéria de queixas e reclamações; de uma redobrada atenção da comunicação social que dá eco a – reais ou aparentes – deficiências no desempenho dos serviços; da pressão exercida pelos partidos políticos e por outras organizações de representação dos cidadãos; da consciência profissional de gestores e prestadores de serviços públicos, cada vez mais qualificados e exigentes com a qualidade dos serviços; e da necessidade sentida pelos governos de melhorar a eficiência dos serviços e de modernizar a Administração Pública, num contexto de contenção da despesa pública.

Estes factores, e em especial o controlo da despesa pública, têm provocado uma mudança na cultura do sector público, mais preocupada hoje com a produtividade e a eficiência. Esta nova cultura tende a colocar a ênfase na avaliação dos resultados, atenuando o peso da avaliação dos processos.

Dois meses após a tomada de posse, o então Presidente dos EUA, Bill Clinton, afirmava: "pretendemos remodelar, reinventar e revigorar toda a Administração Federal". Tendo como ponto de partida uma sondagem Gallup, realizada em 1993, que revelava que apenas 16% dos norte-americanos confiava na Administração Federal, a Avaliação do Desempenho Nacional (*National Performance Review*) foi objecto de uma *task-force* coordenada pelo então vice-presidente Al Gore. Esta comissão produziu o documento "Reinventar a Administração Pública", que apresentava cinco objectivos centrais: reduzir a dimensão da administração; reduzir os custos da administração; servir melhor os cidadãos; melhorar o relacionamento com as empresas; gerir por resultados[274].

A avaliação pode ser realizada de acordo com diferentes objectivos: proporcionar aos gestores mais informação, de forma a melhorar estratégias ou programas específicos; aperfeiçoar a resposta da organização em função das expectativas dos utilizadores; fundamentar as decisões, nomea-

---

[274] No Relatório afirma-se textualmente: "o nosso caminho é claro: temos de transitar de sistemas que responsabilizam as pessoas por processos, para sistemas que as tornam responsáveis por resultados" (Gore, 1994).

damente de distribuição de recursos, que determinam a realização de escolhas; dar corpo à responsabilidade pública, informando órgãos de controlo e de acompanhamento, ou o público em geral; contribuir para ganhos de conhecimento, tendo como destinatários, em especial, as comunidades académica e técnica (Pollitt, 1998).

Na avaliação das organizações pode-se distinguir a avaliação externa da interna. A avaliação externa é realizada ou pelo mercado, em especial pelos agentes económicos (consumidores, fornecedores e mercado financeiro), ou pelo Estado, ou pela sociedade, nomeadamente através das organizações sindicais e de consumidores. A avaliação interna é realizada pelos órgãos de gestão da organização e pelos profissionais.

Podem ser considerados, ainda, dois modelos de avaliação: a avaliação dos resultados (*outcome evaluation*) e a avaliação dos processos (*process evaluation*). Na primeira pretende-se medir a diferença entre os resultados previamente fixados e os resultados obtidos, enquanto a avaliação dos processos se centra na forma como a organização procede à combinação dos recursos e se desenvolve[275]. A avaliação não tem necessariamente de constituir um processo *ex post,* uma vez que a avaliação *ex nunc* ou *ex ante*[276] podem desempenhar também uma função decisiva, como é o caso de financiamentos da União Europeia, que devem ser acompanhados de avaliações *ex ante*.

Progressivamente, utiliza-se, também, o *benchmarking* que permite posicionar uma organização no contexto dos seus concorrentes, comparando o seu desempenho, mas também analisando os processos utilizados por cada uma das organizações e estimulando, em simultâneo, a cooperação e a competição entre elas.

A noção de desempenho constitui, aliás, um elemento chave na estratégia de modernização das organizações e, portanto, da Administração Pública[277].

---

[275] Esta forma de avaliação é correntemente utilizada pelos serviços de auditoria e inspecção, quando a principal preocupação se prende com a legalidade dos procedimentos (Bilhim, 1998).

[276] *Ex ante, ex nunc* e *ex post* significam, respectivamente, anterior, a partir de determinado momento e posterior.

[277] No Reino Unido, o Governo apresentou, em 1999, um relatório intitulado *Modernizing Government* sobre a reforma da Administração Pública, que propunha soluções organizativas intersectoriais para problemas multifactoriais e sistemas de avaliação que incentivassem a criação de grupos de trabalho intersectoriais (Campos, 1999).

As principais modalidades de avaliação do desempenho dos serviços públicos são o licenciamento, a certificação, a acreditação e a revisão[278].

O licenciamento traduz-se numa inspecção obrigatória solicitada por uma entidade governamental, destinada a verificar se uma organização dá garantias de actuar correctamente[279].

A certificação consiste no reconhecimento formal, realizado por uma entidade independente, da conformidade e da eficácia de uma organização, em relação a um determinado acto, circunstância ou capacidade, de acordo com requisitos especificados. Deve ser sublinhada a importância da certificação produzida pelo *International Standards Organisation* (ISO), que estabelece que certos produtos estão conforme com determinados requisitos, através da realização de inspecções. A ISO preocupa-se menos com os resultados, que se tornaram o aspecto focal do processo de acreditação (Heidemann, 1999)[280][281].

A acreditação constitui o reconhecimento da competência, através de um processo de avaliação externo, utilizando *standards* escritos, centrado na organização dos serviços e nos processos, de forma a permitir um desempenho de elevada qualidade (Scrivens, 2002).

A revisão constitui uma forma de avaliação interna ou externa. A revisão externa requer uma avaliação realizada por peritos, que se confunde com a acreditação quando realizada por pares. Em geral, referem-se três tipos de revisão externa: a inspecção por peritos, a inspecção utilizando *standards* e a acreditação. Pelo contrário, o sistema de revisão interna é conduzida por peritos da própria organização, que produzem os seus juízos e comentários.

---

[278] A avaliação não se deve confundir com supervisão ou controlo, que é um processo permanente que pretende corrigir imediatamente um desvio relativamente aos objectivos enunciados.

[279] A distinção original entre licenciamento e acreditação tornou-se menos nítida quando os sistemas de acreditação, particularmente nos EUA, começaram a ser utilizados como instrumentos de licenciamento, como foi o caso do *Medicare* e do *Medicaid*, que fazem depender os reembolsos de um relatório da JCAHO (Scrivens, 2002).

[280] A certificação é um processo muito preciso e alternativo (*black or white*) (Heidemann, 1999).

[281] Assim, por exemplo, o Hospital de Kuopio, na Finlândia, foi certificado, em 1999, pela norma ISO 9002 e uma das conclusões apontava para a existência de cerca de 80% do total de equipamentos clínicos sem a calibragem adequada (HOPE, 2000).

A melhoria da qualidade é o objectivo do modelo criado pela Fundação Europeia para a Gestão da Qualidade (EFQM), associação sem fins lucrativos criada em 1988 pelos presidentes de catorze grandes empresas europeias, com o apoio da Comissão Europeia. Desde Janeiro de 2000, os seus membros são mais de 800 organizações, desde grandes multinacionais e importantes empresas nacionais a institutos de investigação de prestigiadas universidades europeias. A Comissão Europeia apoia a utilização do modelo EFQM como instrumento de uma política de qualidade que conduza a um aumento da competitividade no espaço comunitário (HOPE, 2000).

A EFQM construiu uma matriz de auto-avaliação que procura conduzir à melhoria contínua da qualidade nas organizações, tendo como meta a excelência[282].

O modelo considera nove áreas de desempenho: a liderança[283], as pessoas[284], a política e a estratégia[285], as parcerias e os recursos[286], os processos[287], o desempenho do pessoal, a satisfação dos clientes, a avaliação da satisfação da sociedade em geral e os resultados chave do desempenho.

Neste conjunto encontram-se, pois, cinco áreas-meios (liderança, pessoas, política e estratégia, parcerias e recursos e controlo dos processos) e quatro áreas-resultados, (desempenho das pessoas, satisfação dos clientes e da sociedade, e resultados chave do desempenho).

---

[282] Excelência tem aqui o significado de ausência de erro.

[283] A liderança constitui a maneira através da qual a equipa dirigente estimula e facilita a realização da missão e da visão e desenvolve os valores necessários para o sucesso a longo prazo, através das acções e dos comportamentos apropriados.

[284] Trata-se da forma como a organização gere, desenvolve e divulga os conhecimentos e o potencial dos seus recursos humanos, seja ao nível do indivíduo, das equipas ou da organização.

[285] A política e a estratégia são baseadas na forma como a organização põe em prática a sua missão e a sua visão, através dos processos apropriados.

[286] Reporta-se à forma como a organização planifica e gere as suas parcerias externas e administra os seus recursos internos a fim de apoiar a sua política e a sua estratégia.

[287] Trata-se da maneira como a organização concebe, gere e melhora os seus procedimentos a fim de apoiar a sua política e a sua estratégia e de dar satisfação aos seus clientes.

O modelo EFQM pretende ser um sistema "baseado em factos", pois as actividades de melhoria do desempenho baseiam-se na recolha de dados e informação da própria organização, constituindo, pois, a auto-avaliação a estratégia recomendada pela EFQM para melhorar o desempenho, identificando os pontos fortes e fracos[288].

Utilizando uma metodologia influenciada pelo modelo EFQM, o *Common Assessment Framework* (CAF) é um processo de auto-avaliação desenvolvido nas organizações públicas europeias, com o apoio, também, da Comissão Europeia, que contempla dois grupos de critérios: um primeiro conjunto inclui a liderança, a política e a estratégia, a gestão de recursos humanos, as parcerias externas e os recursos internos, o processo e a gestão da mudança. Um segundo conjunto de indicadores inclui os resultados para os clientes/cidadãos, os resultados para o pessoal da organização, o impacto na sociedade, e os resultados-chave do desempenho.

A melhoria do processo de avaliação na aplicação dos fundos comunitários, levou a Comissão Europeia a criar o *Methods for Evaluating Actions of a Structural Nature* (MEANS), que funciona como um guião que contém os critérios necessários para acompanhar o desenvolvimento da avaliação. Esta apreciação da qualidade do próprio processo de avaliação aplica-se aos relatórios *ex ante* apresentados pelos Estados membros, às avaliações intermédias realizadas pelos comités de acompanhamento da União Europeia e às avaliações *ex post* de prestação de contas (*accountability*) e de preparação dos relatórios finais (Comission of the European Communities, 1996).

Utilizados na sua origem, em 1992, em organizações privadas nos EUA, os *balanced scorecards* (BSC) constituem um processo de avaliação que procura traduzir a estratégia e a visão de uma organização em medidas de desempenho. Começando pela definição da estratégia, o *scorecard* organiza os objectivos em quatro perspectivas: 1) As finanças: o crescimento da organização, os lucros e o risco na perspectiva do accionista; 2) O cliente: a estratégia de criação de valor e a diferenciação, na perspectiva do cliente; 3) O processo: as prioridades negociais para promover

---

[288] A Comissão Europeia e a EFQM patrocinam conjuntamente, desde 1992, o Prémio Europeu da Qualidade. Ao candidatar-se, as organizações (públicas e privadas) são avaliadas externamente, o que lhes possibilita conhecer o seu posicionamento face ao modelo de excelência da EFQM e ajustar o seu próprio processo de auto-avaliação.

maior satisfação dos accionistas e dos clientes; 4) A aprendizagem e as medidas de crescimento: as prioridades para criar um clima que permita mudanças organizacionais, inovação e crescimento. A estratégia é baseada na introdução de pequenas mudanças em um ou mais parâmetros, de forma a medir-se o impacto no funcionamento da organização, em especial, na componente financeira. O *scorecard* possibilita que se organizem objectivos estratégicos no âmbito das quatro perspectivas referidas na figura 2 e permite que a estratégia se traduza em objectivos e metas tangíveis (Kaplan e Norton, 2001).

Assim, os BSC permitem que se clarifique e consensualize uma estratégia e que seja conhecida de toda a organização, que coincidam os objectivos intermédios, as metas de longo prazo e o orçamentos anuais com a estratégia, que se proceda a revisões periódicas e sistemáticas da estratégia e que se obtenha informação de retorno para a melhorar. Em todo este processo de transformação do BSC de um sistema de medição ou avaliação em sistema de gestão é comum a utilização de indicadores chave do desempenho (*key performance indicator*) para acompanhar o seu desenvolvimento interno.

FIGURA 2
Utilização dos BSC para traduzir uma estratégia em termos operacionais

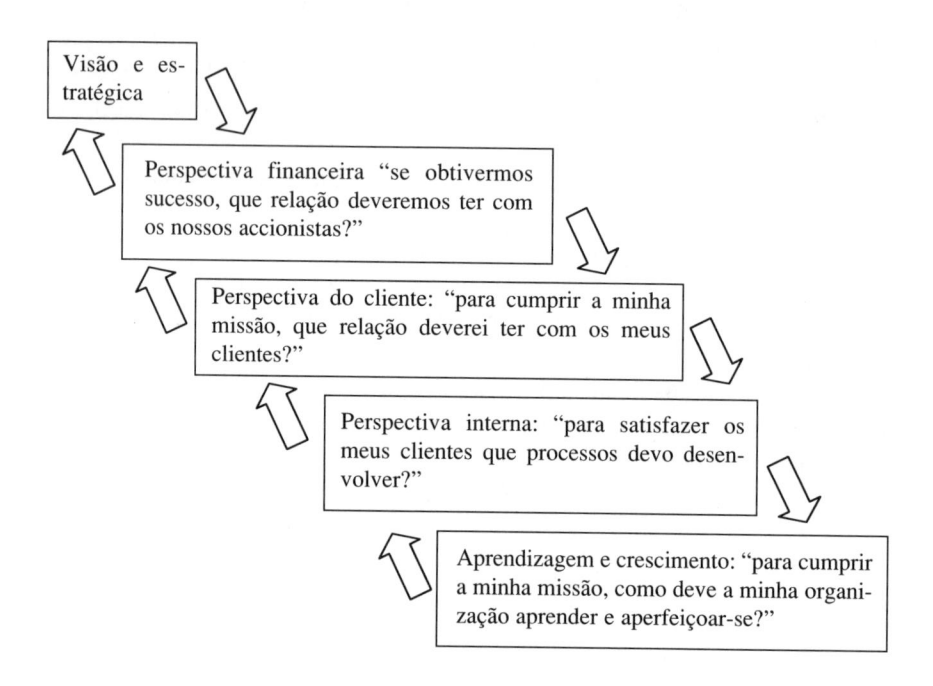

Visão e estratégica

Perspectiva financeira "se obtivermos sucesso, que relação deveremos ter com os nossos accionistas?"

Perspectiva do cliente: "para cumprir a minha missão, que relação deverei ter com os meus clientes?"

Perspectiva interna: "para satisfazer os meus clientes que processos devo desenvolver?"

Aprendizagem e crescimento: "para cumprir a minha missão, como deve a minha organização aprender e aperfeiçoar-se?"

Fonte: Kaplan e Norton, 2001 (adaptado)

3. A avaliação do desempenho das unidades de saúde

As unidades de saúde não ficam de fora, naturalmente, desta necessidade de avaliação com a finalidade de melhorar o desempenho, apesar das organizações desta área dependerem, em larga medida, de políticas activas definidas pelos governos e do seu grau de autonomia ser diferente, nos vários sistemas de saúde, e, ainda, de se confrontarem diversas expectativas e valores assumidos pelos cidadãos em relação aos serviços de saúde.

As razões que levam a considerar necessária ou até inevitável a avaliação dos serviços de saúde são diversas e por vezes conjunturais. Em primeiro lugar, razões determinadas pelo contexto político e económico: o aumento dos custos com a saúde e a determinação dos governos em conter o crescimento das despesas públicas e em promover a eficiência determinam a necessidade de um acompanhamento exigente do desempenho das unidades de saúde. Em segundo lugar as entidades prestadoras vão-se, progressivamente, libertando da lógica corporativa dos profissionais, desencadeando processos de controlo da actividade, através, nomeadamente de orçamentos clínicos e promovendo a inevitabilidade de uma cultura de prestação de contas. Em terceiro lugar, as entidades financiadoras, públicas ou privadas, tendem a aumentar o seu poder de controlo da quantidade e da qualidade dos cuidados de saúde. Em quarto lugar, a justiça torna-se cada vez mais exigente na responsabilização dos profissionais e das instituições pela adequação dos cuidados prestados, quer em relação à responsabilidade civil, à responsabilidade criminal e à responsabilidade disciplinar. Em quinto lugar, gestores mais qualificados e com mais poder tornam-se mais exigentes em relação ao funcionamento eficiente das organizações. Em sexto lugar, os doentes têm vindo a desempenhar, progressivamente, um papel mais activo nas decisões médicas, procurando explicações para os problemas e para os tratamentos e exigindo, por vezes, uma segunda opinião médica. O *empowerment* dos cidadãos em relação ao tema da saúde decorre, também, do acesso por via informática ao conhecimento de respostas mais efectivas aos problemas de saúde cada um.

Aplicado à saúde, o modelo EFQM permite uma abordagem estruturada para a melhoria dos cuidados, a criação e o desenvolvimento de consensos sobre as necessidades e os problemas, a integração das diversas iniciativas na prática corrente da organização, a avaliação da capacidade de concretização da organização em relação aos seus objectivos e a possibilidade de promover e partilhar as boas práticas nas diferentes áreas da organização, bem como entre várias organizações (Ministério da Saúde, 1998*a*).

No modelo aplicado à saúde, o utente assume as características de cliente e o prestador o papel de fornecedor e a auto-avaliação constitui uma metodologia fundamental para detectar e integrar os problemas dos serviços prestados aos clientes.

Na Grã-Bretanha, o Governo iniciou em 1997, logo após a vitória eleitoral do Partido Trabalhista, um sistema de avaliação do NHS intitulado *Performance Assessment Framework* (PAF), destinado a comparar e a melhorar o desempenho do NHS. O SNS britânico desenvolvera anteriormente, em especial a partir dos anos oitenta, a aplicação de indicadores de desempenho, claramente de avaliação interna, com ênfase no processo de gestão e não nos resultados, e com interesse limitado para os cidadãos (Smith, 1995), visando fundamentalmente o controlo dos gastos públicos e questionando a própria missão do sector público (Roberts, 1990). A publicação em 1989 do Livro Branco sobre o SNS – *Working for Patients* – incentivando a "competição gerida", promoveu a reflexão sobre a necessidade do desenvolvimento de indicadores de avaliação dos resultados que permitisse, nesse contexto mais exigente, avaliar, contratar e pagar adequadamente os serviços.

O PAF comporta seis dimensões, cada uma incorporando um conjunto de indicadores: os ganhos em saúde[289]; o acesso aos cuidados[290]; a prestação efectiva dos cuidados apropriados[291]; a eficiência[292]; a avaliação dos doentes no NHS[293]; os resultados dos cuidados de saúde[294].

---

[289] Os indicadores aqui considerados são: mortes por todas as causas (entre os 15 e os 64 anos); mortes por todas as causas (entre os 65 e os 75 anos); mortes por tumores malignos; mortes por doenças do aparelho circulatório; mortes por suicídio; mortes por acidentes; e feridos graves atribuídos a acidentes.

[290] Os indicadores aqui considerados são: listas de espera para internamento; consultas dentárias para adultos; detecção precoce de tumores malignos; listas de espera para tumores malignos; número de médicos de família; disponibilidade dos médicos de família; *ratios* de cirurgia programada; *ratios* de cirurgia/doenças do foro coronário.

[291] Os indicadores aqui considerados são: vacinações de crianças; utilização inapropriada de cirurgia; gestão de cuidados a doentes agudos; gestão de cuidados a doentes crónicos; saúde mental nos cuidados primários; utilização de critérios de custo-efectividade nas prescrições; cuidados pós-alta de doentes com acidente vascular cerebral; cuidados pós-alta de doentes com fractura de anca.

[292] Os indicadores aqui considerados são: demora média; custos da unidade materna; custos da unidade de saúde mental; prescrição de genéricos.

[293] Os indicadores aqui considerados são: doentes que esperam menos de duas horas na urgência; intervenções cirúrgicas canceladas; altas adiadas; primeiras consultas a que faltaram os doentes; consultas externas realizadas menos de 13 semanas após a referência pelo médico de família; percentagem de doentes em listas de espera há mais de 18 meses; satisfação dos doentes.

[294] Os indicadores aqui considerados são: gravidezes em jovens de menos de 18 anos; estado dos dentes em crianças com cinco anos; reinternamentos; internamentos

Este programa utiliza indicadores de processo e de resultado, sem qualquer referência, porém, aos problemas associados ao contexto, não deixando alguns autores de referir que, em áreas económica e socialmente deprimidas da Grã-Bretanha, as taxas de mortalidade são mais elevadas do que em áreas mais afluentes, o que decorre, em larga medida, de problemas sociais e ambientais e não do desempenho dos serviços de saúde. Outros aspectos problemáticos deste sistema situam-se no facto de alguns dos indicadores de resultado conduzirem a duplicações, como é o caso da mortalidade por todas as causas e a mortalidade por tumores malignos, e alguns indicadores de processo não apresentarem nexo de causalidade com as taxas de mortalidade, como é o caso das consultas dentárias (Chang, Lin e Northcott, 2002).

Existem também exemplos de aplicação dos *balanced scorecards* na área da saúde, embora se identifiquem duas dificuldades à sua aplicação a organizações não lucrativas e governamentais (*non-profit and government organizations*): a dificuldade em se definir claramente a sua estratégia e em se colocar a perspectiva financeira no topo das preocupações da organização.

Numa investigação realizada, em 1999, em alguns hospitais do Ontário, no Canadá, baseada no modelo de *scorecard* de Kaplan e Norton, desenvolveram-se indicadores de desempenho em quatro áreas (*vide* quadro 63): o desempenho financeiro, a satisfação dos utilizadores, a utilização dos recursos clínicos e os resultados e a integração do sistema e a capacidade de mudança.

---

urgentes de idosos; readmissões urgentes de doentes do foro psiquiátrico; mortalidade infantil; sobrevivência de doentes com cancro da mama, sobrevivência de doentes com cancro do útero; sobrevivência de doentes com cancro do pulmão; sobrevivência de doentes com cancro do intestino; mortes no hospital depois de uma intervenção cirúrgica, com internamento urgente; mortes no hospital depois de uma intervenção cirúrgica, sem internamento urgente; mortes no hospital depois de um ataque cardíaco (com idade entre os 35 e os 74 anos); mortes no hospital depois de uma fractura da anca.

Quadro 63
Os BSC aplicados a Hospitais de Ontário, no Canadá, em 1999

As quatro perspectivas do *scorecard* de Kaplan e Norton	As quatro perspectivas utilizadas nos hospitais de Ontário
As finanças	O desempenho financeiro
O cliente	A satisfação dos utilizadores
O processo interno	A utilização dos recursos clínicos e os resultados
A aprendizagem e as medidas de crescimento	A integração do sistema e a capacidade de

Fonte: Pink, 2001 (adaptado)

Também o Ministério da Saúde britânico utilizou este modelo, numa base experimental, no *Bradford Health Sector* (situado no norte de Inglaterra) com avaliação positiva no desenvolvimento do conhecimento das organizações, da *accountability* pelos utilizadores e do envolvimento do pessoal (Radnor e Lovell, 2003).

Outro aspecto debatido pela doutrina é o das consequências da avaliação. Em termos concretos, o *ranking* resultante da avaliação pode afectar o financiamento, a segurança do emprego e a própria auto-estima dos profissionais, ou pode, pelo contrário, provocar alterações positivas importantes no comportamento das organizações e dos seus profissionais. Cita-se que, por força da avaliação do desempenho das organizações de saúde, diminuíram na Grã-Bretanha os tempos de espera no internamento hospitalar e a mortalidade em Nova Iorque. Porém, não existe consenso na doutrina sobre a relação causal entre o processo de avaliação e aqueles resultados (Goddard, Mannion e Smith, 2000). Outros relativizam ou desvalorizam implicitamente estes estudos na Europa, ao sublinhar que os países europeus afectam menos recursos ao desenvolvimento da infor-mação clínica do que os EUA, que existe uma possível desadequação da informação às carac-terísticas dos doentes[295], e que estas avaliações só são possíveis com o envolvimento de um grande número de hospitais e de médicos (Mckee e Heally, 2002).

---

[295] Um exemplo relatado reporta-se ao desconhecimento da evolução do estado de saúde após a alta, pelo que dever-se-ia utilizar o controlo da mortalidade trinta dias após a alta; a não ser assim, sairia beneficiado um hospital que praticasse demoras médias menos elevadas.

4. A acreditação de unidades de saúde

O interesse pela acreditação de unidades de saúde remonta ao princípio do século vinte, nos EUA, com as iniciativas do Colégio Americano de Cirurgiões, que se traduziram no estabelecimento do Programa de Estandartização Hospitalar, em 1911, e na publicação do Programa de Padrões Mínimos, em 1918. Em 1945, 93% dos hospitais dos EUA e do Canadá cumpriam esses *standards* mínimos (Heidemann, 1999).

Em 1951 foi criada, nos EUA, a *Joint Commission on the Accreditation of Hospitals,* posteriormente designada como *Joint Commission on Accreditation of Health Care Organizations* (JCAHO)[296] e, em 1958, a *Canadian Council on Health Services Accreditation* (CCHSA).

A acreditação tem-se afirmado, em todo o mundo desenvolvido, como um meio de monitorização da melhoria contínua de qualidade, no sentido de garantir aos cidadãos cuidados de saúde de qualidade[297], de regulamentar aspectos da prática profissional e de responsabilizar as unidades prestadoras[298].

Actualmente estão consolidados os programas da JCAHO, *do* CCHSA, do *Australian Council on Health Care Standards* (AHCS) e do *King's Fund Health Quality Service,* do Reino Unido[299 300 301 302 303].

---

[296] Trata-se de uma organização multiprofissional, independente, privada, sem fins lucrativos que avalia a qualidade dos cuidados de saúde, concedendo um estatuto de acreditação às unidades envolvidas.

[297] Muitos países desenvolvem, em paralelo, auditorias *inter pares,* como instrumento de avaliação da qualidade, utilizando, em regra, padrões derivados das orientações da prática e da experiência profissional (HOPE, 2000).

[298] Um diploma legal francês de 1996 (*ordenance* n.º 96-346, de 24 de Abril sobre a reforma da hospitalização pública e privada) define acreditação como "um processo externo de avaliação [...], tendo em vista uma apreciação independente sobre a qualidade do estabelecimento ou de um ou vários serviços ou actividades de um estabelecimento".

[299] O *King Edward's Hospital Fund for London* é uma fundação criada em 1897 pelo Príncipe de Gales, mais tarde Rei Eduardo VII, com o objectivo de apoiar os doentes pobres de Londres. Na actualidade, mantendo a sua autonomia, tem como missão estimular a boa prática e a inovação em todos os aspectos dos cuidados de saúde e da gestão, e apoia, na Grã-Bretanha, cerca de 35% dos hospitais públicos e cerca de 89% dos hospitais privados. O Serviço de Qualidade em Saúde, surgido em 1988, tem como objectivo a melhoria da qualidade dos serviços de saúde.

[300] O que atesta a afirmação de que a acreditação se firmou, em especial, nos países

A análise dos sistemas de acreditação permite considerar três diferentes modelos na sua organização: um modelo baseado no mercado, existindo competição com outras formas de garantia de qualidade, como é o caso da JCAHO, nos EUA; um modelo auto-regulado, no qual a avaliação cabe às organizações profissionais; e um modelo governamental, mais recente do que os anteriores, que tende a ser utilizado como forma de licenciamento obrigatório, baseado também em *standards,* utilizados como critérios mínimos que as organizações devem atingir (Scrivens, 2002).

O propósito último da acreditação é, pois, o da melhoria do desempenho das organizações de saúde, verificando a forma como a organização desenvolve a sua actividade e como ela pode ser melhorada. Enquanto a avaliação responde a uma lógica de resultados explícitos e de observação

---

anglo-saxónicos. Mas é, também, legítimo afirmar que os sistemas de acreditação estão mais desenvolvidos nos países em que existe separação entre o financiamento e a prestação de cuidados (Mckee e Heally, 2002).

[301] De referir, ainda, o sistema de acreditação da Catalunha, em Espanha, o primeiro desenvolvido na Europa, e que constitui uma condição para um hospital estar integrado na rede pública de prestação de cuidados de saúde ou para celebrar contratos com o Estado. É, portanto, um sistema obrigatório para os serviços públicos e voluntário para os privados, no qual a entidade acreditadora é a própria Administração Pública.

Em França, o procedimento de acreditação foi introduzido pela lei n.º 96-346, de 24 de Abril de 1996, que criou a *Agence Nationale d' Accréditation et d' Evaluation en Santé* (ANAES) e que considerou a acreditação, desenvolvida a partir de 1999, como um processo obrigatório para todos os hospitais, públicos e privados (HOPE, 2000).

[302] É devida, ainda, uma referência à *International Society for Quality in Health Care* (ISQUA), fundada em 1985 por um grupo de profissionais da qualidade em cuidados de saúde, utilizando metodologias influenciadas por Avedis Donabedian. Esta sociedade organiza conferências anuais sobre qualidade e publica o *International Journal for Quality in Health Care.* Uma das principais actividades da ISQUA é o programa Alpha, que pretende harmonizar os princípios dos sistemas de acreditação dos cuidados de saúde (HOPE, 2000).

[303] O governo britânico utiliza, também, outros métodos e organizações de controlo e promoção da qualidade, nomeadamente o *National Institute for Clinical Effectiveness,* que, desde 1999, publica normas de orientação clínica (*guidelines*) como um modo de apoio à decisão clínica e a *Commission for Health Improvement,* que fiscaliza os sistemas de gestão clínica (*clinical governance*). A Suécia, por exemplo, utiliza um conjunto vasto de sistemas de gestão da qualidade, que incluem a *International Standards Organisation,* a *European Foundation for Quality Management* e o sistema de acreditação do *King's Fund* (Scrivens, 2002).

a posteriori, a acreditação permite reconhecer *a priori* que uma determinada entidade satisfaz um conjunto de critérios, garantindo previsivelmente uma certa qualidade dos serviços a prestar.

O processo de acreditação tem duas características essenciais[304]: o princípio da avaliação externa e a utilização de *standards*,[305] exigindo-se o seu acompanhamento por peritos, que são, em regra, pares dos profissionais da organização a acreditar[306] [307].

Pode-se afirmar que há seis palavras fundamentais na definição de acreditação: processo (trata-se de um complexo processo de avaliação da qualidade, compreendendo diversas actividades e fases e envolvendo, normalmente, muitos agentes); *standards* (a credibilidade do processo de acreditação depende, em larga medida, da relevância, utilidade e aplicabilidade dos *standards*); pares (a avaliação deve ser realizada por profissionais seniores que trabalhem em organizações similares à que está a ser acreditada); regular (a acreditação deve ocorrer em intervalos regulares); não-governamental (a acreditação deve manifestar algum distanciamento e independência em relação ao governo, em especial quando é o governo o principal pagador dos serviços) e auto-avaliação (a acreditação inclui, em regra, a auto-avaliação como uma parte do programa) (Heidmann, 1999).

A escolha dos *standards* deverá atender a diversas considerações. A primeira é a de saber se o enfoque do estudo é realizado na estrutura, no processo ou nos resultados, ou numa combinação de todos eles. Os *standards* de estrutura reportam-se, em especial, aos recursos hu-

---

[304] Alguns programas de acreditação incluem a auto-avaliação como componente do seu processo, defendida por investigadores desta área como uma componente de extraordinário valor para a identificação dos problemas e para o estabelecimento de prioridades nas actividades destinadas a os ultrapassar (Heidmann, 1999).

[305] Uma distinção-chave é a que descreve os *standards* da acreditação como níveis óptimos a alcançar, enquanto o licenciamento utiliza *standards* mínimos que devem ser preenchidos para que uma organização possa prestar um serviço ao público (Scrivens, 2002).

[306] Ao contrário, na avaliação interna utilizam-se profissionais da própria organização.

[307] Na maior parte dos programas de acreditação utilizam-se basicamente peritos seniores com formação em administração, medicina e enfermagem, com o apoio de outros grupos profissionais, e só em poucos programas, incluindo a JCAHO, se utilizam peritos assalariados a tempo inteiro (Heidmann, 1999).

manos, financeiros, materiais e organizacionais; os *standards* de processo reportam-se à forma como se combinam os recursos; os *standards* de resultado pretendem mostrar o que se conseguiu naquelas circunstâncias.

Os programas de acreditação começaram, entre os anos cinquenta e setenta do século vinte, pela estrutura, de forma a se alcançar alguma uniformidade nos recursos utilizados pelas organizações de saúde. No final dos anos setenta e nos anos oitenta, a preocupação centrou-se no processo e, nos anos noventa, a atenção virou-se para a criação de *standards* de resultado[308]. A segunda consideração reporta-se ao nível de exigência: pretendem-se *standards* mínimos ou óptimos? Os primeiros constituirão o patamar básico do que é desejável, enquanto os segundos poderão ser designados como de excelência. A terceira consideração é sobre o âmbito da cobertura dos *standards*: aplicam-se apenas a alguns serviços, ou a toda a organização? A quarta consideração é sobre a finalidade, que pode eleger preferencialmente a segurança dos utilizadores ou a melhoria da qualidade da organização (Heidemann, 1999).

O conjunto de dimensões que caracteriza os sistemas de acreditação foram, porém, sofrendo modificações, desde o modelo original da JCAHO, da CCHSA e da AHCS, a partir dos anos cinquenta até à actualidade, como se infere do quadro 64.

---

[308] Os estudos realizados tendem a demonstrar que organizações com boas estruturas e bons processos não apresentam necessariamente bons resultados. Inversamente, quando os resultados não correspondem ao desejado, torna-se necessário estudar a estrutura e o processo para identificar as razões do sucedido. Por isso, existe um progressivo consenso na vantagem de uma combinação de *standards* de estrutura, de processo e de resultado.

Quadro 64
Evolução das dimensões consideradas nos sistemas de acreditação

Dimensões	Adaptações a partir do modelo original
1. Níveis dos *standards*	Óptimo...mínimo[309]
2. Cobertura geográfica	Nacional...local[310]
3. Enfoque dos *standards*	Estrutura..............processo................resultado[311]
4. Pressão para aderir	Interna..externa[312]
5. Número de entidades	Uma entidade..........................várias entidades[313]
6. Finalidade da acreditação	Auto-aperfeiçoamento..........tranquilizar o público[314]
7. Participação	Voluntária..obrigatória[315]
8. Informação	Confidencial..pública[316]
9. Gradiente	Aprovado/reprovado............avaliação comparada[317]
10. Conteúdo	Toda a organização........................um só serviço[318]
11. Estatuto do pessoal de avaliação	Tempo parcial............................tempo completo[319]

Fonte: Scrivens, 2002 (adaptado)

[309] Os níveis dos *standards* podem traduzir hoje exigências mínimas, particularmente quanto a questões legais.

[310] Actualmente são admissíveis adaptações locais e regionais, embora tradicionalmente o modelo seja nacional.

[311] Os *standards* de acreditação podem ser desenhados em função de aspectos que cobrem a organização, desde a estrutura aos resultados.

[312] As pressões para a acreditação podem provir voluntariamente da própria organização ou de fora da organização, o que converte a participação em obrigatória.

[313] A solicitação pode provir apenas de uma entidade ou de várias, nomeadamente ligadas às profissões e ao Governo.

[314] A finalidade pode limitar-se à melhoria da qualidade interna ou promover a confiança da sociedade na sua relação com a organização.

[315] A participação pode, como se referiu, provir da própria iniciativa da organização ou representar uma condição para que seja aceite no mercado.

[316] Tradicionalmente a informação permanecia no interior da própria organização; hoje admite-se que no interesse da segurança e da credibilidade do mercado, os resultados possam ser do conhecimento público.

[317] A aplicação do sistema de acreditação evoluiu de um resultado básico alternativo (sim/não ou aprovado/reprovado) para uma avaliação comparada, naturalmente mais sofisticada.

[318] É possível hoje que a acreditação se limite a um só serviço e não a toda a organização.

[319] Alguns sistemas de acreditação, como a JCAHO, admitem peritos a tempo inteiro nestas tarefas.

5. A acreditação de hospitais

Acreditar um hospital ou um serviço, consiste em torná-lo credível aos olhos de terceiros. Permite, de acordo com os diferentes procedimentos e modalidades, fazer atestar por um organismo, em regra independente, a capacidade de um hospital receber e tratar um conjunto de pessoas.

A acreditação dos hospitais apresenta múltiplas vantagens. Em primeiro lugar permite criar *standards* de qualidade para todas as funções importantes da produção hospitalar que, aplicados a todos os hospitais, representa um ganho significativo de conhecimento dos utilizadores face aos serviços existentes; depois, favorece uma dinâmica interna de mobilização para cumprir as normas de qualidade; finalmente, permite dar corpo à avaliação do desempenho, retirando daí consequências para o financiamento externo e para a contratualização interna com os diversos agentes.

Algumas das dificuldades da acreditação prendem-se com a construção de referenciais externos e com o esforço de consenso com todas as partes interessadas.

Em Portugal, existe um programa de acreditação dos Hospitais, que visa a certificação de critérios de qualidade organizacional dos hospitais, baseado nas normas do programa de "Auditoria Organizacional" do *King's Fund Health Quality Service* (KFHQS)[320][321][322].

No Manual de Acreditação deste programa para Hospitais, no ano 2000, existem mais de mil critérios[323] distribuídos por cinco secções: gestão institucional; gestão de recursos; direitos e necessidades individuais dos doentes; percurso do doente; e normas específicas para serviços clínicos e não clínicos.

---

[320] Na Grã-Bretanha o sistema é voluntário, pagando os hospitais a sua participação, constituindo o sector privado um importante cliente, para permitir a competição com os hospitais públicos na utilização de fundos públicos.

[321] A utilização desta metodologia em Portugal faz-se ao abrigo de um acordo entre o IQS e o KFHQS, com a duração de cinco anos, que termina em Setembro de 2004.

[322] Em Maio de 2002, os hospitais participantes eram os seguintes: Barlavento Algarvio, Portalegre, Santa Marta, Amadora-Sintra, Almada, Viseu, Matosinhos, D. Estefânia, S. José, IPO de Coimbra, Anadia, Ovar, S. João, Santo António, IPO do Porto e Braga. Em 2003 estavam envolvidos no Projecto 21 Hospitais.

[323] Entende-se por critério o mecanismo que é necessário existir para que se atinja um certo objectivo.

O programa obriga ao cumprimento destes critérios e padrões e desdobra-se em seis etapas: introdução aos padrões e critérios; auto-avaliação e desenvolvimento organizacional; revisão por pares; relatório final; e decisão de acreditação.

São dois os níveis de acreditação atribuídos: a provisória (*provisional accreditation*) corresponde à demonstração do cumprimento geral dos critérios em avaliação, mas com a recomendação de apresentação de provas documentais de evolução ou a sujeição a uma auditoria específica à ou às áreas problemáticas; e a total (*full accreditation*), que demonstra o cumprimento de todos os critérios considerados indispensáveis[324].

6. A avaliação externa de hospitais

Medir o desempenho de um hospital não é fácil: os seus objectivos não são claros; todos os hospitais são diferentes e há dificuldade em os comparar; o sistema hospitalar é particularmente complexo; alguma informação é intangível ou não mensurável, como por exemplo a dor, cuja redução pode constituir um dos mais importantes objectivos de um hospital.

Efectivamente, o desempenho de um hospital só pode ser avaliado tendo em consideração os seus objectivos. Poder-se-à afirmar que o objectivo central de um hospital é o de tratar bem os seus doentes. Mas existirão mais objectivos: prestar cuidados a uma comunidade como um todo e não só aos seus doentes; fazer bom uso dos seus recursos; ser custo-efectivo; prestar cuidados de boa qualidade; ultrapassar com sucesso os conflitos (Hindle, 1988), ou, ainda: tratar o mais rapidamente possível cada um dos utentes; tratar os utentes pela ordem de chegada à organização; tratar prioritariamente os "consumidores" mais necessitados; satisfazer as necessidades de todo os potenciais consumidores (Costa e Reis, 1993).

Um claro entendimento dos objectivos constitui, portanto, o primeiro passo para a avaliação do desempenho de um hospital[325].

---

[324] O Hospital Fernando da Fonseca obteve a acreditação provisória em Novembro de 2001 e a total em Março de 2002; o Hospital Pedro Hispano, em Matosinhos, obteve a acreditação provisória em Abril de 2002 e a total em Agosto de 2002; os Hospitais de Portalegre e de Viseu obtiveram a acreditação provisória, respectivamente, em Janeiro e Dezembro de 2002.

[325] As organizações de saúde eram, em regra, avaliadas pela sua eficiência técnica,

Um segundo passo é o de encontrar *standards*, que podem ser normativos ou construídos com base em determinados critérios.

Os critérios normativos são, em regra, relativos, ou seja, compara-se aquele hospital com a média. Mas é necessário que se comparem hospitais similares e é possível que os outros hospitais, que constituem a média, estejam a trabalhar mal ou, inversamente, muito bem. É possível, então, construir outros critérios como, por exemplo, que nenhum hospital deva ter uma taxa de readmissões superior a 5%, embora seja mais difícil fixar este tipo de *standards*. Por isso se utilizam, em regra, os *standards* normativos.

A HCIA-Sachs Institute criou, em 1993, nos EUA, o *Top Hospitals: Benchamarcks for Sucess*, que compara centenas de hospitais classificados da seguinte forma: hospitais pequenos[326]; médios[327]; grandes[328]; de ensino[329]; e grandes hospitais de ensino[330]. As medidas de avaliação do desempenho, utilizadas no ano 2000 por este instituto, incluem um índice de risco de mortalidade ajustada[331]; um índice de risco de complicações[332]; a demora média ajustada à severidade; o gasto por doente tratado, tendo em conta o *case-mix*; o lucro; a percentagem da receita do ambulatório em relação ao total do hospital[333]; e a produtividade (HCIA – Sachs, 2000).

Também nos EUA, e desde 1991, o *U.S. News & World Report* publica anualmente a lista dos *America's Best Hospitals,* utilizando o

---

reduzindo a avaliação do desempenho à sua perspectiva interna e a sua intervenção à escolha das melhores alternativas quanto à estrutura, não existindo evidência de que as necessidades dos consumidores fossem satisfeitas (Costa e Reis, 1993).

[326] Com uma capacidade entre 25 e 99 camas.

[327] Com uma capacidade entre 100 e 249 camas.

[328] Com mais de 250 camas.

[329] Com mais de 250 camas e com, pelo menos, cinco internos ou um *ratio* de uma cama por 0,01 a 0,24 internos.

[330] Com mais de 400 camas e com, pelo menos, um *ratio* de uma cama por 0,25 internos.

[331] Esta medida tenta mostrar onde ocorre, em especial, a mortalidade não esperada, considerando a situação do doente.

[332] Semelhante à anterior, esta medida pretende sublinhar onde ocorrem as complicações não esperadas.

[333] O incremento na utilização de serviços ambulatórios está a criar, aos hospitais norte-americanos, o desafio de manter níveis razoáveis de ocupação no internamento.

Index of Hospital Quality (IHQ)[334]. Considerando as três dimensões propostas por Donabedian (Donabedian, 1980) – estrutura, processo e resultados –, o IHQ elegeu para a dimensão estrutura os seguintes indicadores: camas hospitalares; *ratio* de médicos/cama; ratio de enfermeiros/cama; participação no Conselho de Ensino (*Council of Teaching*); rácio de internos/cama; número de intervenções cirúrgicas/cama; número de doentes tratados em GDH específicos/cama; índice tecnológico; planeamento de altas (utilizado apenas para doentes com SIDA e nas unidades de geriatria); existência de diversos serviços (serviços para doentes com VIH/SIDA, com dependência de álcool e drogas, com patologias do foro psiquiátrico, apoio domiciliário, serviço social, medicina reprodutiva, educação para a saúde mental, saúde da mulher); e serviços geriátricos. Para a dimensão processo foi utilizada a opinião dos médicos. Assim, 180 médicos de cada uma das especialidades, envolvendo cerca de 3 000 médicos, elegeram os melhores hospitais, tendo em conta a sua própria opinião sobre os procedimentos utilizados em cada um deles[335]. O elemento final do IHQ é um indicador de resultado traduzido numa taxa de mortalidade ajustada pela severidade.

Na Grã-Bretanha, o Governo promoveu no ano 2000 a avaliação dos hospitais através da independente *Commission for Health Improvement* (CHI), que apresentou os seus primeiros resultados no ano seguinte para os hospitais empresarializados (*trusts*). Todos os hospitais foram avaliados de acordo com os seguintes objectivos-chave, considerados como os factores mais significativos na determinação do seu desempenho:

- listas de espera para internamento não superiores a 18 meses;
- redução na lista de espera para consultas externas;
- número de intervenções cirúrgicas canceladas no próprio dia inferior a 1% do total;
- inexistência de doentes com suspeita de cancro da mama em lista de espera, no hospital, superior a duas semanas;

---

[334] No *ranking* publicado em 2003 os cinco hospitais mais bem classificados são os seguintes: Johns Hopkins Hospital; Mayo Clinic; Cleveland Clinic; Massachusetts General Hospital; UCLA Medical Center (U.S. News & World Report, 2003).

[335] A razão apontada para esta opção metodológica baseia-se no facto de não existirem informações disponíveis à escala nacional sobre os processos utilizados pelos hospitais (Hill, Winfrey e Rudolph, 1997).

- plano de melhoria das condições de trabalho do pessoal;
- limpeza do hospital;
- situação financeira satisfatória do hospital.

Num segundo momento, um conjunto de indicadores foi utilizado, focando aspectos clínicos[336], relativos aos doentes[337] e à capacidade do hospital[338].

Estes indicadores, em conjunto com os objectivos-chave, constituem uma aproximação a um *balanced scorecard,* permitindo classificar os hospitais em quatro categorias – de zero a três estrelas. Um hospital com três estrelas demonstra um desempenho elevado em relação aos objectivos--chave e às três áreas consideradas; duas estrelas corresponde a bons resultados em muitas, mas não em todas as áreas; uma estrela traduz preocupação em alguns dos objectivos-chave ou do *balanced scorecard;* zero estrelas traduz aspectos significativos de preocupação nos objectivos--chave (Department of Health, 2002).

Podem, porém, identificar-se consequências não desejadas na utilização de indicadores da avaliação do desempenho.

Em primeiro lugar, a visão de túnel (*tunnel vision*) que induz o enfoque da organização para aspectos que sabe que virão a ser avaliados, com prejuízo de outras importantes esferas do desempenho hospitalar. O caso mais relatado é, em hospitais britânicos, o das listas e tempos de espera que são sistematicamente avaliados, levando a procedimentos indesejados como o de operar todos os doentes com cataratas, com prejuízo de outros doentes, em menor número mas com patologias mais severas e onerosas, ou o de colocar "*hello nurses*" nos serviços de urgência, de forma a que seja alcançado o objectivo de um tempo de espera máximo de cinco minutos, para o primeiro contacto nestes serviços (Goddard, Mannion e Smith, 2000).

---

[336] Referem-se aqui aspectos como o risco de negligência médica, as taxas de readmissão urgentes e as mortes no hospital, num período de trinta dias, para os doentes com internamento não programado.

[337] Incluem-se, nesta categoria, a percentagem de doentes em lista de espera inferior a seis meses para internamento, a percentagem de doentes em espera inferior a 13 semanas para consulta externa, as operações canceladas e não realizadas no prazo de um mês e o grau de satisfação dos doentes.

[338] Na capacidade estão contidos aspectos como a qualidade da informação, a satisfação do pessoal e o absentismo.

Em segundo lugar, a sub-optimização (*sub-optimization*), que consiste na prossecução de objectivos de interesse sectorial, em detrimento dos objectivos mais vastos da organização, o que ocorre, em regra, quando não existe consonância entre os incentivos pessoais e os objectivos globais da organização. A principal dificuldade relatada consiste em interessar os médicos pelo conhecimento dos custos dos tratamentos alternativos.

Em terceiro lugar, a miopia (*myopia*), que provoca a concentração em aspectos de curto prazo, com a exclusão de critérios que poderão proporcionar bons resultados no desempenho a médio ou a longo prazo. As questões financeiras constituem o exemplo mais flagrante: a curto prazo um resultado pode ser negativo – desequilíbrio orçamental, por exemplo – e a médio prazo inverter-se, por força de intervenções que não têm impacto no imediato.

Em quarto lugar, a manipulação de dados (*misrepresentation*) deliberada, incluindo a "contabilidade criativa" e a fraude. Trata-se de um aspecto particularmente difícil porque muitos dos dados utilizados estão no directo controlo da organização. Exemplos desta situação são relatados na Grã-Bretanha: é o caso da dupla contagem de consultas no mesmo hospital, por vezes em conluio entre os responsáveis do hospital e as autoridades de saúde.

Em quinto lugar, o calculismo (*gaming*), que visa não alcançar resultados excelentes no ano em apreço, para evitar decréscimos importantes em anos subsequentes (Goddard, Mannion e Smith, 2000).

Os autores apresentam técnicas para minimizar estas consequências não desejadas: envolver o pessoal no desenvolvimento e implementação dos indicadores de medida do desempenho; flexibilizar a utilização destes indicadores; tentar quantificar todos os objectivos; rever permanentemente o sistema de medida do desempenho; medir o grau de satisfação dos utilizadores; utilizar a interpretação de peritos no esquema de indicadores do desempenho; avaliar cuidadosamente os dados utilizados; desenvolver perspectivas de longo prazo nas carreiras dos profissionais; manter reduzido o número de indicadores; desenvolver processos independentes de comparação com a actividade anterior (Goddard, Mannion e Smith, 2000).

7. A avaliação nos hospitais portugueses

A avaliação do desempenho dos hospitais tem sido objecto de reflexões de investigadores portugueses, utilizando frequentemente o quadro de referência de Donabedian[339], mas tem faltado a avaliação institucionalizada como uma etapa incontornável no processo de gestão.

De entre as diversas abordagens metodológicas de avaliação do desempenho hospitalar em Portugal, destaca-se a realizada pela Agência de Contratualização dos Serviços de Saúde do Centro que, na distribuição de reforços orçamentais no ano de 2000, e pretendendo premiar financei-

---

[339] Vasco Reis, em 1977, sugeria que, na avaliação dos recursos fossem considerados os seguintes aspectos: a qualidade e a disponibilidade das instalações e equipamentos, a organização administrativa e técnicas de gestão, a organização e qualificação do pessoal, indicadores económicos e financeiros; na avaliação das actividades, dever-se-ia atender à avaliação interna (destacando a auditoria médica e a análise de gestão) e à avaliação externa (destacando, à época, o *Professional Standard Review Organization* e a *Joint Commission on the Accreditation of Hospitals*); e, na avaliação dos resultados, apontava o número de doentes tratados, a avaliação dos actos cirúrgicos, a taxa de mortalidade, as infecções hospitalares, as consequências de actuações erradas, os custos unitários, e as horas de trabalho por doente e por dia. Não deixava o autor de lembrar que a avaliação devia situar-se no campo médico e no campo não médico e de confessar a impossibilidade de uma análise global "metodologicamente preferível, mas inatingível no imediato" (Reis, 1977).

Também Dias Alves se propôs identificar as principais variáveis que qualificam a *performance* dos hospitais portugueses, com vista à definição de uma grelha de avaliação. Utilizando técnicas de consenso – técnicas de grupo nominal e Delphi – identificou 10 variáveis principais e propôs a sua ponderação relativa (Alves, 1994):

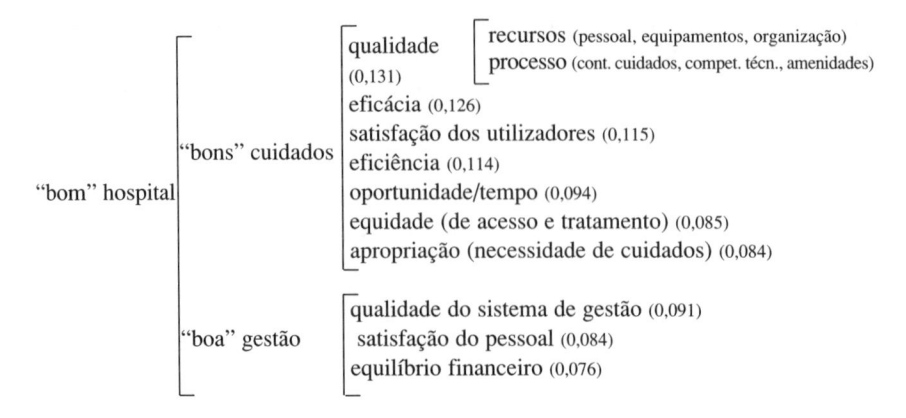

"bom" hospital
- "bons" cuidados
  - qualidade (0,131)
    - recursos (pessoal, equipamentos, organização)
    - processo (cont. cuidados, compet. técn., amenidades)
  - eficácia (0,126)
  - satisfação dos utilizadores (0,115)
  - eficiência (0,114)
  - oportunidade/tempo (0,094)
  - equidade (de acesso e tratamento) (0,085)
  - apropriação (necessidade de cuidados) (0,084)
- "boa" gestão
  - qualidade do sistema de gestão (0,091)
  - satisfação do pessoal (0,084)
  - equilíbrio financeiro (0,076)

ramente os hospitais que apresentassem uma boa *performance*, considerou quatro dimensões:

a) o índice de utilização da capacidade instalada, com vista a maximizar a produtividade (o peso utilizado foi de 20%);
b) o grau de cumprimento da produção contratualizada, que tinha como finalidade premiar os hospitais que realizaram a produção contratualizada e penalizar aqueles que não atingiram graus de cumprimento superiores a 85% (o peso utilizado foi de 40%);
c) a variação da produção em relação ao período homólogo anterior, pretendendo-se recompensar os hospitais que aumentaram os seus níveis de produção (o peso utilizado foi de 30%);
d) a satisfação das necessidades em saúde, que tinha como objectivo premiar os hospitais que apresentaram tempos de espera cirúrgicos clinicamente aceitáveis e os que tivessem aderido ao Programa para a Promoção do Acesso para combater as suas listas de espera (o peso utilizado foi de 10%) (Agência de Contratualização dos Serviços de Saúde do Centro, 2000).

Os Protocolos de Revisão da Utilização (PRU) constituíram, também, um importante instrumento de avaliação da forma como os recursos eram utilizados nos hospitais, através da utilização de critérios que atestavam a justificação, ou não, de admissões e de dias de internamento, bem como as causas decorrentes das situações de inapropriação[340]. A revisão de utilização constitui, portanto, uma técnica destinada a conhecer e medir a efectividade da afectação de recursos a doentes internados, podendo a sua aplicação ser prospectiva, realizada durante a estadia do doente, ou retrospectiva.

Os PRU resultaram da aplicação em Portugal do *Appropprieatness Evaluation Protocol*, desenvolvido, a partir de 1975, na Universidade de Boston, nos EUA. A sua adaptação em Portugal foi realizada em 1984 e, depois de uma fasc-piloto que decorreu em quatro hospitais, foi o projecto alargado a mais de três dezenas[341], mas foi, depois, inexplicavelmente abandonado como processo de avaliação dos hospitais do SNS.

---

[340] Também o sistema de GDH, utilizado desde o final da década de oitenta, contribuiu para a avaliação dos problemas da qualidade nos hospitais de agudos do SNS e para a melhoria da sua eficiência, conforme se referiu no capítulo 3.

[341] Até Abril de 1988, tinham recebido formação como "revisores" 122 médicos (Bentes, 1988).

Os resultados de um estudo realizado com doentes saídos de 13 hospitais públicos, em 1986, permitiram concluir que as percentagens médias de admissões e de dias de internamento inapropriados eram muito elevadas – 24% e 49,3%, respectivamente. As causas de inapropriação situavam-se no interior do hospital ou decorriam da ausência de resposta de entidades extra-hospitalares. Assim, as duas principais causas de admissões inapropriadas residiam no facto do doente necessitar apenas de cuidados ambulatórios e no carácter prematuro da admissão. As quatro principais causas de dias de internamento inapropriados estavam ligadas ao funcionamento do Bloco Operatório, aos exames complementares de diagnóstico e terapêutica, ao comportamento conservador do médico ou do serviço e à falta de instituição alternativa ao hospital (Bentes, 1988).

No final da década de noventa chegou a ser anunciada a intenção da criação da Comissão Nacional de Acreditação, integrada no Sistema de Qualidade na Saúde, que seria o órgão responsável pela coordenação e gestão do programa de acreditação das unidades de saúde e da certificação dos sistemas de qualidade[342]. Havia, então, a convicção de que a classificação dos doentes em GDH, complementada com um sistema de classificação de doentes em Grupos de Diagnósticos Homogéneos do Ambulatório, em fase de estudo em diversos hospitais, e a elaboração de tabelas de ponderação de meios complementares de diagnóstico e terapêutica e de

---

[342] A avaliação de instituições de ensino superior havia já sido aprovada pela Lei n.º 38/94, com enfoque no seu desempenho científico, pedagógico e cultural, integrando um processo de auto-avaliação e um processo de avaliação externa. A avaliação incide apenas sobre os cursos graduados e centra-se nos processos, nos resultados e no aconselhamento. "O carácter de aconselhamento do dispositivo de avaliação pode ser inferido das consequências previstas na Lei para o caso de resultados negativos: antes da tomada de medidas com carácter de sanção (suspensão de cursos e redução de financiamentos públicos, quando as recomendações não forem aplicadas, sem justificação aceite), por obtenção de resultados negativos sucessivos, prevê-se um apoio institucional do ME [...]. No que respeita à avaliação da investigação, existe um sistema próprio, com dispositivos semelhantes aos do sistema anterior (auto-avaliação, equipas de avaliação externa com investigadores nacionais e internacionais) [...]. Os resultados desta avaliação produzem consequências imediatas nos montantes de financiamento concedidos às Unidades de Investigação, de acordo com a posição que conseguem alcançar numa escala qualitativa com cinco categorias (Fraco a Excelente) (Santiago, Leite, Leite e Sarrico, 2002). A presença do Estado-avaliador é mais apertada no ensino básico e secundário, através da avaliação externa (de que são exemplo os exames nacionais), valorizando resultados e, em regra, não considerando o contexto e os processos (Afonso, 2002).

intervenções cirúrgicas, poderiam constituir importantes instrumentos no planeamento, no controlo e na avaliação da gestão, se complementadas com processos de avaliação interna e externa das instituições e dos serviços (Ministério da Saúde, 1998a).

Inspirado no modelo da EFQM foi criado no final dos anos noventa, pelo Ministério da Saúde, o QualiGest, pensado para diversas organizações de saúde – hospitais e centros de saúde – que contemplava nove áreas de critérios e que permitiria estabelecer um primeiro diagnóstico do desempenho das organizações, evidenciar os pontos fortes e alertar para as disfunções que deveriam ser corrigidas; porém, este projecto não teve seguimento. Ao contrário, o MoniQuOr tem, desde 1998, apresentado resultados da avaliação da qualidade organizacional dos centros de saúde, combinando a auto-avaliação com a avaliação externa. Trata-se de um instrumento constituído por 163 critérios de qualidade organizacional que abrange seis áreas: organização e gestão; direitos dos cidadãos; promoção da saúde; prestação de cuidados de saúde; educação contínua e desenvolvimento da qualidade; e instalações e equipamentos.

Em 1998 a ARSLVT encarregou o INA de realizar um estudo de avaliação comparada do Hospital Garcia de Orta, que entrara em funcionamento em 1991, e do Hospital Fernando da Fonseca, que, desde o início de 1996, era gerido por uma entidade privada. Os objectivos do trabalho consistiram em avaliar cada um dos hospitais, o primeiro com um modelo de gestão pública tradicional e o segundo com um modelo de gestão privada, identificando potencialidades e constrangimentos, passíveis de serem consideradas em outros hospitais do SNS.

A metodologia assentou em três grandes áreas de estudo ou dimensões: numa primeira dimensão foi analisado o contexto e a estratégia, compreendendo os seguintes aspectos: a população e a sua dinâmica[343], os factores condicionantes da saúde[344], a cobertura hospitalar[345], o interface

---

[343] Com destaque para o estudo do espaço geográfico e administrativo e das taxas de natalidade, fecundidade e mortalidade geral.

[344] Foram analisados os seguintes factores: educação, emprego, segurança social, rendimento e nível de vida, ambiente, habitação, acessibilidade a equipamentos e serviços, e situação de saúde.

[345] Contemplando a oferta de serviços, os meios complementares de diagnóstico e terapêutica adquiridos e vendidos pelos hospitais, a frequência hospitalar e a resolutividade.

dos hospitais com a comunidade[346], e a missão ou contrato[347]. Numa segunda dimensão foi analisada a gestão de recursos, com enfoque nas pessoas[348], nas finanças[349] e no sistema de informação. Numa terceira dimensão foi analisada a actividade, com destaque para o internamento, consulta externa, urgência, hospitais de dia e bloco operatório, e a qualidade[350]. Finalmente, as recomendações incluem aspectos relativos ao contrato com o Hospital Fernando da Fonseca, ao financiamento do Hospital Garcia de Orta e ao próprio desenvolvimento do sistema hospitalar, em geral.

Tratou-se de um trabalho pioneiro, com uma metodologia considerada pelos autores como de "tipo *step by step* [...], em contraponto à "importação/criação" de modelos que, embora eventualmente possam ser promissores não deixam de polarizar controvérsia e revelar insuficiências face à especificidade e complexidade do tema em análise" (Instituto Nacional de Administração, 1999c). Efectivamente um dos aspectos positivos deste importante estudo, muito pouco debatido pela investigação, consistiu na aceitação dos resultados pelos próprios avaliados.

O desempenho clínico e, mais concretamente, a qualidade dos cuidados médicos ficou praticamente ausente desta avaliação: o *audit* mé-

---

[346] Inclui a resposta dos hospitais às necessidades de cuidados da população, a prestação de cuidados nas doenças que provocam maior mortalidade, a prestação de cuidados à população nas doenças que não são habitualmente causa de morte, a articulação dos hospitais com os centros de saúde, a articulação dos hospitais com os de nível superior, os cuidados a convalescentes e doentes de evolução prolongada e a articulação dos hospitais com os cuidados de saúde primários.

[347] Com tradução nas propriedades jurídicas e económicas dos sistemas contratuais dos dois hospitais e na produção contratada e realizada.

[348] Inclui os efectivos – grupos profissionais, trabalhadores estrangeiros, trabalhadores deficientes, sexo e idade, habilitações, antiguidade, relação jurídica, absentismo, motivos de saída e processos disciplinares –, a capacidade disponível e os custos com pessoal, a produtividade das pessoas, a política de formação e a gestão das pessoas.

[349] Incluindo os modelos de financiamento pelo Estado dos dois Hospitais, os custos do internamento, da consulta externa, da urgência e dos hospitais de dia e a aquisição de bens e serviços.

[350] Consideraram-se as diversas iniciativas na área da qualidade: o controlo da infecção hospitalar, a prestação de cuidados de saúde – comparação das demoras médias, as readmissões, os partos e as complicações relacionadas com a gravidez, as complicações cirúrgicas, a mortalidade –, uma sondagem à população da área de influência dos dois Hospitais, um inquérito aos líderes da comunidade, um inquérito aos funcionários dos dois Hospitais e um inquérito aos utentes.

dico, ou a revisão inter-pares, ou a revisão de cuidados médicos exige, porém, a participação empenhada e voluntária dos médicos, o que raramente acontece. "A profissão médica tem uma reacção de rejeição [...] à ideia de qualidade dos cuidados médicos e muito mais emotiva à ideia de uma avaliação dessa qualidade. O corpo médico tem aversão a qualquer tipo de avaliação, porque significa intromissão (de leigos), comparação, ameaça à liberdade clínica" (Silva, 1986).

Em 2001, o Ministério da Saúde solicitou ao INA a realização de um estudo de avaliação de três unidades de saúde integradas no SNS: a Unidade Local de Saúde de Matosinhos, o Hospital de São Sebastião, em Santa Maria da Feira e o Hospital Fernando da Fonseca, na Amadora.

Este "Projecto de Avaliação de Unidades de Saúde", concluído em Abril de 2002, compreendeu a realização de quatro estudos: uma avaliação de cada uma das unidades e uma avaliação comparada das três unidades de saúde. Os estudos pretenderam, através da análise do modelo de gestão de cada instituição, identificar os constrangimentos e as potencialidades passíveis de poderem vir a ser replicadas noutros hospitais do SNS.

8. A aplicação a hospitais de um modelo de avaliação do desempenho

No âmbito da dissertação apresentada pelo autor, em 2003, na Universidade de Aveiro, foi questionado o modelo tradicional de hospital público existente até 2002, no que respeita aos atributos de economia, eficácia, eficiência, equidade e qualidade e testada a hipótese de saber se os modelos inovadores de gestão poderiam melhorar o desempenho dos hospitais em alguns ou em todos aqueles atributos.

O modelo escolhido para a avaliação do desempenho destes hospitais resulta do desenvolvimento e aperfeiçoamento do modelo utilizado no referido "Projecto de Avaliação de Unidades de Saúde", pretendendo encontrar-se uma síntese virtuosa da aprendizagem retirada da doutrina e da experimentação e, em simultâneo, não esquecer nenhum factor relevante que determine ou influencie o desempenho dos hospitais.

Por isso se consideraram três áreas centrais de análise – o contexto, os processos e os resultados -, quando a maioria dos modelos estudados se limita a tratar apenas os processos e os resultados.

As limitações do modelo não podem ser esquecidas. Por um lado excluíram-se alguns indicadores por falta de informação disponível, nomeadamente o desempenho clínico e, mais concretamente, a qualidade dos cuidados médicos; a negligência médica; as intervenções cirúrgicas canceladas; e as complicações cirúrgicas.

Por outro lado, não abundam, na literatura nacional e internacional, reflexões sobre os indicadores que devem integrar um modelo de avaliação do desempenho dos hospitais e a forma de ponderação de factores tão diversos.

Consideram-se, pois, no estudo, três áreas centrais de análise – o contexto, os processos e os resultados –, com as respectivas componentes, que agora se explicitam:

Contexto
- Ambiente sócio-económico
- Morbilidade e mortalidade
- Mercado da saúde

Processos
- Recursos humanos
- Instalações e equipamentos
- Programas para a qualidade

Resultados
- Economia
- Eficácia
- Eficiência
- Equidade
- Qualidade

Optou-se por considerar na área dos resultados indicadores que poderiam estar igualmente integrados na área dos processos: é o caso das despesas com pessoal estudadas na componente de Economia; do *case-mix* estudado na Eficácia; da estratégia de compras estudada na Eficiência; da programação do internamento e dos programas de controlo da infecção hospitalar estudados na Qualidade. O objectivo de tratar com homogeneidade os assuntos e de evitar a sua dispersão por duas diferentes áreas de estudo aconselhou, pois, esta solução metodológica.

Apresenta-se, de seguida, cada uma destas componentes.

O ambiente sócio-económico engloba a caracterização da envolvente externa relativa à população da área de influência de cada um dos hospitais, utilizando-se para o efeito um conjunto de indicadores demográficos, sociais e económicos. Pretende-se, assim, analisar a evolução de diferentes indicadores e as eventuais repercussões na oferta e na procura de cuidados de saúde, na utilização dos serviços oferecidos pelas instituições em estudo e no estado de saúde das populações.

A análise da morbilidade e mortalidade inclui os dados relativos à morbilidade e mortalidade nos concelhos abrangidos pelas três unidades, que contribuem para a caracterização epidemiológica das populações, para o conhecimento das principais causas geradoras de procura de cuidados e de satisfação das necessidades de saúde e, ainda, de avaliação do contexto económico e social das regiões.

O mercado da saúde compreende a caracterização da oferta, da procura e da utilização de serviços de saúde da área de influência de cada um dos hospitais, de forma a se conhecer o perfil de cada uma das áreas, incluindo o tipo de agentes envolvidos, a sua capacidade para oferecer os bens e serviços localmente necessários, a caracterização e os graus de diversificação e de especialização dos meios e dos equipamentos instalados nas regiões estudadas. A análise das despesas em saúde permite avaliar o esforço financeiro com a aquisição de cuidados e bens de saúde, sejam eles pagos directamente pelos utilizadores, ou financiados pelo SNS, ou por sub-sistemas.

A análise dos recursos humanos engloba a forma como cada um dos hospitais estudados dá concretização ao potencial das pessoas que neles trabalham. Inclui, ainda, a afectação e distribuição dos profissionais de saúde e a cobertura dos serviços de urgência.

Em relação às instalações e equipamentos pretende conhecer-se o perfil do hospital quanto ao grau de modernização das instalações e dos equipamentos, à gestão do património e dos planos de manutenção, à gestão do risco, à participação dos profissionais na definição de requisitos técnicos e de critérios de adjudicação e às acções desenvolvidas para adquirir a melhor qualidade ao menor custo.

A análise dos programas para a qualidade pretende conhecer os projectos e os resultados da organização no caminho da melhoria contínua da qualidade. A abordagem desenvolve-se em duas áreas: nos meios para a qualidade identifica-se o conjunto de órgãos de consulta, cujas actividades se integram num conceito vasto de qualidade e nos programas de acreditação identificam-se os projectos em desenvolvimento em cada um dos hospitais.

Em relação aos resultados, foram seleccionados 40 factores (ou indicadores) distribuídos pelas cinco categorias em estudo – economia, eficácia, eficiência, equidade e qualidade – que permitirão a comparação do desempenho dos três hospitais.

Estes factores utilizam, porém, sistemas ou unidades de medida muito diversos (percentagens, contos, vantagens, índices, etc.), que dificultam ou impossibilitam uma avaliação global pelo que se utilizou um modelo multi-atributivo e um painel de peritos para permitir um consenso sobre a importância relativa dos factores e sobre a utilidade[351] relativa dos descritores de cada um dos factores.

O modelo baseia-se no *multi-atribute utility model* (MAU) frequentemente utilizado como instrumento de decisão para avaliar a probabilidade de sucesso da implementação de iniciativas de mudança, mas também na pesquisa em ciências sociais (Gustafson, Cats-Baril e Alemi, 1989).

Este modelo exige dois tipos de estimativa. A primeira corresponde à importância relativa dos factores e a segunda à ponderação da utilidade dos diferentes níveis de cada factor.

Para este efeito a equipa de especialistas começou por atribuir ponderações a cada uma das cinco categorias ou famílias de factores.

Num segundo momento, os peritos escalonaram, em sucessivas operações de consensualização, os 40 factores do modelo, de forma a traduzir a sua importância relativa na explicação dos resultados do desempenho dos hospitais.

Num terceiro momento foi solicitado aos peritos que atribuíssem, por estimação directa, a utilidade relativa de cada factor, correspondendo o melhor valor possível ou desejável a um *score* de 100 e 0 ao pior possível ou admitido. Este processo permite, portanto, comparar factores com diversas unidades de medida e utiliza quer juízos subjectivos, quer medidas descritivas ou qualitativas. Em alguns casos foi possível utilizar pontos de referência, nomeadamente valores médios dos hospitais

---

[351] O conceito de utilidade que se utiliza corresponde à medida de avaliação de um determinado valor, relativo a cada um dos factores considerados.

distritais; porém, em relação à maioria dos indicadores estudados, não se encontram disponíveis resultados nacionais. Finalmente, aos peritos foi vedada, neste processo, a identificação dos três hospitais em estudo[352].

Os resultados obtidos constam dos quadros 65 e 66 e permitem a comparação e a classificação dos hospitais por factor, por categoria (ou família de factores) e por *score* global.

O quadro 65 mostra as ponderações encontradas para as cinco categorias e para cada um dos factores dentro de cada uma das categorias.

O painel de peritos atribuiu a mais elevada ponderação, com iguais valores, à eficiência e à qualidade (0,3); depois à eficácia e à equidade foi conferido também igual valor (0,15); finalmente, à economia foi conferida a mais baixa importância relativa (0,1).

QUADRO 65
Índices de ponderação

	Categoria	Factor
Economia	0,1	
1. Despesas com pessoal no total das despesas		0,025
2. Encargos unitários com salários, com médicos		0,020
3. Encargos unitários com salários, com enfermeiros		0,020
4. Encargos unitários com trabalho extraordinário, com médicos		0,035
Eficácia	0,15	
5. Índice de *case-mix*		0,030
6. Primeiras consultas		0,030
7. Resolutividade		0,030
8. Transferência para outras unidades		0,015
9. Desvio entre a produção realizada e a contratada no internamento		0,030
10. Desvio entre a produção realizada e a contratada na consulta externa		0,015
11. Desvio entre a produção realizada e a contratada na urgência		0

---

[352] Neste livro pretende-se descrever o modelo de avaliação do desempenho utilizado e não discutir os resultados da sua aplicação, pelo que se manterá a não identificação dos hospitais estudados.

Eficiência	0,3	
12. Demora média		0,060
13. Taxa de ocupação		0,015
14. N.º de doentes saídos por cama		0,030
15. N.º de doentes saídos por médico ETC		0,030
16. N.º de doentes saídos por enfermeiro ETC		0,015
17. N.º de consultas externas por médico ETC/dia útil		0,015
18. N.º de urgências por médico ETC/dia útil		0,015
19. Custo unitário do internamento		0,030
20. Custo unitário da consulta externa		0,030
21. Custo unitário da urgência		0,030
22. Vantagem relativa no preço de material clínico		0,015
23. Vantagem relativa no preço de produtos farmacêuticos		0,015
Equidade	0,15	
24. N.º residentes/ n.º de doentes saídos do internamento		0,0075
25. N.º de residentes/ n.º de consultas externas		0,0225
26. N.º de residentes/ n.º de urgências		0,0075
27. Número de doentes em espera/número de residentes		0,030
28. N.º de dias de espera para cirurgia geral		0,0375
29. N.º de doentes em espera para consulta de cirurgia geral		0,045
Qualidade	0,3	
30. Programação do internamento		0,045
31. Cumprimento dos critérios do programa de controlo da infecção hospitalar		0,030
32. Readmissões não programadas		0,030
33. Cesarianas		0,015
34. Avaliação do internamento pelos utilizadores em relação à qualidade		0,030
35. Doentes do internamento que claramente recomendariam o Hospital		0,030
36. Avaliação pelos utilizadores da observação médica cuidadosa na urgência		0,030
37. Doentes da urgência que recomendariam o serviço de urgência		0,015
38. Satisfação dos profissionais com o Hospital como local de trabalho		0,015
39. Satisfação dos profissionais com o Hospital na prestação de cuidados		0,030
40. Profissionais que escolheriam de novo o Hospital		0,030

O quadro 66 mostra os resultados da atribuição, pelo painel de peritos, das utilidades relativas de cada factor, correspondendo o melhor valor possível ou desejável a um *score* de 100 e 0 ao pior possível ou admitido.

QUADRO 66
Cálculo das utilidades de cada um dos valores

Economia

Indicadores	Hospital A		Hospital B		Hospital C	
	valor	utilidade	valor	utilidade	valor	utilidade
1. Despesas com pessoal no total das despesas (%, no ano 2000)[353]	55,9	70	47,4	80	40,2	50
2. Encargos unitários com salários, com médicos (em contos, ano 2000)	6 800	80	6 829	80	6 470	85
3. Encargos unitários com salários, com enfermeiros (em contos, ano 2000)	3 183	75	2 780	90	2 904	85
4. Encargos unitários com trabalho extraordinário, com médicos (em contos, ano 2000)	3 422	30	2 767	40	1 836	60

---

[353] Valor médio dos hospitais distritais: 57,7%.

Eficácia

Indicadores	Hospital A		Hospital B		Hospital C	
	valor	utilidade	valor	utilidade	valor	utilidade
5. Índice de *case--mix*, em 2000	0,82	80	0,80	80	0,88	85
6. 1ªs consultas (% em relação ao total de consultas, em 2001)	29,5	70	39,4	90	32,7	80
7. Resolutividade (% de cobertura da população da sua área de influência, em 2001)	63,3	60	75,1	85	69,2	70
8. Transferência para outras unidades (%, em 2001)	1,8	80	3,1	50	3,2	50
9. Desvio entre a produção realizada e a contratada, no internamento (%, no ano 2000)	-4,7	80	-11,3	40	-15	20
10. Desvio entre a produção realizada e a contratada, na consulta externa (%, no ano 2000)	- 0,2	90	-16,8	30	+ 5	100
11. Desvio entre a produção realizada e a contratada, na urgência (%, no ano 2000)	- 5,4	-	- 0,2	-	- 6,3	-

Eficiência

Indicadores	Hospital A		Hospital B		Hospital C	
	valor	utilidade	valor	utilidade	valor	utilidade
12. Demora média, no ano 2000[354]	7,3	50	4,5	100	6,5	75
13. Taxa de ocupação, no ano 2000[355]	79,7	70	68,0	60	77,5	75
14. N.º de doentes saídos por cama, no ano 2000[356]	38,9	70	55,7	95	43,4	80
15. N.º de doentes saídos por médico ETC, no ano 2000	293,3	75	297,2	75	282,1	70
16. N.º de doentes saídos por enfermeiro ETC, no ano 2000	140,1	80	101,6	60	55,9	30
17. N.º de consultas externaspor médicoETC/dia útil, no ano 2000	15,1	60	22,8	80	23,4	80
18. N.º de urgências por médico ETC/dia útil, no ano 2000	3,5	50	6,6	80	6,1	80

(Continua)

---

[354] Valor médio dos hospitais distritais: 6,9 dias.
[355] Valor médio dos hospitais distritais: 73,7%.
[356] Valor médio dos hospitais distritais: 39 doentes.

(Continuação)

19. Custo unitário do internamento (em contos, em 1999)[357]	331	50	289	70	297	70
20. Custo unitário da consulta externa (em contos, em 1999)[358]	10	70	13	60	11	65
21. Custo unitário da urgência (em contos, em 1999)[359]	18	40	8	100	21	30
22. Vantagem relativa no preço de material clínico (em dez produtos, em 2001)	4	60	5	70	1	30
23. Vantagem de produtos farmacêuticos (em sete produtos, em 2001)	0	0	6	90	1	30

---

[357] Valor médio dos hospitais distritais: 306 contos.
[358] Valor médio dos hospitais distritais: 11 contos.
[359] Valor médio dos hospitais distritais: 15 contos.

Equidade

Indicadores	Hospital A		Hospital B		Hospital C	
	valor	utilidade	valor	utilidade	valor	utilidade
24. N.º residentes/n.º de doentes saídos do internamento, no ano 2000	16,68	70	19,29	50	19,68	50
25. N.º de residentes/n.º de consultas externas,no ano 2000	3,74	40	2,35	80	3,26	60
26. N.º de residentes/ n.º de urgências, no ano de 2000	2,55	50	1,65	80	2,39	60
27. N.º de doentes em espera/n.º de residentes(%, em 31-12-2001)	2,1	35	0,8	60	1,1	50
28. N.º de dias de espera para cirurgia geral,em 31-12-2001	919	0	92	90	153	70
29. N.º de doentes em espera para consulta de cirurgia geral, em 31-12-2001	374	50	869	40	0	100

Qualidade

Indicadores	Hospital A		Hospital B		Hospital C	
	valor	utilidade	valor	utilidade	valor	utilidade
30. Programação do internamento[360] (% em 2001)	9,9	20	32	60	24	50
31. Cumprimento dos critérios do prog. de controlo da inf. hosp. (%, no ano de 2001)	84,2	85	60,5	60	89,4	90
32. Readmissões não programadas (%, em 2000)	4,5	70	4,5	70	11,7	30
33. Cesarianas (%, em 2001)	25,7	50	28,3	40	23,8	60
34. Avaliação positiva do internamento pelos utilizadores em relação à qualidade (%, em 2001/2)	60,8	60	60,5	60	54,8	55
35. Doentes do intern. que claramente recomendariam o Hosp. (%, em 2001/2)	73,6	80	70,5	75	56	60

(Continua)

[360] Valor médio dos hospitais distritais: 29,1%.

(Continuação)

36. Avaliação pelos utilizadores da observ. médica cuidadosa na urgência (%, em 2001/2)	71,3	70	72,5	70	54,1	50
37. Doentes da urgência que recomendariam o serviço de urgência (%, em 2001/2)	92,3	90	86,1	80	56,2	50
38. Satisfação dos profissionais com o Hosp. como local de trabalho (%, em 2001/2)	40,2	50	44,4	55	45,8	55
39. Satisfação dos prof. com o Hosp. na prestação de cuidados (%, em 2001/2)	41	40	49	50	44,5	45
40. Profissionais que escolheriam de novo o Hosp. (%, em 2001/2)	83,9	75	79,9	70	83,4	75

Os quadros 67, 68 e 69 retratam os resultados, não dos valores reais dos indicadores considerados, mas sim os *scores* obtidos após a sua transformação em utilidades e a sua ponderação.

Quadro 67
Resultados por factores

Economia

	Hospital A	Hospital B	Hospital C
1. Despesas com pessoal no total das despesas	1,75	2	1,25
2. Encargos unitários com salários, com médicos	1,6	1,6	1,7
3. Encargos unitários com salários, com enfermeiros	1,5	1,8	1,7
4. Encargos unitários com trabalho extraordinário, com médicos	1,05	1,4	2,1
Total	5,9	6,8	6,75

Eficácia

	Hospital A	Hospital B	Hospital C
5. Índice de *case-mix*	2,4	2,4	2,55
6. Primeiras consultas	2,1	2,7	2,4
7. Resolutividade	1,8	2,55	2,1
8. Transferência para outras unidades	1,2	0,75	0,75
9. Desvio entre a produção realizada e a contratada, no internamento	2,4	1,2	0,6
10. Desvio entre a produção realizada e a contratada, na consulta externa	1,35	0,45	1,5
11. Desvio entre a produção realizada e a contratada, na urgência	0	0	0
Total	11,25	10,05	9,90

Eficiência

	Hospital A	Hospital B	Hospital C
12. Demora média	3	6	4,5
13. Taxa de ocupação	1,05	0,9	1,13
14. N.º de doentes saídos por cama	2,1	2,85	2,4
15. N.º de doentes saídos por médico ETC	2,25	2,25	2,1
16. N.º de doentes saídos por enfermeiro ETC	1,2	0,9	0,45
17. N.º de consultas externas por médico ETC/dia útil	0,9	1,2	1,2
18. N.º de urgências por médico ETC/dia útil	0,75	1,2	1,2
19. Custo unitário do internamento	1,5	2,1	2,1
20. Custo unitário da consulta externa	2,1	1,8	1,95
21. Custo unitário da urgência	1,2	3	0,9
22. Vantagem relativa no preço de material clínico	0,9	1,05	0,45
23. Vantagem relativa no preço de produtos farmacêuticos	0	1,35	0,45
Total	**16,95**	**24,6**	**18,83**

Equidade

	Hospital A	Hospital B	Hospital C
24. N.º residentes/ n.º de doentes saídos do internamento	0,53	0,38	0,38
25. N.º de residentes/ n.º de consultas externas	0,9	1,8	1,35
26. N.º de residentes/ n.º de urgências	0,38	0,6	0,45
27. Número de doentes em espera/número de residentes	1,05	1,8	1,5
28. N.º de dias de espera para cirurgia geral	0	3,38	2,63
29. N.º de doentes em espera para consulta de cirurgia geral	2,25	1,8	4,5
Total	**5,1**	**9,75**	**10,8**

Qualidade

	Hospital A	Hospital B	Hospital C
30. Programação do internamento	0,9	2,7	2,25
31. Cumprimento dos critérios do programa de controlo da infecção hospitalar	2,55	1,8	2,7
32. Readmissões não programadas	2,1	2,1	0,9
33. Cesarianas	0,75	0,6	0,9
34. Avaliação do internamento pelos utilizadores em relação à qualidade	1,8	1,8	1,65
35. Doentes do internamento que claramente recomendariam o Hospital	2,4	2,25	1,8
36. Avaliação pelos utilizadores da observação médica cuidadosa na urgência	2,1	2,1	1,5
37. Doentes da urgência que recomendariam o serviço de urgência	1,35	1,2	0,75
38. Satisfação dos profissionais com o Hospital como local de trabalho	0,75	0,83	0,83
39. Satisfação dos profissionais com o Hospital na prestação de cuidados	1,2	1,5	1,35
40. Profissionais que escolheriam de novo o Hospital	2,25	2,1	2,25
Total	**18,15**	**18,98**	**16,88**

O quadro 68 apresenta um resumo dos resultados por categorias, ou famílias de factores, e o quadro 69 fornece-nos o resultado global.

Quadro 68
Resultados por categorias

	Hospital A	Hospital B	Hospital C
Economia	5,9	**6,8**	6,75
Eficácia	**11,25**	10,05	9,9
Eficiência	16,95	**24,6**	18,83
Equidade	5,1	9,75	**10,8**
Qualidade	18,15	**18,98**	16,88

Quadro 69
Resultado global

	Hospital A	Hospital B	Hospital C
Total global	57,35	70,18	63,15

9. Resumo dos modelos de avaliação

Apesar da dificuldade em inserir os modelos estudados num esquema que prevê três grandes áreas – contexto e estrutura, processos e resultados – não deixa de se apresentar a comparação de dez distintos modelos.

A análise do quadro 70 permite concluir:

- A variação significativa dos indicadores utilizados nos diversos modelos;

QUADRO 70
Modelos de avaliação do desempenho de organizações

	EFQM (Europa)	CAF (Europa)	BSC (utilizado nos hospitais)	PAF (GB)	HCIA-Sachs (EUA) (apenas hospitais)	IHQ (EUA) (apenas hospitais)	CHI (GB) (apenas hospitais)	INA 1999 (apenas hospitais)	INA 2002 (apenas hospitais)	Modelo utilizado nesta investigação (apenas hospitais)
CONTEXTO E ESTRUTURA						. Camas hospitalares . Rácio médicos, internos e enfermeiros/cama . N.º de doentes tratados/cama . Participação no Conselho de Ensino . N.º de intervenções cirúrgicas/cama . Índice tecnológico . Existência de certos serviços . Planeamento de altas		. População . Factores condicionantes da saúde . Cobertura hospitalar . Interface hospitais/comunidade . Missão ou contrato	. Ambiente sócio-económico . Morbilidade e mortalidade . Mercado da saúde . Acessibilidade e utilização . Despesas com a saúde . Estatuto, modelo e estrutura	. Ambiente sócio-económico . Morbilidade e mortalidade . Mercado da saúde
PROCESSOS	. Liderança . Pessoas . Política e estratégia . Parcerias e recursos . Processos	. Liderança . Política e estratégia . Gestão de recursos humanos . Parcerias externas e recursos internos . Processo e gestão da mudança		. Acesso aos cuidados . Prestação efectiva dos cuidados apropriados		. Opinião dos médicos	. Situação financeira . Qualidade da informação	. Pessoas . Finanças . Sistema de informação	. Liderança, política e estratégia . Recursos humanos . Outros recursos . Processos	. Recursos humanos . Instalações e equipamentos . Programas para a qualidade
RESULTADOS	. Desempenho do pessoal . Satisfação dos clientes . Satisfação da sociedade em geral . Resultados chave do desempenho	. Resultados para os clientes/cidadãos . Resultados para o pessoal da organização . Impacto na sociedade . Resultados chave do desempenho	. Desempenho financeiro . Satisfação dos utilizadores . Utilização dos recursos clínicos . Integração do sistema e capacidade de mudança	. Avaliação pelos doentes . Resultados dos cuidados de saúde . Ganhos em saúde . Eficiência	. Mortalidade . Complicações . Demora média . Gasto por doente tratado . Lucro e receitas . Produtividade	. Taxa de mortalidade ajustada	. Listas de espera . Int. cirúrgicas canceladas . Negligência médica . Taxas de readmissão . Mortalidade . Sat. doentes e pessoal	Actividade referente a: . internamento . consulta externa . urgência . hospitais de dia . bloco operatório Qualidade	. Satisfação dos utilizadores . Satisfação dos profissionais . Impacto na comunidade . Impacto na actividade e na eficiência . Determinantes e programas para a qualidade	Impacto na . economia . eficácia . eficiência . equidade . qualidade

- A ausência de indicadores de contexto e de estrutura na maioria dos modelos estudados;
- A continuidade metodológica nos dois modelos portugueses de avaliação do desempenho de hospitais.

10. Conclusão

Cedo as organizações de saúde sentiram a necessidade de avaliar o seu desempenho, apesar da dificuldade em clarificar os seus objectivos, de encontrar *standards* adequados e de se terem identificado consequências não desejadas na utilização de indicadores da avaliação do desempenho.

Os hospitais portugueses iniciaram na década de oitenta do século passado a aplicação de técnicas de avaliação da forma como os seus recursos eram utilizados, na sua maioria testadas nos EUA, e que constituíam, para a época, um processo inovador em toda a Europa. Na década de noventa, os programas de acreditação, de matriz britânica, desenvolveram-se de uma forma rápida e progressiva na rede hospitalar portuguesa, com a acreditação total a ser concedida, em primeiro lugar, a dois hospitais com modelos atípicos de gestão. A diversificação introduzida nesta década na tipologia de gestão de hospitais do SNS suscitou a realização de estudos de avaliação externa, com a finalidade de identificar as potencialidades e os constrangimentos dos diferentes modelos e testar a possibilidade de replicar os casos de sucesso a outros hospitais.

Deu-se destaque ao modelo escolhido para a avaliação do desempenho de hospitais, no âmbito da dissertação apresentada pelo autor na Universidade de Aveiro, no qual foi questionado o estatuto tradicional de hospital público no que respeita aos atributos de economia, eficácia, eficiência, equidade e qualidade e testada a hipótese de saber se os modelos inovadores de gestão poderiam melhorar o desempenho dos hospitais em alguns ou em todos aqueles atributos.

CAPÍTULO 6

Conclusões

1. Começou por se analisar a criação e a evolução dos sistemas de saúde nos países da OCDE, que resultam de duas distintas concepções de protecção social, mas assentando, ambas, na necessidade de criação de uma rede social destinada a responder às grandes necessidades da população e a atenuar fortes tensões na sociedade. Concluiu-se que os governos são confrontados com a necessidade de desenvolver políticas de contenção de gastos e afastam-se progressivamente do planeamento directo e da gestão, mas mantêm ou reforçam o papel de reguladores do sistema de saúde.

2. A análise da continuidade ideológica nas políticas de saúde e no estatuto do hospital público, em Portugal considerou três perspectivas já utilizadas na análise da política de saúde no Reino Unido referente aos anos oitenta e princípio da década de noventa do século passado: a transferência de políticas (*policy-transfer*), que identifica como e porquê os governos adoptaram progressivamente ideias alheias na formulação de novas políticas; a aprendizagem social (*social learning*), que analisa as razões que levaram os decisores políticos a ajustar os objectivos ou os instrumentos à experiência passada ou a novas informações; a dependência do percurso (*path dependency*), que teoriza sobre a impossibilidade de a política se libertar de padrões precedentes (Greener, 2002). Por razões de continuidade institucional e proximidade ideológica entre políticas dos partidos centrais no processo de democratização da sociedade portuguesa, longamente

analisadas nos segundo e terceiro capítulos, a dependência do percurso constituiu a perspectiva dominante na análise das políticas de saúde e da evolução do hospital público.

3. A história do sistema de saúde e das políticas de saúde em Portugal desde 1974 permitiu constatar que o País se aproximou das médias comunitárias em importantes indicadores de saúde mas que o SNS, ao longo do tempo, viu crescer os seus custos para além do que em cada ano económico estava inicialmente previsto e viu agravadas, ou mais bem conhecidas, as suas ineficiências e a falta de qualidade, traduzidas em longas listas de espera para cirurgias e consultas de algumas especialidades.

4. Quanto às políticas de saúde, a reforma de 1971 marcou as opções doutrinárias para as décadas seguintes, desde logo após 25 de Abril de 1974. A ausência de rupturas significativas depois da Revolução de 1974 deveu-se ao reforço, em 1971, da intervenção do Estado nas políticas de saúde, à orientação desse novo papel do Estado no sentido de conferir prioridade à promoção da saúde e à prevenção da doença, que constituíam aspectos inovadores naquele contexto político e que recolheriam o apoio das forças políticas e sociais vencedoras no 25 de Abril, e, ainda, à particularidade de muitos dos principais obreiros desta política terem mantido o desempenho de funções relevantes depois de 1974. O facto de estas soluções, surgidas em 1971, assentarem em pressupostos políticos e técnicos avançados para a sua época e distantes da prática política do regime autoritário anterior explica, em parte, a ausência de visível ruptura no desenvolvimento do sistema a seguir à Revolução de 1974. Esta linha de continuidade é mais visível nos cuidados de saúde primários, conceito que nasce, entre nós, efectivamente em 1971. A primeira geração de centros de saúde, criados a partir dessa data, tinha uma intervenção prioritariamente associada à prevenção, visto que a prestação de cuidados curativos era anteriormente assumida pelos postos clínicos dos Serviços Médico-Sociais. A análise da evolução dos principais indicadores de saúde materno-infantil e da incidência das doenças transmissíveis evitáveis pela vacinação permite concluir que esta primeira geração foi, para a sua época

e contexto, um sucesso notável (Branco e Ramos, 2001). No mesmo sentido Sakellarides afirma que "em Portugal, já a partir de 1971, com Gonçalves Ferreira, Arnaldo Sampaio e José Lopes Dias, o desenvolvimento pioneiro dos centros de saúde congregou, particularmente depois de Abril de 1974, considerável energia inovadora à escala do desenvolvimento do país" (Sakellarides, 2001), ou "muito do que foi debatido e adoptado, sete anos depois em Alma-Ata, já se encontrava contemplado no texto deste decreto-lei" (o Decreto-lei n.º 413/71) (Ministério da Saúde 1997).

5. O consenso foi conseguido, também, pela conjugação de resultados e de interesses. Resultados positivos na cobertura de cuidados às populações, na modernização e na qualidade dos meios; interesses dos fornecedores de bens e serviços mas, em especial, das profissões, que vieram a assumir um papel de crescente importância. Ao longo das últimas três décadas, as profissões, na sua relação com decisores políticos e técnicos, aproveitaram a debilidade destes no controlo e na autoridade, contribuindo para a manutenção de uma matriz legislativa que os beneficiava e para a dificuldade do sistema se orientar para soluções mais eficientes.

6. Porém, o SNS nunca esteve em risco de desaparecer para dar lugar a um sistema alternativo, baseado em seguro individual ou em seguro-doença, no âmbito de um regime de convenção. Houve, no seu percurso, alterações de princípios importantes mas não constitucionais. A Lei de Bases da Saúde de 1990 introduziu mudanças significativas, em especial a concepção ampla de sistema de saúde, integrando o SNS, entidades privadas e profissionais liberais, o entendimento dos cidadãos como primeiros responsáveis pela própria saúde e a redução do peso do Estado na prestação de actividades. O Estatuto do SNS de 1993 sublinhou a separação entre sistema de saúde e SNS e incentivou a intervenção do sector privado prestador de cuidados. Mas, progressivamente, os consensos foram-se construindo nos *fora* de economistas da saúde, gestores e políticos de saúde, no sentido da manutenção do SNS como mecanismo de protecção social na

saúde, carecido, porém, de reformas que o tornassem mais eficiente, mais equitativo e mais controlado nos gastos.

7. O sistema de saúde português, ao longo do período em análise, é, pois, marcado pela progressiva aceitação e dependência do percurso, nas suas linhas gerais, do modelo beveridgeano pelas forças políticas e sociais mais relevantes na sociedade portuguesa, num percurso sem significativas descontinuidades ideológicas, apesar da existência de naturais oscilações políticas de governos de diferentes partidos. Assistiu-se, aliás, a um curioso transvase ideológico: num primeiro momento (década de oitenta), os sectores mais à direita do espectro político acabaram por aceitar o modelo do SNS e, num segundo momento (década de noventa), os sectores mais à esquerda acabaram por aceitar modelos ou soluções de privatização, ainda que parcial, do mesmo SNS.

8. A dependência do percurso é ainda confirmada pelo comportamento da despesa pública em saúde, ainda que resultante, também, da evolução política, económica e financeira do país, que cresce em todos os períodos considerados, com excepção da primeira metade da década de oitenta. Assim, entre 1974 e 1980 o Estado aumenta a sua despesa de 2,5% para 3,6% do PIB, correspondendo à tradução financeira da inovadora e optimista afirmação política da responsabilidade do Estado na prestação e no financiamento dos cuidados de saúde; entre 1981 e 1986 o Estado diminui percentualmente os seus gastos de 3,8% para 3,5%, traduzindo o desinvestimento público anunciado; entre 1987 e 1996 os gastos públicos registam um crescimento de 3,3% para 5,5%. Esta tendência mantém-se até ao ano 2000, que regista um gasto público de 6,2% do PIB.

9. Outro aspecto ainda a referenciar na dependência do percurso é o da evolução do papel e do peso do Estado, do mercado e da sociedade no sistema de saúde. Ou seja, embora sem rupturas no desenho constitucional do sistema de saúde, foi diferente, ao longo das últimas três décadas, a importância relativa destes elementos clássicos da ordenação da vida social. Na verdade, o Estado apresenta-se, no sistema de saúde, como francamente

dominador na segunda metade da década de setenta, com uma especial tradução no artigo 64º da Constituição que consagra a obrigação do Estado "orientar a sua acção para a socialização da medicina e dos sectores médico-medicamentosos" e com a "oficialização" dos hospitais distritais e concelhios pertencentes às Misericórdias. Depois foi progressivamente enfraquecendo, com a indisponibilidade, em especial a partir do início da década de noventa, para correr riscos políticos decorrentes de tensões e de confrontações que estão associadas às reformas, em simultâneo com o crescimento do peso da sociedade civil, dos parceiros sociais, verdadeiros decisores políticos do sistema de saúde. A partir de 2001, os sinais vão no sentido de o mercado surgir com força crescente, em prejuízo dos parceiros sociais, remetendo-se o Estado para um papel progressivamente regulador.

10. O sistema estabilizou-se até 2002, num equilíbrio com uma elevada dependência do percurso, influenciado pelas políticas seguidas na Grã-Bretanha desde a criação do NHS em 1948 e a aprendizagem social foi-se desenvolvendo. Ela permitiu ajustar de uma forma limitada, ao longo de décadas, os objectivos e os instrumentos utilizados, à experiência e à modernidade exigidas pelo ambiente envolvente, com ganhos em saúde concretos e mensuráveis na incidência de problemas de saúde e na redução nas taxas de mortalidade: no final do século vinte Portugal consegue uma melhoria significativa em relação à mortalidade infantil e à mortalidade perinatal, aproximando-se da média comunitária.

11. A estrutura do hospital público resulta de vários conjuntos normativos, que têm origem na legislação de 1968 e que se prolongam, em relação a importantes princípios estruturantes, até ao ano de 2002, numa evidente linha de continuidade.
O aspecto mais relevante no modelo de estrutura hospitalar que se desenha a partir de 1968, e que atesta a modernidade do conjunto legislativo publicado nesse ano, é a aproximação a uma matriz empresarial, princípio que não deixou de ser reafirmado em diplomas posteriores: no Decreto-lei n.º 19/88, de 21 de Janeiro, na

Lei de Bases da Saúde aprovada pela Lei n.º 48/90, de 24 de Agosto e no Estatuto do SNS aprovado pelo Decreto-lei n.º 11/93, de 15 de Janeiro. Porém, a exemplo de outros conjuntos legislativos, e apesar de tentativas várias, nomeadamente em 1997 do Grupo de Trabalho sobre o Estatuto Jurídico do Hospital, este enunciado não teve continuidade em normas executivas, em aspectos nucleares como são a gestão financeira e a gestão de recursos humanos. Foi porém determinante no lançamento, com relativo sucesso, de três experiências de gestão empresarializada nos Hospitais de São Sebastião e do Barlavento Algarvio e na Unidade Local de Saúde de Matosinhos.

12. A história do hospital público português, desde 1968, faz-se através de um diagnóstico, progressivamente aceite, que não esconde a insatisfação da opinião pública e o olhar severo de investigadores perante matérias significativas referentes à economia, eficácia, eficiência, equidade e qualidade do seu desempenho. Palco de disputas de grupos profissionais, agravadas por conflitos de interesses, a liderança institucional nos hospitais foi-se libertando, com diversas oscilações, do poder médico, disputado, progressivamente, por enfermeiros e paramédicos e confrontado com o fortalecimento progressivo de uma cultura gestionária. As melhorias na eficácia e na qualidade dos cuidados prestados andaram a par de tentativas de modernização do sistema de financiamento e do ordenamento hospitalar; mas o tema principal do debate e da decisão política centrou-se nos modelos de gestão dos hospitais e no estatuto dos que neles trabalham.

13. O debate sobre as funções do Estado e sobre os modelos de administração do Estado influenciou a discussão do modelo e do regime jurídico do hospital público português. A desintervenção do Estado, nas suas diversas expressões, e a nova gestão pública foram provocando alterações progressivas nos modelos de hospitais do SNS. A empresarialização dos hospitais e a fuga para o direito privado foram ganhando terreno, em diversos momentos e com diferentes formatos, à concepção tradicional da administração pública da saúde. Tendo cedo conquistado o estatuto de instituto público, apenas por uma vez, em 1994, foi celebrado um

contrato para a gestão de um hospital do SNS por uma entidade privada, e, entre 1998 e 2001, foram criadas três unidades com um formato empresarial.

14. Em 2002, o XV Governo, com a publicação da Lei n.º 27/2002, de 8 de Novembro, alterou a Lei de Bases da Saúde e revogou o Decreto-lei n.º 19/88, prevendo expressamente no estatuto dos profissionais de saúde do SNS o regime do contrato individual de trabalho e a criação de hospitais com a natureza de sociedades anónimas de capitais públicos. Ainda em 2002 foi publicado o Decreto-lei n.º 185/2002, de 20 de Agosto, que fornece o enquadramento das parcerias em saúde, em regime de gestão e financiamento privados. Estes diplomas de 2002 poderão levar até ao limite a capacidade de consensualização progressiva, que se vem defendendo no âmbito da modernização do SNS, de acordo com a matriz constitucional. Mas só investigação futura permitirá avaliar se esta nova política representará uma ruptura com o processo de continuidade a que se assistia, ou se se trata tão só do *social learning* que Ian Greener identificou na reforma do SNS britânico, como forma de ajustar os objectivos ou técnicas de uma política às mais recentes experiências ou a novas informações e conhecimentos.

15. Os hospitais portugueses iniciaram, na década de oitenta do século vinte, a aplicação de técnicas de avaliação da forma como os seus recursos eram utilizados, na sua maioria testadas nos EUA e que constituíam, para a época, um processo inovador em toda a Europa. Na década de noventa, os programas de acreditação, de matriz britânica, desenvolveram-se de uma forma rápida e progressiva na rede hospitalar portuguesa, com a acreditação total a ser concedida, em primeiro lugar, a dois hospitais com modelos atípicos de gestão. A diversificação introduzida nesta década na tipologia de gestão de hospitais do SNS suscitou a realização de estudos de avaliação externa, com a finalidade de identificar as potencialidades e os constrangimentos dos diferentes modelos e testar a possibilidade de replicar os casos de sucesso a outros hospitais.

16. Foi destacado o modelo escolhido para a avaliação do desempenho de hospitais, no âmbito da dissertação apresentada pelo autor na Universidade de Aveiro, no qual foi questionado o estatuto tradicional de hospital público no que respeita aos atributos de economia, eficácia, eficiência, equidade e qualidade e testada a hipótese de saber se os modelos inovadores de gestão poderiam melhorar o desempenho dos hospitais em alguns ou em todos aqueles atributos. Para isso se consideraram três áreas centrais de análise – o contexto, os processos e os resultados -, quando a maioria dos modelos estudados se limita a tratar apenas os processos e os resultados.

17. Em relação aos resultados do estudo de avaliação do desempenho dos hospitais, foram seleccionados quarenta factores (ou indicadores) distribuídos pelas cinco categorias em estudo – economia, eficácia, eficiência, equidade e qualidade. Estes factores utilizam, porém, sistemas ou unidades de medida muito diversos (percentagens, contos, vantagens, índices, etc.) que dificultam ou impossibilitam uma avaliação global pelo que se utilizou um modelo multi-atributivo e um painel de peritos para permitir um consenso sobre a importância relativa dos factores e sobre a utilidade relativa dos descritores de cada um dos factores.

18. A empresarialização de serviços públicos tem constituído uma solução para os problemas detectados na Administração Pública, quer pela sua transformação em empresas públicas, quer pela adopção pelos institutos públicos de aspectos próprios das entidades públicas empresariais. O HSS adoptou este último modelo de empresarialização que se pode considerar parcial "...visto que por um lado se estabeleceram excepções ao regime empresarial [...], e por outro lado se ficou aquém da "mercadorização" das prestações de saúde, tendo-se antes optado pela figura do contrato-programa como forma de ligar o financiamento ao desempenho" (Marques e Moreira, 2003).

19. A criação dos hospitais sociedades anónimas de capitais exclusivamente públicos alargou, entretanto, o leque de modelos de

hospitais públicos, substituindo-se a fórmula do instituto público pela da empresa pública, com a adopção de um regime de direito privado na gestão do hospital, com um novo tipo de financiamento, no qual o Estado é o pagador dos serviços e não o financiador dos gastos, e com uma responsabilização mais exigente da gestão, na sua relação interna e, na relação com o proprietário, pelos resultados apresentados pelo estabelecimento.

Novos riscos ou a agudização de antigos problemas poderão surgir, nomeadamente a selecção de patologias menos onerosas ou de menor severidade e a transferência de doentes para outros operadores do sistema, com potencial ofensa dos princípios da universalidade e da equidade no acesso aos cuidados.

Outras inovações estão previstas, para além dos hospitais sociedades anónimas de capitais exclusivamente públicos: a construção e a exploração de novos hospitais do SNS por entidades privadas em regime de concessão; a gestão privada de hospitais, centros de saúde e unidades autónomas destes, também em regime de concessão de gestão.

20. Esboça-se, então, uma diferente configuração do SNS, que abandona o primado de operador público sujeito a um enquadramento administrativo e financeiro tradicional, em favor de uma pluralidade de modelos que desenvolvem alguma competição entre si, utilizando a gestão empresarial, ou porque são prestadores privados, ou porque, sendo públicos, constituem entidades empresarializadas.

21. Esta nova situação não encurta, porém, a multiplicidade de funções do Estado na Saúde: pelo contrário, mantendo-se como proprietário e gestor das unidades do Sector Público Administrativo, é agora o accionista dos novos hospitais S.A., o concessionário de hospitais, centros de saúde e unidades autónomas concessionadas, o comprador de serviços convencionados e, inovação necessária deste novo mapa jurídico e organizativo, o regulador de todo o sistema.

A criação da Entidade Reguladora da Saúde pelo Decreto-lei n.º 309/2003, de 10 de Dezembro, é, então, o corolário deste novo desenho, competindo-lhe supervisionar a actividade e o funcionamento das entidades prestadoras de cuidados de saúde, no que respeita ao cumprimento das suas obrigações legais e contratuais relativas ao acesso dos utentes aos cuidados de saúde, à observância dos níveis de qualidade e segurança e aos direitos dos utentes.

Mas este é um processo que agora se inicia e que motivará, seguramente, outras investigações.

BIBLIOGRAFIA

ABEL-SMITH, Brian. "The control of health care costs and health reform in the European Community", In *As Reformas dos Sistemas de Saúde*. Associação Portuguesa de Economia da Saúde, Lisboa, 1996, pp. 267-290.

ABREU, J. M. Coutinho e R. Costa. *Sociedade Anónima, a Sedutora (Hospitais, S.A., Portugal, S.A.) e Unipessoalidade Societária*. Almedina, Coimbra, 2003.

AFONSO, Almerindo. "A Redefinição do Papel do Estado e as Políticas Educativas". In *Sociologia, Problemas e Práticas*, Lisboa, n.º 37, Novembro de 2001, pp. 33-48.

AFONSO, Almerindo. "Políticas educativas e avaliação das escolas: por uma prática avaliativa menos *regulatória*", In *Avaliação de Organizações Educativas*. Universidade de Aveiro, Aveiro, 2002, pp. 31-37.

AGÊNCIA DE CONTRATUALIZAÇÃO DOS SERVIÇOS DE SAÚDE DO CENTRO. *Proposta de Critérios para a Atribuição de Prémios de Eficiência*. 2000.

ALLSOP, Judith. *Health Policy and the NHS – Towards 2000*. Longman, London, 1995.

ALMEIDA, Vanessa. "Natalidade, Mortalidade e Esperança de Vida à Nascença nos Concelhos Portugueses: Uma correcção pela estrutura etária", In *Cadernos Regionais – Região Centro* n.º 12, 2001.

ALVES, A. Dias. *Avaliação da Performance dos Hospitais Portugueses*. Tese de Mestrado, Instituto Superior de Estudos Empresariais da Universidade do Porto, 1994.

ALVES, D., L. Cardoso e M. Correia. "PERLE – Uma medida para um problema", *Gestão Hospitalar*, Lisboa, n.º 32, Maio, 1996, 38-42

ANTUNES, J. Lobo. "Saúde e Educação". In *Problemas e Propostas para o Sistema de Saúde*. Presidência da República, Lisboa, Imprensa Nacional – Casa da Moeda, 2000, pp. 123-127.

ANTUNES, Manuel. "Sistema de saúde português: continuidade ou reforma?" In *Problemas e Propostas para o Sistema de Saúde*. Presidência da República, Lisboa, Imprensa Nacional – Casa da Moeda, 2000, pp. 183-189.

ANTUNES, Manuel. *A Doença da Saúde: Serviço Nacional de Saúde: ineficiência e desperdício*. Quetzal Editores, Lisboa, 2001.
ARNAUT, A., M. Mendes e M. Guerra. *SNS, uma aposta no futuro*. perspectivas & realidades, Coimbra, 1979.
AROSO, Albino. "Depoimento". In *Problemas e Propostas para o Sistema de Saúde*. Presidência da República, Lisboa, Imprensa Nacional – Casa da Moeda, 2000, pp. 19-24.
BARRETO, António (org.). *A Situação Social em Portugal, 1960-1995*. Imprensa de Ciências Sociais do Instituto de Ciências Sociais da Universidade de Lisboa, Lisboa, 1996.
BARRETO, António (org.). *A Situação Social em Portugal, 1960-1999*. Imprensa de Ciências Sociais do Instituto de Ciências Sociais da Universidade de Lisboa, Lisboa, 2000.
BARRETO, António. "A agenda da reinvenção da Função Pública. In *3º encontro ina, A Reinvenção da função pública*. Instituto Nacional de Administração, Oeiras, 2002, pp. 105-113.
Barr, N. *Economic Theory and the Welfare State: A Survey and Reinterpretation, Welfare State Programme*, n.º 54, London School of Economics and Political Science, London, 1990.
BARROS, P. Pita. "Eficiência e modos de pagamento aos hospitais", In *Associação Portuguesa de Economia da Saúde*, Lisboa, Documento de Trabalho n.º 3/1997.
BARROS, P. Pita. "Os sistemas privados de saúde e a reforma do sistema de saúde", In *O Papel dos Sistemas Privados de Saúde num Sistema em Mudança*, Associação Nacional de Sistemas de Saúde, Lisboa, 1999. pp. 90- -115.
BARROS, P. Pita. "Depoimento". In *Problemas e Propostas para o Sistema de Saúde*. Presidência da República, Lisboa, Imprensa Nacional – Casa da Moeda, 2000, pp. 249-254.
BENTES, M., M. Gonçalves, I. Teodoro, e J. Urbano. "A Revisão de Utilização nos Hospitais". In *Conferência sobre Financiamento e Gestão de Serviços Hospitalares*, Vilamoura, 1988.
BENTES, M., M. Gonçalves, E. Pina e M. Santos. "A Utilidade da Informação de Rotina na Avaliação de Qualidade: o Controlo dos GDHs". In *As Reformas dos Sistemas de Saúde*. Associação Portuguesa de Economia da Saúde, Lisboa, 1996, pp. 267-290.
BENTES, Margarida, et al. "A utilização dos GDHs como instrumento de financiamento hospitalar", *Gestão Hospitalar*. Lisboa, n.º 33, Dez. 96/Janeiro 97, 33-43.
BILHIM, João. "A Administração Reguladora e Prestadora de Serviços". In *Reformar a Administração Pública: um Imperativo – Forum 2000*. Instituto

Superior de Ciências Sociais e Políticas da Universidade Técnica de Lisboa, pp. 145-169.

BILHIM, João. "Reduzir o insustentável peso do Estado para aumentar a leveza da Administração", *Revista Portuguesa de Administração e Políticas Públicas*. Braga, n.º 1, 2000, pp. 18-37.

BRANCO, A. e V. Ramos. "Cuidados de saúde primários em Portugal", *Revista Portuguesa de Saúde Pública*, vol. temático 2, 2001, pp. 5-12.

BUCHAN, James e Fiona O'May. "The Changing Hospital Workforce in Europe". In *Hospital in a Changing Europe*. European Observatory on Health Care Systems, WHO Regional Office for Europe, Copenhagen, 2002.

BUSSE, R., e R. Saltman. "Balancing regulation and entrepreneurialism in Europe's health sector: theory and practice". In *Regulating entrepreneurial behaviour in European health care systems*. Open University Press, Buckingham, 2002, pp. 3-52.

CABRAL, M., P. Silva e H. Mendes. *Saúde e Doença em Portugal – Inquérito aos comportamentos e atitudes da população portuguesa perante o sistema nacional de saúde*. Imprensa de Ciências Sociais da Universidade de Lisboa, Lisboa, 2002.

CALHEIROS, J. M. "A educação médica e sua responsabilidade social". In *Problemas e Propostas para o Sistema de Saúde*. Presidência da República, Lisboa, Imprensa Nacional – Casa da Moeda, 2000, pp. 145-162.

CAMPOS, A. C. *Saúde o custo de um valor sem preço*. Editora Portuguesa de Livros Técnicos e Científicos, Lisboa, 1983.

CAMPOS, A. C. "Um Serviço Nacional de Saúde em Portugal: Aparência e Realidade". *Revista Crítica de Ciências Sociais*, n.º 18/19/20, Fevereiro 1986, pp. 601-618.

CAMPOS, A. C. et al. *A Combinação Público-Privada em Saúde: Privilégios, estigmas e ineficiências*. Escola Nacional de Saúde Pública, Lisboa, 1987a.

CAMPOS, A. C. "Síntese das Conclusões". In *Que política de saúde para Portugal?*, Sedes, Lisboa, 1987b, pp. 55-57.

CAMPOS, A. C. "Público-privado em saúde em Portugal: articulação entre vários, ou competição em um só mercado?" *Revista Portuguesa de Saúde Pública*, vol. 5, n.º 3-4, Julho/Dezembro1987c, 5-14.

CAMPOS, A. C. "Equidade de Resultados em Saúde e Cooperação Intersectorial". In *Desigualdade e Saúde em Portugal*, Instituto de Estudos do Desenvolvimento, Lisboa, 1991, pp. 175-187.

CAMPOS, A. C. "Erros e Promessas", *Expresso*, (Fevereiro de 1992).

CAMPOS, A. C. "Competição gerida: contributos para o debate indispensável". *Gestão Hospitalar*, Lisboa, n.º 29, Set. 1994, 33-39.

CAMPOS, A. C. "Depoimento". In *Que Sistema de Saúde para o Futuro?*" Jornal Público, 1996. pp. 60-65.

Campos, A. C. "Administrar Saúde em Escassez de Recursos". In *X Jornadas de Administração Hospitalar*, 1997a.
Campos, A. C. "Novos Desafios para a Administração Pública". In *1.as Jornadas de Modernização Administrativa*, S.M.A., Lisboa, 1997b.
Campos, A. C. "Perspectivas e desafios da reforma administrativa em Portugal". *Revista Portuguesa de Saúde Pública*, vol. 15, n.º 3, Julho/Setembro 1997c, 21-25.
Campos, A. C. "Administração pública. Bloqueio e desenvolvimento". In *Livro de Homenagem a Augusto Mantas*. Associação Portuguesa de Economia da Saúde, Lisboa, 1999, pp. 17-39.
Campos, A. C. "Hospitais: panorama escuro com luzes ao longe. In *Problemas e Propostas para o Sistema de Saúde*. Presidência da República, Lisboa, Imprensa Nacional – Casa da Moeda, 2000, pp. 45-51.
Campos, A. C. *Solidariedade Sustentada – Reformar a Segurança Social*. Gradiva, Lisboa, 2000b.
Campos, A. C. *Novas oportunidades organizativas no sector da Saúde. Consensos e bloqueios*. Mimeo. 2001.
Campos, A. C. "Despesa e défice na saúde: o percurso financeiro de uma política pública", *Análise Social*, 2002a; XXXVI (161), pp. 1079-1104.
Campos, A. C. "Das queixas às satisfações: dos riscos às oportunidades". In *3º encontro ina, – A reinvenção da função pública*. Instituto Nacional de Administração, Oeiras, 2002b, pp. 115 -120.
Campos, A. C. *Confissões Políticas da Saúde – Auto de Breve Governação*. Oficina do Livro, Lisboa, 2002c.
Campos, A. C. "Parada alta". *Público* (20 de Dezembro de 2002)*d*.
Campos, A. C. "Claro e Escuro na Saúde". *Público* (28 de Fevereiro de 2003)*a*.
Campos, A. C. "Hospital-empresa: crónica de um nascimento retardado". *Revista Portuguesa de Saúde Pública*, vol. 21, n.º 1, Janeiro/Junho 2003b, 23-33.
Canotilho, J. J. Gomes. "Paradigmas do Estado e paradigmas de administração pública". In *2º Encontro ina, Moderna Gestão Pública – dos meios aos resultados*. Instituto Nacional de Administração, Oeiras, 2000, pp. 21--34.
Capucha, Luís. "Introdução". In *Portugal 1995-2000, Perspectivas da Evolução Social*. Departamento de Estudos, Prospectiva e Planeamento do Ministério do Trabalho e da Solidariedade, Lisboa, 2002.
Carapinheiro, Graça. *Saberes e Poderes no Hospital*. Edições Afrontamento, Porto, 1993.
Carapinheiro, Graça. "Depoimento". In *Problemas e Propostas para o Sistema de Saúde*. Presidência da República, Lisboa, Imprensa Nacional – Casa da Moeda, 2000, pp. 103-111.

CARAPINHEIRO, Graça. "A Globalização do Risco Social". In *Globalização – Fatalidade ou Utopia?* Edições Afrontamento, Porto, 2001, pp. 197-229.

CARNEIRO, Roberto. "Globalização, Governança e Cidadania". In *ina, A face oculta da governança – Cidadania, Administração Pública e Sociedade.* Instituto Nacional de Administração, Oeiras, 2003, pp. 17-25.

CARREIRA, H. Medina. "As Políticas Sociais em Portugal". In *A Situação Social em Portugal, 1960-1995.* Instituto de Ciências Sociais da Universidade de Lisboa, Lisboa, 1996.

CAUPERS, João. *A Administração Periférica do Estado – Estudo de Ciência da Administração.* Aequitas Editorial Notícias, Lisboa, 1994.

CENTRO DE ESTUDOS DE DIREITO PÚBLICO E REGULAÇÃO. *Declaração de Condeixa: por uma regulação ao serviço da economia de mercado e do interesse público*, 2002.

CHANG, Li-Cheng, Stephen Lin e Deryl Northcott. "The NHS Performance Assessment Framework – "A balance scorecard approach?" *Journal of Management in Medicine*, vol. 16, n.º 5, 2002, pp. 345-358.

CHINITZ, D. "Good and bad health sector regulation: an overview of the public policy dilemmas". In *Regulating entrepreneurial behaviour in European health care systems.* Open University Press, Buckingham, 2002, pp. 56-72.

COMISSÃO DAS COMUNIDADES EUROPEIAS. *Governança Europeia – Um Livro Branco.* Bruxelas, 2001.

COMISSION OF THE EUROPEAN COMMUNITIES. *Quality Assessment of Evaluation Reports: a Framework.* Means Handbook n.º 5. Comision of the European Communities, Bruxelles, 1996.

III CONGRESSO DA OPOSIÇÃO DEMOCRÁTICA DE AVEIRO. *Conclusões.* Seara Nova, 1973.

CÓNIM, Custódio. *População e Desenvolvimento Humano.* Departamento de Prospectiva e Planeamento do Ministério do Planeamento, Lisboa, 1999.

CONSELHO DE REFLEXÃO SOBRE A SAÚDE. *Recomendações para uma reforma estrutural*, 1998.

CORREIA, Menezes. "Depoimento". In *Que Sistema de Saúde para o Futuro?* Jornal Público, 1996, pp. 66-71.

COSTA, Carlos. "A severidade da doença – identificação e caracterização de alguns sistemas de classificação". *Revista Portuguesa de Saúde Pública*, vol. 9, n.º 1, 1991, 37-44.

COSTA, Carlos. "Os DRGs (Diagnosis Related Groups) e a Gestão do Hospital". *Revista Portuguesa de Gestão*, III/IV, 1994, 47-65.

COSTA, Carlos. "Depoimento". In *Que Sistema de Saúde para o Futuro?* Jornal Público, 1996, pp. 81-88.

COSTA, C. e V. Reis, "O sucesso nas organizações de saúde". *Revista Portuguesa de Saúde Pública*, vol. 11, n.º 3, 1993, 59-68.

CRUZ, J. M. "A influência dos funcionários no processo de decisão política. In *3º encontro ina – A Reinvenção da função pública*. Instituto Nacional de Administração, Oeiras, 2002, pp. 115-120.

DAVIS, Peter. "Problems, politics, and processes: public health sciences and policy in developed countries". In *Oxford Textbook of Public Health*. Oxford University Press, 2000. pp. 937-950.

DAVIES, H., S. Nutley e P. Smith (ed). *What works? Evidence-based policy and pratice in public services*. The Policy Press, Bristol, 2000.

DELBECQ, A., A. Van De Ven e D. Gustafson. *Group Techniques for Program Planning*. Glenview, 1975.

DELGADO, Manuel. "O sistema de saúde português: apontamentos para reflexão". In *Problemas e Propostas para o Sistema de Saúde*. Presidência da República, Lisboa, Imprensa Nacional – Casa da Moeda, 2000, pp. 191-197.

DELGADO, Manuel. "Gestão hospitalar em Portugal. A evolução dos últimos 20 anos". *Revista Portuguesa de Saúde Pública*, vol. 7, n.º 2, Abril/Junho1989, 47-54.

DEPARTMENT OF HEALTH. *NHS Performance Ratings – Acute Trusts, Specialist Trusts, Ambulance Trusts, Mental Health Trusts 2001/02*. July 2002.

DEPARTAMENTO DE GESTÃO FINANCEIRA DOS SERVIÇOS DE SAÚDE. *Orçamento e Contas de 1982 do Serviço Nacional de Saúde*, 1983.

DEPARTAMENTO DE GESTÃO FINANCEIRA DOS SERVIÇOS DE SAÚDE. *Orçamento e Contas de 1983 do Serviço Nacional de Saúde*, 1984.

DEPARTAMENTO DE GESTÃO FINANCEIRA DOS SERVIÇOS DE SAÚDE. *Serviço Nacional de Saúde- Orçamento e Contas de 1985 a 1987*, 1990.

DEPARTAMENTO DE GESTÃO FINANCEIRA DOS SERVIÇOS DE SAÚDE. *Serviço Nacional de Saúde- Orçamento e Contas de 1989 a 1990*, 1992.

DEPARTAMENTO DE GESTÃO FINANCEIRA. *Contas Globais 1998*. Instituto de Gestão Informática e Financeira da Saúde, 2000.

DEPARTAMENTO DE GESTÃO FINANCEIRA. *Contas Globais 1999*. Instituto de Gestão Informática e Financeira da Saúde, 2001.

DEPARTAMENTO DE GESTÃO FINANCEIRA. *Contas Globais 2000*. Instituto de Gestão Informática e Financeira da Saúde, 2002.

DEPARTAMENTO DE GESTÃO FINANCEIRA. *Contas Globais 2001*. Instituto de Gestão Informática e Financeira da Saúde, 2003.

DIRECÇÃO-GERAL DA SAÚDE. *Hospitais Distritais Gerais. Estatísticas*. Direcção-geral da Saúde, Lisboa, 1997.

DIRECÇÃO-GERAL DA SAÚDE. *Elementos Estatísticos: Informação Geral: Saúde 2000*. Direcção-Geral da Saúde, Lisboa, 2003.

DISMUKE, Clara. *O Impacto do Sistema de GDH na eficiência dos Hospitais em Portugal*. Escola de Economia e Gestão da Universidade do Minho, Braga, 1996.

DONABEDIAN, A. *Explorations in Quality Assessement and Monitoring. Vol. II: Medical Care Appraisal – Quality and Utilization*. Ann Arbor, Health Administration Press, 1980.

ENTHOVEN, Alain. "Introducing Market Forces into Health Care: a Tale of Two Countries". In *Fourth European Conference on Health Economics*, Paris, 2002.

FARIA, Paula L. e Alexandra Campos. "A Lei n.º 27/2002. O novo xadrez jurídico--legal dos hospitais". *Revista Portuguesa de Saúde Pública*, vol. 21, n.º 1, Janeiro/Junho 2003, 65/66.

FÉLIX, A. Bagão. "Criação e Redistribuição da Riqueza Nacional". In *Que política de saúde para Portugal?* Sedes, Lisboa, 1987, pp. 39-53.

FÉLIX, A. Bagão. "Saúde : que estado, que mercado ?" In *Problemas e Propostas para o Sistema de Saúde*. Presidência da República, Lisboa, Imprensa Nacional – Casa da Moeda, 2000, pp. 37-43.

FERREIRA, Coriolano. "Administração da saúde em Portugal. Apontamentos para análise". *Revista Portuguesa de Saúde Pública*, vol. 4, n.ºs 1/ 2, Janeiro/ /Junho 1986, 135-158.

FERREIRA, Coriolano. "Governo, administração e direcção de hospitais". *Revista Portuguesa de Saúde Pública*, vol. 4, n.ºs 1/2 Janeiro/Junho 1986, 70-73.

FERREIRA, F. A. Gonçalves. *História da Saúde e dos Serviços de Saúde em Portugal*. Fundação Calouste Gulbenkian, Lisboa, 1990.

FERREIRA, P. Lopes. "A medição de resultados de saúde: a natureza do problema". In *As Reformas dos Sistemas de Saúde*. Associação Portuguesa de Economia da Saúde, Lisboa, 1996, pp. 245-254.

FERREIRA, P. Lopes. "Um aspecto da cidadania". In *Problemas e Propostas para o Sistema de Saúde*. Presidência da República, Lisboa, Imprensa Nacional – Casa da Moeda, 2000, pp. 243-247.

FERREIRA, P., J. Simões, e S. Gonçalves. "Agency Function: The Portuguese Experience". In *XX Jornadas de Economia de la Salud*. Palma de Maillorca, Maio de 2000.

FERREIRA, Pedro et al. "Determinantes da satisfação dos utentes dos cuidados primários: o caso de Lisboa e Vale do Tejo". *Revista Portuguesa de Saúde Pública*, vol. temático 2, 2001, 53-61.

FLYNN, Norman. *Public sector management*. Prentice Hall, London, 1997.

FOLLAND, S., A. Goodman e M. Stano. *The Economics of Health and Health Care*. Prentice Hall, 2003.

FUNDAÇÃO ANTERO DE QUENTAL. *Sondagem Nacional sobre a Prestação dos Serviços de Saúde*. Lisboa, 1999.

GIRALDES, M. R. – *Desigualdades Socioeconómicas e seu Impacte na Saúde*. Editorial Estampa, Lisboa, 1996.

GIRALDES, M. R. *Economia da Saúde*. Editorial Estampa, Lisboa, 1997.

GIRALDES, M. R. "Equidade de utilização segundo o Inquérito Nacional de Saúde 1995/96, a nível regional. Qual a satisfação dos utentes?" *Revista Portuguesa de Saúde Pública*, vol. 19, n.º 2, Julho/Dezembro 2001, 15-26.

GODDARD, M., R. Mannion e P. Smith. "The Performance Framework: Taking Account of Economic Behaviour". In *Reforming Markets in Health Care, an Economic Perspective*. Open University Press, Philadelphia, 2002, pp. 138-161.

GOMES, Carla. *Contributo para o Estudo das Operações Materiais da Administração Pública e do seu Controlo Jurisdicional*. Coimbra Editora, Coimbra, 1999.

GONÇALVES, M. S., J. Simões, A. F. Gonçalves e L. Cunha. "Encargos com os Acidentes Vasculares Cerebrais em Portugal". In *As Reformas dos Sistemas de Saúde*. Associação Portuguesa de Economia da Saúde, Lisboa, 1996, pp. 319-339.

GONÇALVES, M. Suzete. "Depoimento" In *Que Sistema de Saúde para o Futuro?* Jornal Público, 1996, pp.120-125.

GONÇALVES, M. Suzete. *A Avaliação Económica de Projectos e Programas de Saúde. A Análise Custo-Benefício e a sua Aplicação a Investimentos Hospitalares*. Tese de Doutoramento, 1999.

GORE, Al. *Reinventar a Administração Pública*. Quetzal, Lisboa, 1996.

GOUVEIA, M. e A. M Pereira. *Estratégias de Reforma do Estado Providência – Saúde e Pensões de Reforma*. Edição Fórum de Administradores de Empresas, Lisboa, 1997.

GOUVEIA, Miguel. "Os sistemas privados de saúde no financiamento". In *O Papel dos Sistemas Privados de Saúde num Sistema em Mudança*. Associação Nacional de Sistemas de Saúde, Lisboa, 1999, pp. 131-148.

GOVERNMENT COMITEE ON CHOICES IN HEATH CARE. *Choices in Health Care*. Ministry of Welfare, Health and Cultural Affairs, Rijswijk, 1992.

GREENER, Ian. "Understanding NHS Reform: The Policy-Transfer, Social Learning, and Path-Dependency Perspectives". *Governance: An International Journal of Policy, Administration, and Institutions*. Oxford, vol. 15, n.º 2, April 2002, 161-183.

GRUPO DE MISSÃO CRIADO PELA RESOLUÇÃO DO CONSELHO DE MINISTROS N.º 140/98, DE 4 DE DEZEMBRO. *Plano estratégico para a formação nas áreas da saúde*. Ministério da Educação, Lisboa, 2001.

GRUPO DE TRABALHO SOBRE O ESTATUTO JURÍDICO DO HOSPITAL, 1997.

GUTERRES, António. "Depoimento". In *A Administração Pública no limiar do Século XXI: Os grandes desafios*. Instituto Nacional de Administração, Oeiras, 1999, pp. 11-16.

HCIA-SACHS, L. L. C. *100 Top Hospitals: Benchmarks for Sucess, 2000*. Hcia--Sachs, L. L. C., Baltimore, 2000.

HEALY, J. e M. MCkee. "The Evolution of Hospital Systems". In *Hospital in a Changing Europe*. European Observatory Series, 2002.
HEALY, J. e M. MCkee. "Improving Performance Within The Hospital". In *Hospital in a Changing Europe*. European Observatory on Health Care Systems, WHO Regional Office for Europe, Copenhagen.
HESPANHA, Pedro. "Novas desigualdades, novas solidariedades e reforma do Estado: enquadramento do tema e síntese das comunicações". *Revista Crítica de Ciências Sociais*, 54, Junho de 1999, 69-78.
HESPANHA, Pedro. "Mal-estar e risco social num mundo globalizado: Novos problemas e novos desafios para a teoria social". In *Globalização, Fatalidade ou Utopia*? Edições Afrontamento, Porto, 2001, pp. 163-196.
HILL, Craig, K. Winfrey e B. Rudolph. "Best Hospitals: A Description of the Methodology for the Index of Hospital Quality". *Inquiry*, n.º 34, Spring 1997, 80-90.
HINDLE, Don. *The Measurement of Hospital Performance: an Introduction to Evaluation Technologies, in the Context of Prospective Payment Systems in Portugal*, 1988.
HOPE. *A Qualidade dos Cuidados de Saúde – Actividades Hospitalares*. Leuven, 2000.
INSPECÇÃO-GERAL DE FINANÇAS. *Auditoria ao Sistema de Gestão e Controlo Interno de Instituições do Serviço Nacional de Saúde, Processo 16/ISNS/1/95*, 1995.
INSTITUTO DE GESTÃO INFORMÁTICA E FINANCEIRA DA SAÚDE. *Serviço Nacional de Saúde – Orçamento e Contas 1991-92*, 1994.
INSTITUTO DE GESTÃO INFORMÁTICA E FINANCEIRA DA SAÚDE. *Serviço Nacional de Saúde – Orçamento e Contas 1993*, 1995.
INSTITUTO DE GESTÃO INFORMÁTICA E FINANCEIRA DA SAÚDE. *Serviço Nacional de Saúde – Receitas e Despesas, 1994-1995*, 1997.
INSTITUTO NACIONAL DE ADMINISTRAÇÃO. *Avaliação Ex-Ante do Programa Operacional da saúde do IIIº QCA, 2000-2006*, 1999a.
INSTITUTO NACIONAL DE ADMINISTRAÇÃO *Oportunidades empresariais na área da Saúde – Relatório Final*, 1999b.
INSTITUTO NACIONAL DE ADMINISTRAÇÃO. *Avaliação dos Hospitais Fernando da Fonseca e Garcia de Orta*, 1999c.
INSTITUTO NACIONAL DE ADMINISTRAÇÃO. *Projecto de Avaliação de Unidades de Saúde*, 2002.
INSTITUTO NACIONAL DE ESTATÍSTICA. *Estatísticas da Saúde 1994*. Instituto Nacional de Estatística, Lisboa, 1995.
INSTITUTO NACIONAL DE ESTATÍSTICA. *Estatísticas da Saúde 1995*. Instituto Nacional de Estatística, Lisboa, 1996.
INSTITUTO NACIONAL DE ESTATÍSTICA. *Estatísticas da Saúde 1996*. Instituto Nacional de Estatística, Lisboa, 1997.

INSTITUTO NACIONAL DE ESTATÍSTICA. *O Poder de Compra Concelhio*. Instituto Nacional de Estatística, Coimbra, 1997.
INSTITUTO NACIONAL DE ESTATÍSTICA. *Estatísticas da Saúde 1998*. Instituto Nacional de Estatística, Lisboa, 1999.
INSTITUTO NACIONAL DE ESTATÍSTICA. *O Poder de Compra Concelhio*. Instituto Nacional de Estatística, Coimbra, 2000.
INSTITUTO NACIONAL DE ESTATÍSTICA. *Estatísticas da Saúde 1999*. Instituto Nacional de Estatística, Lisboa, 2001.
INSTITUTO NACIONAL DE ESTATÍSTICA. *Estatísticas da Saúde 2000*. Instituto Nacional de Estatística, Lisboa, 2002.
INSTITUTO NACIONAL DE ESTATÍSTICA. *Estatísticas da Saúde 2000*. Instituto Nacional de Estatística, Lisboa, 2002.
INSTITUTO NACIONAL DE ESTATÍSTICA. *Censos 2001*. http://www.ine.pt/censos 2001/censos.asp.
KAPLAN, R. e D. Norton. "Transforming the Balanced Scorecard from Performance Measurement to Strategic Management: Part I". *Accounting Horizons*, vol. 15, n.º 1, March 2001, 87-104.
KLEIN, Rudolf. "Big Bang Health Care Reform – Does It Work?: The Case of Britain´s 1991 National Health Service Reforms". *The Milbank Quaterly*. Oxford, vol. 73, n.º 3, 1995, 299-337.
JUSTO, Cipriano. *O Estado das Coisas de Estado*. Campo das Letras, Lisboa, 2000.
LE GRAND, J. "Desigualdades em Saúde: Uma Perspectiva Económica". In *Sociedade, Saúde e Economia*. Escola Nacional de Saúde Pública, Lisboa, 1987, pp. 225-238.
LIMA, M. "The Financing Systems and the Performance of Portuguese Hospitals". *Associação Portuguesa de Economia da Saúde,* Lisboa, Documento de Trabalho n.º 4/2000.
LUCAS, J. Santos "Inequidade Social Perante a Doença e a Morte em Portugal". In *Sociedade, Saúde e Economia*, ENSP, Lisboa, 1987, pp. 283-294.
MACKENBACH, Johan. "Determinantes da saúde populacional: a importância dos factores sócio-económicos". In *Determinantes da Saúde na União Europeia*. Actas da Conferência de Évora, Ministério da Saúde, Lisboa, 2000, pp. 35-40.
MANTAS, Augusto. "Serviço Nacional de Saúde (Quanto custa? Como se gasta?)". *Revista Portuguesa de Saúde Pública*, Lisboa, vol. 2, n.º 3, Julho/Setembro, 1984, 7-14.
MANTAS, A., C. Costa e F. Ramos. "Financiamento Hospitalar: Que Contributo para a Equidade? O Caso Português". *Associação Portuguesa de Economia da Saúde,* Lisboa, Documento de Trabalho n.º 3/89.
MAYNARD, Alan. "A Economia das Toxicodependências". In *Sociedade, Saúde e Economia*. Escola Nacional de Saúde Pública, Lisboa, 1987, pp. 351-364.

MARQUES, M. M. L. e V. Moreira. "Desintervenção do Estado, Privatização e Regulação de Serviços Públicos". *Economia &Prospectiva*, vol. II, n.º 3/4, Out. 98/Mar 99, pp. 133-158.
MARQUES, M. M. L. "A receita mágica". *Diário Económico* (10 de Janeiro de 2003).
MARQUES, M. M. L. e V. Moreira. *A Mão Visível – Mercado e Regulação*. Almedina, Coimbra, 2003.
MARTINS, Alberto. "Depoimento". In *2º Encontro ina, Moderna Gestão Pública – dos meios aos resultados*. Instituto Nacional de Administração, Oeiras, 2000, pp. 13-17.
MCKEE, M. e J. Healy. "The significance of hospitals: an introduction". In *Hospital in a Changing Europe*. European Observatory on Health Care Systems, WHO Regional Office for Europe, Copenhagen, 2002.
MCKEE, M. e J. Heally. "Investing in Hospitals". In *Hospital in a Changing Europe*. European Observatory on Health Care Systems, WHO Regional Office for Europe, Copenhagen, 2002.
MENDO, Paulo. "A Solidariedade Social e a Responsabilidade Individual". In *Que política de saúde para Portugal?*. Sedes, Lisboa, 1987, pp. 31-37.
MINISTÉRIO DA REFORMA DO ESTADO E DA ADMINISTRAÇÃO PÚBLICA. *A Imagem dos Serviços Públicos em Portugal – 2001*, Lisboa, 2002.
MINISTÉRIO DA SAÚDE. *O Novo Sistema de Financiamento dos Hospitais*. 1990.
MINISTÉRIO DA SAÚDE. *Proposta de Financiamento*. 1992.
MINISTÉRIO DA SAÚDE. *Financiamento do Sistema de Saúde em Portugal*. Departamento de Estudos e Planeamento da Saúde, 1995.
MINISTÉRIO DA SAÚDE. *Relatório sobre a Reestruturação das Urgências*. 1996.
MINISTÉRIO DA SAÚDE. *A Saúde dos Portugueses*. Direcção-Geral da Saúde, Lisboa, 1997.
MINISTÉRIO DA SAÚDE. *O Hospital Português*. Direcção-Geral da Saúde, Lisboa, 1998a.
MINISTÉRIO DA SAÚDE. *Carta de Equipamentos de Saúde*. Grupo de Trabalho para a Elaboração da Carta de Equipamentos de Saúde, 1998b.
MINISTÉRIO DA SAÚDE. *Saúde um Compromisso. A Estratégia de Saúde para o virar do Século (1998-2002)*. Ministério da Saúde, Lisboa, 1999.
MINISTÉRIO DA SAÚDE. *Ganhos de Saúde em Portugal*. Relatório de 2001 do Director-geral e Alto-Comissário da Saúde. Ministério da Saúde, Lisboa, 2002.
MISHRA, Ramesh. *O Estado-Providência na Sociedade Capitalista*. Celta, Lisboa, 1995.
MOREIRA, J. M. "Ética e administração pública". In *Moderna Gestão Pública – dos meios aos resultados*, Instituto Nacional de Administração, Lisboa, 2000, pp. 353-388.

MOREIRA, J. M. "Ética, Democracia e Estado". Principia, Publicações Universitárias e Científicas, Cascais, 2002.
MOREIRA, Vital. *O neocorporativismo*, 1997a.
MOREIRA, Vital. *Auto-Regulação Profissional e Administração Pública*. Livraria Almedina, Coimbra, 1997b.
MOREIRA, Vital. "Novas formas de organização da Administração do Estado", In *As Conferências do Marquês (2º ciclo), A Administração Pública e os desafios de um futuro próximo*, Instituto Nacional de Administração, 2000, pp. 33-57.
MOREIRA, Vital. *Projecto de lei-quadro dos institutos públicos*, 2001.
MOREIRA, Vital. "A tentação da "Private Finance Iniciative (PFI)". *Diário Económico* (24 de Outubro de 2002).
MORO, Giovani. "The citizen's side of governance". In *A face oculta da governança – Cidadania, Administração Pública e Sociedade*. Instituto Nacional de Administração, Oeiras, 2003, pp. 49-67.
MOSSIALOS, E. "Citizens' Views on Health Care Systems in the 15 Member States of the European Union". *Health Economics*, vol. 6, 1997, pp.109-116.
MOSSIALOS, E. "Regulação das Despesas com Medicamentos nos Países da União Europeia". *Associação Portuguesa de Economia da Saúde*, 1998, documento de trabalho n.º 1/98.
MOSSIALOS, E. e J. Le Grand. (Editores) *Health Care and Cost Containment in the European Union*. Ashgate Publishing Limited, Aldershot, 1999a.
MOSSIALOS, E. e J. Le Grand. "Cost Containment in the EU: an overview". In *Health Care and Cost Containment in the European* Union, Ashgate Publishing Limited, Aldershot, 1999b, pp. 1-154.
MOSSIALOS, E., A. Dixon, J. Figueras e J. Kutzin (ed.) *Funding health care: options for Europe*. Open University Press, Buckingham, 2002.
MOZZICAFREDDO, Juan. "O Papel do Cidadão na Administração Pública". In *Forum 2000 – Reforma do Estado e Administração Pública Gestionária*, Lisboa, 2000.
NAVARRO, V. "Assessment of the World Health Report 2000". *Lancet* (356, 2000) 1598-1601.
NEWHOUSE, J. P. "Medical care costs: how much welfare loss?" *The Journal of Economic Perspectives*, vol. 6, n.º 3, 1992, 3-22.
NUNES, F., L. Reto e M. Carneiro. *O Terceiro Sector em Portugal: Delimitação, Caracterização e Potencialidades*. Instituto António Sérgio do Sector Cooperativo, 2001.
OBSERVATÓRIO PORTUGUÊS DOS SISTEMAS DE SAÚDE. *Conhecer os caminhos da Saúde – Relatório de Primavera 2001, Síntese*.
OBSERVATÓRIO PORTUGUÊS DOS SISTEMAS DE SAÚDE. *O estado da Saúde e a saúde do Estado – Relatório de Primavera 2002*. Escola Nacional de Saúde Pública, Lisboa, 2002.

OBSERVATÓRIO PORTUGUÊS DOS SISTEMAS DE SAÚDE. *Saúde, que rupturas? – Relatório de Primavera 2003*. Escola Nacional de Saúde Pública, Lisboa, 2003.
OCDE. "The Reform of Health Care – A Comparative Analysis of Seven OECD Countries", In *Health Policy Studies*, n.º 2, OECD, Paris, 1992.
OCDE. "Nouvelles Orientations dans la Politique de Santé", In *Études de Politique de Santé* n.º 7, OCDE, Paris 1995.
OCDE. *OECD Economic Surveys – 1997-1998 – Portugal*. OECD, Paris, 1998.
OCDE. *Construire aujourd'hui l'administration de demain*. OCDE, Paris, 2001*a*.
OCDE. *Health at a Glance*, OECD, Paris, 2001*b*.
OCDE. *OECD Health Data 2002. A Comparative Analysis of 30 Countries*. Credes, 2002.
OLIVEIRA, L. Valente. "Os grandes constrangimentos em Portugal". In *A Administração Pública no limiar do Século XXI: Os grandes desafios*, Instituto Nacional de Administração, Oeiras, 1999, pp. 17-33.
OLIVEIRA, R. E. e V. Moreira. "Os Institutos públicos e a organização administrativa em Portugal". In *Relatório e proposta de lei-quadro sobre os institutos públicos*, Lisboa, 2001, pp. 1-38.
OMS. *As Metas da Saúde para Todos*, Departamento de Estudos e Planeamento do Ministério da Saúde, Lisboa, 1987.
ORDEM DOS FARMACÊUTICOS. *O que os Portugueses pensam dos Serviços de Saúde*. Suplemento da revista n.º 47, Junho 2002.
OTERO, Paulo. "Principales tendencias del Derecho de la organización administrativa en Portugal". *Documentación Administrativa*, Madrid, n.º 257-258, Mayo-Diciembre 2000, 23-42.
PAGE, M. Paula. *Políticas de Saúde Portuguesas 1940 – 1990: Consolidação de um Novo Regime de Poder entre a Intenção da Mudança e os Limites da Continuidade*. Tese de Mestrado em Sociologia da Faculdade de Economia da Universidade de Coimbra, 1998.
PAIVA, R. Leote. "Eficiência Técnica e Eficiência de Afectação no Sistema Hospitalar Português". In *III Encontro da APES* – Comunicações Apresentadas. Associação Portuguesa de Economia da Saúde, Lisboa, 1993.
PANAVOS, P. e M. Mckee. "Macroeconomic Constraints and Health Challenges Facing European Health Systems", in *Critical Challenges for Health Care Reform in Europe*, 1998, p. 31.
PARTIDO SOCIALISTA. *Programa Eleitoral*, 1991.
PARTIDO SOCIALISTA. *Programa Eleitoral de Governo do PS e da Nova Maioria*, 1995.
PEREIRA, João et al. "Equidade Geográfica no Sistema de Saúde Português". In *Sociedade, Saúde e Economia*, ENSP, Lisboa, 1987, pp. 239-265.

PEREIRA, João. "Economia da Saúde. Glossário de Termos e Conceitos". *Associação Portuguesa de Economia da Saúde*, Lisboa, Documento de Trabalho n.º 1/93.
PEREIRA, João. "Inequity in Infant Mortality in Portugal". *Associação Portuguesa de Economia da Saúde*, Lisboa, Documento de Trabalho n.º 4/95.
PEREIRA, João. "Um novo índice de inequidade horizontal na prestação de cuidados de saúde". In *Livro de Homenagem a Augusto Man*tas. Associação Portuguesa de Economia da Saúde, Lisboa, 1999, pp. 143-165.
PEREIRA, J., A. Campos, F. Ramos, J. Simões e V. Reis. "Health Care Reform and Cost Containment in Portugal". *Associação Portuguesa de Economia da Saúde*, Lisboa, Documento de Trabalho n.º 2/97.
PINENO, Charles. "The Balanced Scorecard: An Incremental Approach Model to Health Care Management". *Journal of Health Care Finance*, 28(4), 2002, 69-80.
PINK, G., et al. "Creating a Balanced Scorecard for a Hospital System". *Journal of Health Care Finance*, 27(3), 2001, 1-20.
PINTO, J. Madureira. "O Estado: heranças esquecidas, desafios emergentes". Jornal Público (9 de Julho de 2002).
PISCO, L. e J. L. Biscaia. "Qualidade de cuidados de saúde primários". *Revista Portuguesa de Saúde Pública*, vol. temático 2, 2001, 43-51.
QUELHAS, Ana. *A Refundação do Papel do Estado nas Políticas Sociais*. Livraria Almedina, Coimbra, 2001.
RADNOR, Z. e B. Lovell. *Success Factors for Implementation of the Balance Scorecard in a NHS multi-agency setting*, 2003.
RAMOS, F., C. Costa e M. Roque. "O Mercado Hospitalar Português". *Associação Portuguesa de Economia da Saúde*, Lisboa, Documento de Trabalho n.º 3/86.
REIS, Vasco. "Avaliação do Rendimento em Estabelecimentos Hospitalares". In *I Jornadas de Administração Hospitalar*. Lisboa, 1977.
ROBERTS, Helen. "Performance and Outcome Measures in the Health Service". In *Output and Performance Measurement in Government – The State of the Art*. Jessica Kingsley Publishers, London, 1990.
ROCHA, J. A. Oliveira. *Princípios de Gestão Pública*. Editorial Presença, Lisboa, 1991.
ROCHA, J. A. Oliveira. *Gestão Pública e Modernização Administrativa*. Instituto Nacional de Administração, Oeiras, 2001.
ROCHA, J. J. Nogueira. *O Hospital – Estrutura, Dinâmica de Gestão, Desenvolvimento Organizacional. Três Propostas Convergentes*. Lisboa, 1985.
RODRIGUES, Luís et al. *Conhecer os Recursos Humanos do Serviço Nacional de Saúde*. Edições Colibri, Lisboa, 2002.
ROSAS, F. e J. M. Brito. *Dicionário de História do Estado Novo, Volumes I e II*. Círculo de Leitores, Lisboa, 1996.

RUGGIE, M. "The US, UK and Canada – Convergence or divergent reform practices?" In *Health Reform – Public Success, Private Failure*. Routledge, London, 1999.

SÁ, I. Guimarães. "A Reorganização da Caridade em Portugal em Contexto Europeu (1490-1600)", In *Cadernos do Noroeste*, Vol. II (2), 1998, pp. 31--63.

SÁ, Luís. *Traição dos Funcionários? Sobre a Administração Pública Portuguesa*, Campo das Letras, Lisboa, 2000.

SALTMAN, R. B. "A conceptual overview of recent health care reforms", *European Journal of Public Health*, 4, 1994, 287-293.

SAMPAIO, Arnaldo. "Evolução da política de Saúde em Portugal depois da guerra de 1939-45 e suas consequências". In *IV Congresso Nacional de Medicina*, 1980. Arquivos da Instituto Nacional de Saúde, V, 1981.

SAMPAIO, Jorge. "Estado, regulação e interesse público: seis desafios". Semanário Expresso (11 de Janeiro de 2003).

SANTANA, Paula. "A Geografia da Mortalidade em Portugal Continental". *Cadernos de Geografia*, 18, 1999, pp. 65-96.

SANTIAGO, R., D. Leite, C. Leite e C. Sarrico. "Avaliação institucional e aprendizagem organizacional nas instituições de ensino superior". In *Avaliação de Organizações Educativas*. Universidade de Aveiro, Aveiro, 2002, pp. 323-343.

SANTOS, B. S. "O Estado, a Sociedade e as Políticas Sociais: o caso das políticas de saúde". *Revista Crítica de Ciências Sociais*, 23, Setembro de 1987, 13-74.

SANTOS, B. S. "O Estado, as Relações Salariais e o Bem-estar Social na Semi--periferia". In *Portugal: Um Retrato Singular*. Afrontamento, Porto, 1993*a*, pp. 17-56.

SANTOS, B. S. "Modernidade, Identidade e a Cultura de Fronteira". *Revista Crítica de Ciências Sociais*, 38, Dezembro de 1993*b*, 11-37.

SANTOS, B. S. *A crítica da razão indolente: contra o desperdício da experiência*. Edições Afrontamento, Porto, 2000.

SAKELLARIDES, C. *A Saúde em tempo de mudança – relatório do director-geral da Saúde*, 1999.

SAKELLARIDES, C. "A questão da governabilidade da saúde". In *Problemas e Propostas para o Sistema de Saúde*. Presidência da República, Lisboa, Imprensa Nacional – Casa da Moeda, 2000, pp. 75-82.

SAKELLARIDES, C. "De Alma-Ata a Harry Potter: um testemunho pessoal". *Revista Portuguesa de Saúde Pública*, vol. temático 2, 2001, 101-108.

SAKELLARIDES, C. "El Valor de la Salud y su "Gobierno" en un Mundo Globalizado Posmoderno: el Encuentro de la Bella y la Bestia". *Humanitas*, vol. 1, n.º 3, Julio-Septiembre 2003*a*, 91-100.

SAKELLARIDES, C. "O caso Amadora-Sintra: o Estado desune-se sob pressão. Porquê?" Jornal Público (14 de Agosto de 2003)*b*.
SCRIVENS, E. "Accreditation and the regulation of quality in health services". In *Regulating entrepreneurial behaviour. In European health care systems*. Open University Press, Buckingham, 2002.
SCRIVENS, E. e E. Heidemann, "Guest Editorial". *International Journal of Health Planning and Management*, 10, 1995, 1161-64.
SECRETARIA DE ESTADO DA SAÚDE. "Subsídios para o lançamento das bases do Serviço Nacional de Saúde", 1974.
SILVA, J. M. Caldeira. "Garantia de Qualidade dos Cuidados Médicos Hospitalares", *Gestão Hospitalar*. Lisboa, n.º 14/15, Abril/Setembro 1986, 15-20.
SILVA, M. C. Gomes. "Um sistema misto de financiamento dos cuidados de saúde em Portugal? A pertinência da experiência dos Países Baixos". In *As Reformas dos Sistemas de Saúde*. Associação Portuguesa de Economia da Saúde, Lisboa, 1996, pp. 157-182.
SILVA, Pedro. "O Modelo de *Welfare* da Europa do Sul. Reflexões sobre a utilidade do conceito". *Sociologia, Problemas e Práticas*, Lisboa, n.º 38, Maio de 2002, 25-59.
SIMÕES, Jacinto. "Importância dos cuidados ambulatórios do Serviço Nacional de Saúde". In *Problemas e Propostas para o Sistema de Saúde*. Presidência da República, Lisboa, Imprensa Nacional – Casa da Moeda, 2000, pp. 113--117.
SIMÕES, Jorge Abreu. "Parcerias público-privadas". In *A Reinvenção da função pública*, Instituto Nacional de Administração, Oeiras, 2002, pp. 181-183.
SIMÕES, J. e M. Pinto. "Clínica Privada em Hospitais Públicos – Estudo de um Caso". In *III Encontro da APES – Comunicações Apresentadas*. Associação Portuguesa de Economia da Saúde, Lisboa, 1993.
SIMÕES, J. e O. Lourenço. "Elementos fundamentais da reforma". In *O Papel dos Sistemas Privados de Saúde num Sistema em Mudança*. Associação Nacional de Sistemas de Saúde, Lisboa, 1999, pp. 74-89.
SIMÕES, J. e O. Lourenço. "As Políticas Públicas de Saúde em Portugal nos Últimos 25 Anos". In *Livro de Homenagem a Augusto Mantas*. Associação Portuguesa de Economia da Saúde, Lisboa, 1999, pp. 99-134.
SIMÕES, M. Sobrinho. "O ensino e a investigação em Ciência da Saúde na melhoria dos recursos humanos". In *Problemas e Propostas para o Sistema de Saúde*. Presidência da República, Lisboa, Imprensa Nacional – Casa da Moeda, 2000, pp. 209-12.
SMITH, Peter. "Outcome-related performance indicators and organizational control in the public sector". In *Performance Measurement and Evaluation*. SAGE Publications, London, 1995.

STEWART, A. "Cost-containment and privatisation: an international analysis". In *Health Reform – Public Success, Private Failure*. Routledge, London, 1999.
THANE, P. *The Foundations of the Welfare State*. Longman, London, 1995.
THOENIG, J. C. "Présentation". In *Traité de science politique*. Presses Universitaires de France, Paris, 1985, pp. IX-XIX.
TOMÉ, A., R. Amorim e V. Moreira. "O universo dos institutos públicos em Portugal". In *Relatório e proposta de lei-quadro sobre os institutos públicos*, Lisboa, 2001.
TOURAINE, Alain. "L'État, enjeu central de la presidentielle". *Le Monde* (14 Septembre 2002).
TRIBUNAL DE CONTAS. *Auditoria ao Serviço Nacional de Saúde – Relatório Final*. Lisboa, 1999.
UNDP. *Governance for sustainable human development*. United Nations Development Programme, New York, 1997.
URBANO, J., M. Bentes, M. Sá da Costa, e M. Mil-Homens. "A Revisão de Utilização nos Hospitais", In *VI Jornadas de Administração Hospitalar*, Lisboa, 1985.
URBANO, J. e M. Bentes. "Definição da produção do hospital: os grupos de diagnósticos homogéneos". *Revista Portuguesa de Saúde Pública*. Lisboa. vol.12, n.º 2, Abril/Junho1994, 5-27.
U.S. NEWS & WORLD REPORT, 2003. www. usnews.com.
VALLANCIEN, Guy. "Hôpital public: brisons le grand tabou". *Le Monde* (14 Septembre 2002).
VARANDA, Jorge. "O fenómeno da desospitalização – financiamento e técnicas de gestão associados". *Revista Portuguesa de Saúde Pública*. Lisboa. vol. 9, n.º 4, Outubro/Dezembro1991, 5-16.
VAZ, A. "Depoimento" In *Que Sistema de Saúde para o Futuro?* Jornal Público, 1996, pp. 72-80.
VAZ, A., J. Simões, M. Pinto e R. Santos. "Estratégia de Intervenção do Hospital Português na Década de Noventa". In *VIII Jornadas de Administração Hospitalar*, Lisboa, 1989.
VAZ, A., J. Simões, M. Pinto. "Planeamento e Paradoxo – o Caso dos Equipamentos Pesados". In *2º Congresso Nacional de Engenharia, Arquitectura e Equipamentos Hospitalares*, Lisboa, 1991.
VAZ, A., J. Simões, J. Costa e P. Santana. "Desenvolvimento de um modelo de avaliação do estado de saúde das populações". *Revista Portuguesa de Saúde Pública*. Lisboa, vol.12, n.º 2, Abril/Junho 1994, 5-27.
VELOSO, A. e Costa, J. "Urgência: Estudo da População que Recorre ao Serviço de Urgência dos Hospitais Civis de Lisboa". *VII Jornadas de Administração Hospitalar*, Lisboa, 1987.

VIEIRA, Miguel. "Eficiência técnica hospitalar: estudo comparativo". *Revista Portuguesa de Saúde Pública*. Lisboa, vol.15, n.º 1, Janeiro/Março 1997, 53-63.

ZARKOVIC, G., W. Satzinger, A. Mielck e J. John. *Health Policies and the Management of National Health Care Systems in Former Socialist Countries*. GSF – National Research Center for Environment and Health Institute of Medical Informatics and Health Services Research, Neuherberg, 1998.

WORLD HEALTH ORGANIZATION. *European Health Care Reforms – Analysis of Current Strategies*. World Health Organization – Regional Office for Europe, Copenhagen, 1996.

WORLD HEALTH ORGANIZATION. *The World Health Report 2000 – Health Systems: Improving Performance*. World Health Organization, Geneva, 2000.

WILLIAMS, A. "Science or Marketing at WHO? A Commentary on "World Health 2000". Centre for Health Economics, York, 2001.